Ingeborg Schürmann
Psychosoziale Hilfe in Notfällen und bei Alltagssorgen
Handlungskonzepte in der ambulanten Krisenintervention

Ingeborg Schürmann

Psychosoziale Hilfe in Notfällen und bei Alltagssorgen

Handlungskonzepte in der ambulanten Krisenintervention

DUV Deutscher Universitäts Verlag
GABLER · VIEWEG · WESTDEUTSCHER VERLAG

Die Deutsche Bibliothek — CIP-Einheitsaufnahme

Schürmann, Ingeborg:
Psychosoziale Hilfe in Notfällen und bei Alltagssorgen :
Handlungskonzepte in der ambulanten Krisenintervention /
Ingeborg Schürmann. — Wiesbaden : Dt. Univ.-Verl., 1992
 (DUV : Psychologie)
 Zugl.: Berlin, Freie Univ., Diss., 1991
 ISBN 3-8244-4103-9

Der Deutsche Universitäts-Verlag ist ein Unternehmen der
Verlagsgruppe Bertelsmann International.

© Deutscher Universitäts-Verlag GmbH, Wiesbaden 1992

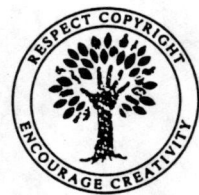

Das Werk einschließlich aller seiner Teile ist urheberrechtlich geschützt. Jede Verwertung außerhalb der engen Grenzen des Urheberrechtsgesetzes ist ohne Zustimmung des Verlags unzulässig und strafbar. Das gilt insbesondere für Vervielfältigungen, Übersetzungen, Mikroverfilmungen und die Einspeicherung und Verarbeitung in elektronischen Systemen.

Druck und Buchbinder: difo-druck Bamberg
Printed in Germany

ISBN 3-8244-4103-9

Inhalt

Vorwort 9

1. **Einleitung** 11

2. **Methodologische Überlegungen und methodisches Vorgehen** 14

    2.1. Forschungszusammenhang der Untersuchung 14
    2.2. Das Theorie-Praxis-Verhältnis 15
    2.3. Erkenntnisinteresse und Forschungsfragen 17
    2.4. Primat der Subjektsicht 19
    2.5. Verschränkung von Innen- und Außenperspektive 19
    2.6. Multimethodisches Vorgehen 21
    2.7. Der zugrunde gelegte Handlungsbegriff 22
    2.8. Orientierung an der Grounded Theory 24
    2.9. Rekonstruktion von Bearbeitungstypen und handlungsrelevanten Prinzipien 25

        2.9.1. Herausbildung gemeinsamer Orientierungen 25
        2.9.2. Die Protokolle 26
        2.9.3. ZurTypenbildung 33
        2.9.4. Rekonstruktion von handlungsrelevanten Prinzipien 38
        2.9.5. DasInterview 39
        2.9.6. Darstellung der Rekonstruktionen 40

    2.10. Konstruktion des Handlungskonzepts 41

3. **Konzepte der Krisenintervention** 45

    3.1. Zur Heterogenität der Ansätze 45

3.2. Klassifizierungsgesichtspunkte der Darstellung 46

3.3. Krisenintervention als Baustein präventiver Psychiatrie 47

3.4. Krisenintervention als Kurzzeittherapie 53

3.5. Krisenintervention als Anwendung eines allgemeinen
Krisenentstehungsmodells 54

3.6. Krisenintervention als spezifisches Vorgehen 56

3.7. Krisenintervention als Dienstleistung 57

3.8. Krisenintervention als Hilfe für eine dörfliche Gemeinschaft 58

3.9. Psychoanalytisch orientierte Krisenintervention 59

3.10. Systemisch orientierte Krisenintervention 61

3.11. Krisenintervention als Hilfe nach einem Suizidversuch 62

3.12. Krisenintervention als stationäre Alternative zur Vollhospitalisierung.... 63

3.13. Krisenintervention als psychiatrischer Notfalldienst 66

3.14. Krisenintervention als ambulante Hilfe 67

3.15. Krisenintervention als Vermeidung von Dekontextualisierung 67

3.16. Krisenintervention zur Überwindung von Dringlichkeit 69

4. Die Krisenambulanz aus der Sicht objektiver Daten 71

4.1. Abriß der Entstehungsgeschichte 71

4.2. Klassifizierungsgesichtspunkte der Beschreibung
von Kriseneinrichtungen 72

4.3. Institutionelle Merkmale der Krisenambulanz 74

4.4. Niedrigschwelligkeit 85

**5. Die Krisenambulanz aus der Sicht subjektiver Daten:
Die Rekonstruktion von Bearbeitungstypen und
handlungsrelevanten Prinzipien** 88

5.1. Bearbeitung eines konkreten Anliegens 88

5.1.1. Beschreibung ... 88
5.1.2. Beispiele ... 91
5.1.3. Die Selektionsfrage ... 94
5.1.4. Dienstleistung oder therapeutische Bearbeitung? ... 97

5.2. Bearbeitung einer ablehnenden Haltung gegenüber
professioneller Hilfe ... 101

5.2.1. Beschreibung ... 101
5.2.2. Beispiele ... 103
5.2.3. Der Helfer mit einem widerständigen Gegenüber ... 108

5.3. Bearbeitung einer Gefährdung ... 110

5.3.1. Beschreibung ... 110
5.3.2. Beispiele ... 113
5.3.3. Gefährdung, Be- und Entlastung als tragende Konzepte ... 118

5.4. Verstehen der Gründe einer suizidalen Handlung ... 121

5.4.1. Bedeutung der Begründung im Bearbeitungsprozeß ... 121
5.4.2. Beispiele ... 123
5.4.3. Die Verbindung von diagnostischen und interventiven Zielen ... 129

5.5. Bearbeitung eines Problems ... 130

5.5.1. Beschreibung ... 130
5.5.2. Beispiele ... 135
5.5.3. Weitervermittlungsberatung ... 138

5.6. Bearbeitung eines Auftrags ... 140

5.6.1. Beschreibung ... 140
5.6.2. Beispiele ... 143
5.6.3. Die Krisenambulanz im Netz institutioneller Aufträge ... 147

6. Das Handlungskonzept: Charakterisierung, Bedingungen und Bewertung ... 150

6.1. Einleitung ... 150

6.2. Die weitgefaßte Zuständigkeit ... 150

6.2.1. Charakterisierung ... 150
6.2.2. Bedingungen ... 152
6.2.3. Historische Gründe ... 155
6.2.4. Grenzen der weitgefaßten Zuständigkeit ... 156

6.2.5. Bewertung 158

6.3. Zeitlich begrenzte Angebote 160

    6.3.1. Charakterisierung 160
    6.3.2. Bedingungen 162
    6.3.3. Bewertung 163

6.4. Die lebensweltliche Orientierung 166

    6.4.1. Charakterisierung 166
    6.4.2. Bedingungen 168
    6.4.3. Bewertung 169

6.5. Die Situationsbezogenheit 171

    6.5.1. Charakterisierung 171
    6.5.2. Beispiele für spezifische Algorithmen 172
    6.5.3. Bedingungen 175
    6.5.4. Bewertung 176

6.6. Einbindung in die regionale Versorgung über Klienten 178

    6.6.1. Charakterisierung 178
    6.6.2. Bedingungen 180
    6.6.3. Bewertung 181

6.7. Entwicklung von Hypothesen über die Folgen der
     Änderung eines Merkmals des Handlungskonzepts 182

7. Resümee 187

Anhang 191

Literaturverzeichnis 200

Vorwort

"Und da war ich tüchtig am Kämpfen...
Man muß 'ne ganze Menge aufwenden,
um die Anfangssituation zu gestalten."

Diese Äußerung einer Krisenberaterin aus der KRISENAMBULANZ WEDDING sind Selbsteinschätzungen, die die Schwierigkeiten einer Krisenarbeit andeuten. Daraus läßt sich schon erahnen, welches Engagement gefordert und aufgewendet werden muß, um sich immer wieder neuen und auch "widerständigen" Klienten zuzuwenden. Bei der Auswertung der Beratungsprotokolle vermittelte sich mir dieses Engagement für die Klienten und für den Aufbau der KRISENAMBULANZ.

Daß bei diesen Belastungen die KrisenberaterInnen mein Forschungsvorhaben durch die Bereitstellung ihrer Aufzeichnungen ihrer Krisenarbeit ermöglicht haben, ist ein Entgegenkommen, das ich sehr zu schätzen weiß. Ich würde mich freuen, wenn sie Nutzen aus meinen Forschungsergebnissen ziehen können.

Die vorliegende Arbeit ist im Rahmen der Begleitforschung des Projektes PSYCHOSOZIALE BERATUNG der FREIEN UNIVERSITÄT BERLIN, deren wissenschaftliche Mitarbeiterin ich bin, entstanden. Die Begleitforschung war mit der Modellphase der KRISENAMBULANZ verbunden. Projektleiter waren Prof. Dr. phil. Jarg B. Bergold und Prof. Dr. med. Manfred Zaumseil.

Jarg Bergold gilt mein besonderer Dank, der diese Arbeit über den gesamten Zeitraum mit entscheidenden Anregungen und produktiver Kritik begleitet hat. Ebenso danke ich Manfred Zaumseil und dem Forschungscolloquium des Projektes PSYCHOSOZIALE BERATUNG, in dessen Diskussionszusammenhang diese Untersuchung gewachsen ist.

Die Ergebnisse der Begleitforschung über interinstitutionelle Kooperation sind in diese Arbeit eingeflossen, die im Zusammenhang mit Heinke Möller entstanden. Für die Diskussion bei der Erstellung der Kategorienliste waren mir Birgit Mathiske und Hubert Seidel eine Hilfe.

Herzlichen Dank kommt Mariane Krause Jacob zu, die mit laufender Kritik und ermutigendem Feedback das Manuskript gegengelesen hat.

1. Einleitung

Krisenintervention blickt auf eine fast nunmehr fünfzigjährige Geschichte zurück. Ihre Ziele und Prinzipien waren zu Anfang eng mit einer Theorie der Krise und primären Prävention verwoben - ein Beitrag zur Mental Health Bewegung, beginnend Ende der Vierziger Jahre in den USA. Diese Bewegung erhob auch den Anspruch einer Neukonstituierung des Gesundheitssystems.

Was heutzutage unter Krisenintervention als theoretisches Konzept und als praktische Methode firmiert, darüber besteht keine einheitliche Auffassung. Auch werden mit der Implementation einer Kriseneinrichtung sehr unterschiedliche Veränderungswünsche bezüglich des psychosozialen/psychiatrischen Versorgungssystems verbunden.

In einem nördlichen Berliner Bezirk wurde im Februar 1987 eine Kriseninterventionseinrichtung - zunächst als Modellversuch - gegründet. Den ambulanten Status hervorhebend, nannten die Gründungsmitglieder ihre Institution "Krisenambulanz Wedding". Die Modellphase korrespondierte mit einer Begleitforschung, in deren Zusammenhang sich die vorliegende Untersuchung stellt. Das Projekt "Psychosoziale Beratung der Freien Universität Berlin", dem die Autorin als wissenschaftliche Mitarbeiterin angehört, übernahm die Begleitforschung. Das Projekt ist selbst im Wedding ansässig und hat die Krisenambulanz mitinitiiert.

Aus der Entstehungsgeschichte der "Krisenambulanz Wedding" wird deutlich, daß die Gründungsmitglieder bestimmte konzeptuelle Vorstellungen bezüglich ihrer Arbeit und ihrer Stellung im Bezirk hatten, wobei diese aber in Auseinandersetzung mit dem Modellprogramm, dem Senat von Berlin und dem Bezirk selbst entscheidende Modifikationen erfuhren. Diese sich "vor meinen Augen" entwickelnde Praxis weckte aufgrund ihrer Vielfältigkeit meine Neugier. Schließlich wollte ich mehr darüber erfahren, "was die Krisenberater da tun, wie sie über ihre Arbeit denken und warum sie das tun, was sie tun."

Wesentlich für die vorliegende Arbeit ist ein Theorie-Praxis-Verständnis, das in Rückgriff auf Beck und Bonß (1989) Verwendung als Verwandlung begreift. In diesem Verständnis wird die Praxis nicht als bloße mehr oder weniger gelungene Umsetzung von Wissenschaft begriffen, sondern Handlungskonzepte müssen in der Praxis erst hergestellt werden. Praxisforschung kann die Neugestaltung abbilden und aus dieser neue Fragen an die Forschung stellen. Diese Orientierung entwickelte sich auf dem Hintergrund eigener "ent-täuschender" praktischer Erfahrungen, die ich bei dem Versuch machte, lerntheoretische Erkenntnisse in klinische Praxis einfach nur umsetzen zu wollen. Dabei entstand die Einsicht, daß Praxis so nicht zu bewältigen ist, und Handeln im Praxisfeld vieler unterschiedlicher Wissens- und Erfahrungshintergründe bedarf. Auch kann die eigene Praxis als so komplex angesehen werden, daß sie nicht "einfach" versprachlicht werden kann.

An diese Erfahrungen anknüpfend, bildete sich bei mir das Interesse heraus, die Sicht der Krisenmitarbeiter auf ihre Praxis zu erforschen und deren Bedingungen aufzuzeigen.

Entscheidend für die Übernahme dieses Vorhaben war die Möglichkeit, Einsicht in die Praxisaufzeichnungen der Krisenberater über ihre vorgenommenen Beratungen zu bekommen. Der Zugang zur Praxis im Sinne des "Über-die-Schulter-schauens" wird aus verständlichen Ängsten und Vorbehalten der Praktiker den Wissenschaftlern gegenüber oft erschwert oder sogar verwehrt. Deshalb wurde dieser Zugang von mir als Chance begriffen.

Der erste Schritt bezog sich auf die Analyse der Beratungsprotokolle, die zur Herausarbeitung von Beratungstypen und handlungsrelevanten Prinzipien hinführen sollte. Ergänzend wurde noch ein Interview mit den Mitarbeitern der Krisenambulanz geführt. Nachdem die Beratungstypen und handlungsrelevanten Prinzipien rekonstruiert waren, wurde deutlich, daß es noch eines weiteren Schrittes bedurfte, um das Handlungskonzept der Krisenambulanz konstruieren zu können. Hier setzte dann die Triangulation von "objektiven" und subjektiven Daten an, die aufgrund der bereits durchgeführten Untersuchungen der Begleitforschung möglich war.

Die Hauptschwierigkeit der vorliegenden Forschungsarbeit beruhte in der begrifflichen Fassung des Gegenstandes. Dies war ein langwieriger Prozeß, der auch in Auseinandersetzung mit dem an Schwemmer (1987) orientierten Handlungsbegriff und der Literatur zur Krisenintervention voranschritt.

Die vorliegende Arbeit bezieht sich auf Praxis und hat auch den Anspruch praxisrelevant zu sein. Dazu nur ein Hinweis an dieser Stelle: Praktische Ergebnisse sind im Kapitel über das Handlungskonzept der Krisenambulanz im Abschnitt über das Merkmal "Situationsbezogenheit" nachzulesen.

Was für eine weiterführende Forschung im Bereich Praxisforschung, Krisenintervention, Beratungsforschung und Institutionsanalyse von Relevanz ist, dazu sind einige Überlegungen im abschließenden Kapitel aufgeführt. Hier sei vor allem die Fruchtbarkeit der genaueren Erforschung von Beratungstypen hervorgehoben. Aufgrund des Handlungskonzepts ist es möglich, Hypothesen darüber aufzustellen, in welche Richtung eine Institution sich schon bei Änderung eines ihrer Merkmale entwickeln könnte. Es empfiehlt sich deshalb ggf. ein Handlungskonzept - wie hier geschehen - herauszuarbeiten.

2. Methodologische Überlegungen und methodisches Vorgehen

2.1. Forschungszusammenhang der Untersuchung

Die vorliegende Untersuchung steht in einem größeren Forschungszusammenhang, der Evaluation einer im Bezirk Wedding neu gegründeten Krisenambulanz. Teile dieser Evaluationsstudie wurde 1987 vom Bundesministerium für Jugend, Familie, Frauen und Gesundheit (BMJFFG) in Auftrag gegeben. Deren Ergebnisse sind inzwischen in Form eines Abschlußberichtes veröffentlicht (Bergold u. Zaumseil, 1989). Die vorliegende Untersuchung gehört aber nicht zu den Pflichtaufgaben der Begleitforschung, die eine quantitative Beschreibung der Klientel, des Settings und der Über- und Verweisungspraxis sowie die Erfassung des Ausmaßes der Akzeptanz der Krisenambulanz im Bezirk umfaßte, sondern hat zum Ausgangspunkt die Sicht der Krisenmitarbeiter auf ihre Beratungshandlungen.

Grundlage der gesamten Evaluationsstudie war ein mehrperspektivisches Herangehen an den Untersuchungsgegenstand, das sowohl die unterschiedlichen Zugänge zum Gegenstand (objektive Beschreibung, Beschreibung aus Sicht der Mitarbeiter der Krisenambulanz, Beschreibung aus Sicht der Nutzer und aus der Sicht anderer Institutionen) einschloß als auch die Beschreibung der unterschiedlichen Gegenstände umfaßte (Menschen in der Krise, Handlungssysteme der Krisenambulanz, psychosoziales Versorgungssystem des Wedding). Eine der Untersuchungen zeichnete sich zudem noch durch eine historische Perspektive aus.

Die vorliegende Untersuchung ist dem Baustein "modellierende Beschreibung des Handlungssystems der Krisenambulanz" (Bergold u.a., 1988 S.13) zuzuordnen, unter Einschluß von objektiven und subjektiven Daten. Aufgrund des größeren Forschungszusammenhangs waren dieser Untersuchung mehr Daten zugänglich als sie im Rahmen einer Dissertation erhebbar gewesen wären. Dies führte zu der Möglichkeit, die eigenen Daten mit denen der Begleitforschung zu triangulieren und somit ein Handlungskonzept zu konstruieren. Auch wäre ohne den Rahmen der Begleitforschung weder die Inangriffnahme des Themas noch der einfache Zugang zur Krisenambulanz denkbar, noch hätte diese Arbeit ohne den Rahmen eines gemeinsamen Diskussionszusammenhangs die Unterstützung erfahren, die sich auch über das gemeinsame Tun herstellte.

2.2. Das Theorie-Praxis-Verhältnis

Die vorliegende empirische Untersuchung ist der Praxisforschung zuzuordnen. Wesentlich für die Art der Durchführung der Untersuchung und der Bewertung der Ergebnisse ist mein Theorie-Praxis-Verständnis. Deshalb soll dieses Verständnis näher bestimmt werden. Hierbei soll auf die Ausführungen von Beck und Bonß (1989) zurückgegriffen werden, die die Unterschiedlichkeit der Theorie-Praxis-Verhältnisse durch die Herausarbeitung von drei Modellen verdeutlicht haben. Sie unterscheiden zwischen

- dem deduktiven Transfermodell,
- der hochindividualisierten Verwendung,
- der Verwendung als Verwandlung.

Ich fühle mich dem dritten Modell - Verwendung als Verwandlung - verpflichtet, in welchem der Praxisforschung ein hoher Stellenwert zukommt. Um dieses Modell deutlicher werden zu lassen, sollen im folgenden auch die anderen beiden dargestellt werden. Außerdem sollen alle drei Modelle danach befragt werden, welchen Stellenwert Praxisforschung bei ihnen hat.

Dem deduktiven Transfermodell liegt die Annahme zugrunde, daß wissenschaftliches Wissen dem alltäglichen und praktischen Wissen überlegen ist und daß es die Praxis anleiten kann und sollte (Überlegenheitsannahme). Dazu gehört auch das Modell der einfachen Verwissenschaftlichung. Vorausgesetzt wird ein sicheres Wissen, das nur einfach umgesetzt, "kleingearbeitet" zu werden braucht. An dieser Stelle möchte ich auch gleich die Kritik an dieser Auffassung einbringen. Das Modell der einfachen Verwissenschaftlichung blendet nämlich aus, daß das wissenschaftliche Wissen selber widersprüchlich ist und Lücken hat, daß es auf viele Alltagsfragen und Sinnfragen keine Antworten geben kann, der berufliche Alltag viel komplexer ist, als daß er mittels Rückgriff auf eine umgrenzte Zahl von Theorien zu bewältigen wäre. Zudem liefert Wissenschaft nicht ein besseres Wissen, sondern ein anderes. So haben wissenschaftliche Analysen die je konkreten Handlungszwänge der Praxis eher zum Gegenstand denn zur Grundlage (ebd. S.9).

Praxisforschung in diesem Modellverständnis hätte primär die Aufgabe zu überprüfen, ob das wissenschaftliche Wissen "richtig" umgesetzt wird und Umsetzungsregeln zu entwickeln.

Hinter der hochindividualisierten Verwendung dürfte die Enttäuschung mit der einfachen Verwissenschaftlichung stehen. Das Verhältnis von Wissenschaft und Praxis wird als Bruch gesehen und Praxis als etwas gänzlich anderes begriffen, insbesonders im therapeutischen Bereich. Es entsteht ein subjektiv-persönliches Behandlungskonzept, das aus den verschiedenartigsten "Wissenstöpfen" - nicht immer akademischer Herkunft - gespeist wird. Die Art der Verknüpfung ist hochindividualisiert, Metaregeln für sinnvolle/lose Verknüpfungen gelten nicht bzw. werden durch die Wirkung der therapeutischen Aura ersetzt (Keupp u.a., 1989, S.167). Dies spitzt sich beim radikalen Eklektizismus zu. Ihm wird auch vorgeworfen, daß er sich von wissenschaftlichen Legitimationszwängen und jedem reflexiven Potential gelöst hat.

In diesem Modell könnte Praxisforschung ein Versuch sein, den Nachweis eines Erfolges zu führen, denn das wäre die einzige Legitimationsquelle für eine derartige Verwendungslogik.

Bei dem Modell Verwendung als Verwandlung wird Praxis als ein Prozeß der handlungspraktischen Neugestaltung wissenschaftlicher Deutungsmuster verstanden. Verwendung wird nicht als deduktive Anwendung wahrer Ergebnisse begriffen, sondern als "ein Prozeß des induktiven Umgangs mit handlungsentlastet produzierten Deutungsangeboten" (Beck u. Bonß, 1989, S.27). Die Übernahme führt zu Lerneffekten, die sowohl die jeweiligen Praxiszusammenhänge als auch die wissenschaftliche Erkenntnisproduktion selbst verändern. Thommen u.a. (1989) sprechen von einem Wechselspiel zwischen Wissen, aktuellem Handeln und Erfahrung. Dabei wird die Beziehung zwischen Wissen und Handeln als dialektische konzipiert. Bei der Umsetzung von Wissen in Handeln treten oft Unzulänglichkeiten auf, die den Ansporn geben, das Wissen zu verändern oder zu erweitern. Die Autoren sprechen dann von neuen Erfahrungen oder von Lernen. "Die Umsetzung von Wissen in Handeln und von Erfahrungen in Wissen stellt vielfältige Probleme. Diese Transformationen geschehen durch Informations-oder Denkprozesse." (ebd. S.15). Theorien und Methoden werden nach praxisbezogenen Kriterien bewertet und Teile davon ausgewählt und neu gestaltet. Es kommt zu sinnvollen und nicht-sinnvollen Verknüpfungen. Der Bezug zu Wissensquellen ist aber rekonstruierbar.

Praxisforschung kann hier die Neugestaltung abbilden, Metaregeln der Auswahl erschließen, Praxiszwänge aufzeigen, aus der Neugestaltung Fragen an die

Forschung stellen und damit zu einer Entwicklung von Theorien und Methoden beitragen.

2.3. Erkenntnisinteresse und Forschungsfragen

Jeder, der sich mit Forschung beschäftigt, weiß, daß das Erkenntnisinteresse einem dynamischen Prozeß unterworfen ist und schließlich auch das Ergebnis einer Auseinandersetzung des Forschers mit dem Gegenstand ist (siehe dazu auch Wahl u.a., 1982). So bestand zu Beginn der Untersuchung ein sehr starkes Interesse am Material der Untersuchung, den Protokollen von den Beratungskontakten. Einen Einblick in ein solches Material zu erhalten, wurde von mir als besondere Chance wahrgenommen, die auf dem Hintergrund einer Begleitforschung möglich war. Mit dieser Wertschätzung des Materials verband sich eine Neugier, mehr darüber zu erfahren, "was die da tun." Ein anderes Interesse bestand vorab darin, mehr darüber zu erfahren, "welche Konzepte sich mit dem schillernden Begriff "Krisenintervention" verbinden. Das Interesse am realen Tun der Krisenmitarbeiter hätte den Einbezug zusätzlichen Materials (Tonbandaufnahmen, Beobachtung u.ä) bedurft und auch die Zurückstellung des Interesses an konzeptuellen Fragen und der Subjektorientierung. Außerdem wäre die mir relevant erscheinende Erforschung der Beziehung von Subjekt und Institution aus dem Blickfeld gerückt: das Aufzeigen des Zustandekommens des Handlungskonzepts als Ausdruck von subjektiven Entscheidungen und institutionellen und regionalen Bedingungen. Das Aufdecken dieser Beziehung erschien mir zunehmend bedeutsamer.

In einem ersten empirischen Schritt richtete sich mein Interesse auf die Wahrnehmung der Krisenmitarbeiter auf ihre Praxis und die dadurch deutlich werdenden handlungsrelevanten Prinzipien. Folgende Fragen entwickelten sich:

- Wie nehmen die Mitarbeiter ihre Klientel wahr?
- Wie werden die Anforderungssituationen und ihr Umgang damit beschrieben?
- Wie bewerten sie ihre Aufgabenerfüllung bzw. auch das Scheitern?
- Welche handlungsrelevanten Prinzipien werden deutlich?
- Wie konzeptualisieren die Mitarbeiter ihre Praxis selbst z.B. in einem Interview?

Die Beantwortung dieser Fragen machte den ersten Teil dieser Untersuchung aus. Sie enthält die Subjektperspektive und hat als Gegenstand die Sichtweise der Krisenmitarbeiter auf ihre Beratung, rekonstruiert in Form von Bearbeitungstypen und handlungsrelevanten Prinzipien.

Aufgrund dieser Ergebnisse entstanden weitere Fragen, deren Beantwortung eine

Beschreibung der Zuständigkeit, des Angebots, der zentralen Interventionsprinzipien, des Störungsmodells und die regionale Verflechtung ergaben sowie deren Bedingungen und eine erste Bewertung ermöglichen sollte.

- Für welche Klientel sehen sich die Krisenmitarbeiter zuständig?
- Wie sieht die faktische Umsetzung aus?
- Wovon ist sie abhängig?
- Wie ist sie zu bewerten?

- Wie definieren die Krisenmitarbeiter ihre Angebote?
- Welche Bedingungen sind wesentlich für das Zustandekommen?
- Wie sind sie zu bewerten?

- Welches Störungsmodell wird zugrunde gelegt?
- Wovon ist es abhängig?
- Wie ist es zu bewerten?

- Wie situativ ist der Interventionsansatz?
- Wovon ist der gewählte Interventionsansatz abhängig?
- Wie ist er zu bewerten?

- Welche Einbindung in die Region wird favorisiert?
- Wovon ist diese abhängig?
- Wie ist sie zu bewerten?

Um diese Fragen zu beantworten, wurde in einem zweiten empirischen Schritt auf der Grundlage der rekonstruierten Bearbeitungstypen und handlungsrelevanten Prinzipien und unter Einbezug weiterer Daten einer anderen Ebene (quantitative Daten) das Handlungskonzept der Krisenambulanz entwickelt, auf seine Bedingungen und Konsequenzen untersucht und damit einer ersten Bewertung zugeführt. Das schließlich entwickelte Handlungskonzept kann als das Ergebnis einer Verschränkung von Innen- und Außensicht betrachtet werden. Dazu folgen im übernächsten Abschnitt weitere Überlegungen.

Die eben genannten Fragen ergaben sich in Auseinandersetzung mit den in der Literatur genannten konzeptuellen Vorstellungen, die sich auf die darin enthaltenen Themen bezogen: Klientel, Ziele, Prinzipien der Intervention, Krisenmodell bzw. Krankheitsmodell und Institutionalisierungsform.

2.4. Das Primat der Subjektsicht

Die Rekonstruktion der Bearbeitungstypen und handlungsrelevanter Prinzipien beruht auf der Subjektsicht. Sie ist also zentraler Bestandteil der Analyse. Die Sicht auf die Praxis der Krisenmitarbeiter sollte in ihren eigenen Kategorien und Begründungen erfolgen. Folgende Argumente sind dafür ausschlaggebend:

Die Intentionen des Handelns, seine Ziele und Gründe, die Wahrnehmung des Handlungsergebnisses sind nur aus einer Innenperspektive heraus zu rekonstruieren. Um das Handeln besser verstehen zu können, bedarf es des Innenaspektes. Verstehen heißt hier im Wissenschaftsverständnis von Elkana (zitiert nach Bergold u. Breuer, 1987, S.20) eine Antwort auf die Frage zu finden, "warum hat dieser Mensch so gehandelt, wie er gehandelt hat, obwohl er anders hätte handeln können?"
Da die Praxis der Krisenmitarbeiter als etwas Neues, als "Verwandlung" konzipiert wird, ist es erforderlich, diese mittels deren Kategorien zu rekonstruieren, um die Eigenständigkeit herausarbeiten zu können.
Die Krisenmitarbeiter werden von mir als Experten für ihren Arbeitsbereich gesehen, die also etwas Bedeutsames aus ihrem beruflichen Alltag, Handlungs- und Reflexionsbereich mitzuteilen haben.
Die Krisenmitarbeiter haben sich in ihrer Selbstdarstellung als "offen" gezeigt, indem sie sich nicht einer bestimmten Therapieschule verpflichtet haben. Daher ist es nicht möglich, ihre Arbeit mit vorab festgelegten Begriffen zu bebeschreiben.
Die vorliegende Untersuchung hat den Anspruch, einen förderlichen Beitrag für die Region, in die die Krisenambulanz und das Forschungsprojekt integriert ist, zu leisten, also Forschung mit einer gewissen Parteilichkeit zu betreiben. Das beinhaltet, daß diejenigen, um die es geht, zu Worte kommen, nicht nur in der Integration ihrer Subjektperspektive, sondern auch bezüglich der Veröffentlichung der Ergebnisse.

2.5. Verschränkung von Innen- und Außenperspektive

Das Erkenntnisziel der vorliegenden Untersuchung richtet sich auf das Verstehen des professionellen Handelns der Krisenmitarbeiter aus ihrer Sicht. Bei dieser Zielstellung ist auch die Einbeziehung der Außenperspektive notwendig, wie Bergold und Breuer (ebd.) durch ihre Konzeption vom materiellen Möglichkeitenraum, Gemeinwelt und Eigenwelt deutlich machen können. Sie gehen davon aus, daß sich der Mensch in einem materiellen Möglichkeitenraum bewegt, der hinsichtlich

"seiner natürlich-sächlich Gegebenheiten und seiner biologischen, sozialen und gesellschaftlichen Gewordenheit beschrieben werden kann. In diesem Möglichkeitenraum gibt es Wege mit unterschiedlichen Auf- und Anforderungen und Aufgaben, die dem Subjekt in unterschiedlichen sozialen Zusammenhängen gestellt werden. ... Der materielle Möglichkeitenraum stellt die Grundlage für die Entwicklung der Subjektsicht und ihre Beschreibung dar. ... Die Erforschung der Sicht des Subjekts im engeren Sinn beginnt mit der Beschreibung der subjektiven Sicht des materiellen Möglichkeitenraums, d.h. der Repräsentation dieses Raumes,"

der Gemeinwelt, soweit diese geteilt wird und der Eigenwelt mit ihren idiosynkratischen Anteilen. Ziel der vorliegenden Untersuchung ist es, einerseits den materiellen Möglichkeitenraum zu beschreiben bzw. im Verstehen einzubeziehen, sowie die Gemeinwelt der Krisenberater zu rekonstruieren und diese beiden "Welten" für ein besseres Verständnis aufeinander zu beziehen.

Bei diesem Verständnis handelt es sich um ein Verstehen "zweiter Ordnung" (ebd.S.23 mit Bezug auf Schütz).

"Verstehen erster Ordnung findet zwischen den unmittelbaren Gesprächspartnern statt. ... Bei der wissenschaftlichen Untersuchung geht es um das Verständnis des Produkts (gemeint ist hier das Interview), das die Partner im Prozeß des Verstehens erster Ordnung hergestellt haben. ...Der Forscher tritt dem Material mit seinem spezifischen Erkenntnisinteresse gegenüber, er kann sich von dem Kommunikations- und Handlungsdruck der Situation distanzieren. Beim Versuch, die Sicht des Subjekts zu verstehen, klinkt sich der Interpret als Fremder ein. Er versucht, sich von den sprachlichen Äußerungen leiten zu lassen und auf der Basis seiner Erfahrungen, seines alltäglichen und wissenschaftlichen Wissens die Informationen zu schaffen, auf die sich die Sprecher beziehen bzw. die auf dem Hintergrund seines Wissens das Sprechen der Sprecher sinnvoll machen" (S.24).

In dem vorliegenden Forschungszusammenhang ist hinzuzufügen, daß ein Teil des wissenschaftlichen Wissens hier die empirisch gewonnenen auf quantitativen Daten (Basisdokumentation und Fragebogen) beruhenden Ergebnisse darstellen. Es sind Ergebnisse, die den "Möglichkeitenraum" beschreiben.

Man kann hier im Sinne einer Triangulation (Denzin, 1970) den Vorgang der Verschränkung, als "eine umfangreiche und vielfältige Beschreibung des Gegenstandes mit Hilfe unterschiedlichster methodischer Vorgehensweisen und aus möglichst unterschiedlichen Perspektiven" beschreiben (S.24 ebd). Dieses Vorgehen wird im nächsten Abschnitt ausgeführt.

2.6. Multimethodisches Vorgehen

In der vorliegenden Untersuchung erfolgt dieses Vorgehen in den unterschiedlichsten Stufen. Mit Bezug auf Denzin (1978) wird das multimethodische Vorgehen auch als Triangulation bezeichnet. Dieser Autor sieht die Triangulation als eine Kombination von Methodologien beim Studium ein und desselben Phänomens und unterscheidet den Einsatz von unterschiedlichen Methoden (Between- or Across-method) und den Einsatz verschiedener Techniken innerhalb einer Methode, um Daten zu sammeln und zu interpretieren (Within-method). Das allgemeinste Ziel ist die Erweiterung der Erkenntnismöglichkeiten (Lamnek, 1988, S.233). Lamnek führt aus, daß vermutet wird, daß

- multiple und unabhängige Methoden gemeinsam nicht die gleichen Schwächen und Verzerrungspotentiale enthalten wie die Einzelmethoden,
- mit multimethodischer Konzeptualisierung breitere und profundere Erkenntnisse zu erzielen wären,
- die Triangulation dem zu erfassenden Gegenstand eher gerecht werden kann, sie erzielt eine höhere Adäquanz,
- eine eher ganzheitliche, holistische Sicht erzielt wird,
- qualitative Befunde zur Illustration, zur Plausibilisierung, zur Absicherung von quantitativen Daten beitragen können.

Das multimethodische Vorgehen erfolgt hier vor allem in der Absicht, eine ganzheitliche Sicht zu erzielen.

Schwierig bei der Triangulation ist der Umgang mit widersprüchlichen Befunden. Bei der Annahme, daß gleichlautende Ergebnisse ein Beleg für die "Richtigkeit" der Befunde ist, kommt der Forscher bei divergierenden Ergebnissen in Schwierigkeiten. Welches Ergebnis ist "falsch"? Wie soll er das entscheiden? "Verwendet man jedoch einen anderen Konvergenzbegriff, nicht im Sinne von Deckungsgleichheit, sondern im Sinne von Komplementarität - bildlich gesprochen etwa im Sinne eines Puzzle oder der beiden unterschiedlichen Seiten einer Medaille -, so bedeutet Konvergenz, daß sich die Erkenntnisse ineinander fügen, sich ergänzen, auf einer Ebene liegen, aber nicht kongruent sein müssen" (ebd.S.236). Vorliegende diskrepante Ergebnisse dieser Untersuchung sollen im Sinne einer Komplementarität gedeutet werden. Diskrepanzen sollen also im Rahmen dieser Untersuchung interpretativ genutzt werden i.S. eines Hinweises auf die Komplexität psychosozialer Arbeit, die nicht nur von einer Haltung - auch wenn sie als bestimmend wahrgenommen wird - geprägt ist.

In der vorliegenden Untersuchung erfolgt eine Triangulation in unterschiedlichen

Zusammenhängen. So werden bei der Darstellung der verschiedenen Bearbeitungstypen, die aus den Protokolldaten entwickelt wurden, auch die Interviewergebnisse einbezogen. Diese ermöglichen einen zusätzlichen Blickwinkel auf die handlungsrelevanten Prinzipien und die Bearbeitungstypen. Durch das Interview sind Handlungsbegründungen der Krisenmitarbeiter verfügbar, die in den Protokollen nur sehr spärlich aufzufinden sind. Auch setzen die Krisenmitarbeiter im Interview noch neue Akzente. Auch Widersprüche werden deutlicher. So wird dies z.b. auch mit der geäußerten Abgrenzung der Krisenberater einer bestimmten Gruppe von Alkoholikern gegenüber deutlich, die tatsächlich aber nicht immer durchgeführt wurde, da gelegentlich andere Faktoren wie z.b. Sympathie und professionelles Interesse doch eine längere Bearbeitung bewirkten.

Bei der Entwicklung des Handlungsmodells werden sowohl quantitative Ergebnisse als auch qualitative als Indikatoren einbezogen. Auch hier erfolgt die Triangulation aus dem Erkenntnisinteresse der Herstellung eines weiteren Blickwinkels. Diskrepanzen im Hinblick auf eine unterschiedliche Fassung (Kategorisierung) der gemeinten Realität werden als Ausdruck des unterschiedlichen Standortes gesehen und können nur auf einer abstrakteren Ebene auf Übereinstimmungen hin untersucht werden.

2.7. Der zugrunde gelegte Handlungsbegriff

Bei der Rekonstruktion der Bearbeitungsaufgaben wurde ein historischer Handlungsbegriff zugrunde gelegt, der sich auf Schwemmer (1987) bezieht. Dabei gehe ich von einem Verständnis der Protokolle, der Fallgeschichten aus, die diese als Handlungsdarstellungen begreift. Diese Handlungsdarstellungen stellen eine eigene Wirklichkeit mit eigenem Sinnzusammenhang dar, die sich von der tatsächlichen Durchführung unterscheidet.

Eine historische Handlungsdarstellung nach Schwemmer verlangt eine Ausschreibung von Handlungen als Geschichten. Es gilt die Handlungstatsachen zu beachten und nicht für unwesentlich zu halten, um somit formalen Handlungstheorien vorzubeugen. Bei Handlungsgeschichten ist ein "Wechselspiel von Überlegen und Tun" (ebd. S.57) wesentlich.

"Handlung und Handlungssituation bilden hier ein Ganzes, das sich erst mit unseren Situationswahrnehmungen und Handlungen zugleich herausbildet, und zwar über einen vielfachen Wechsel von Versuchen (zur Situationsdefinition und Handlungsgestaltung), Ergebnissen und Antworten, also einem Wechsel, den man - im Blick auf die Systemsteuerung - als "Rückkoppelung" zu bezeichnen pflegt. Ein solches Handeln erhält seine Identität überhaupt erst im Verlaufe seiner Ausführungen, und die Überlegungen zur Situationsdefinition und Handlungsgestaltung gehören - anders als in den eben betrachteten Fällen - zu diesem Handeln selbst" (ebd. S.55).

Schwemmer legt eine Systematik zur Handlungsbeschreibung vor, deren Begriffe sich verschiedenen Begriffsebenen zuordnen lassen. Handlungsschemata entsprechen in Analogie zum Sprachaufbau den Buchstaben oder einzelnen Worten, die in verschiedenem Sinn verwendet werden können. Der Begriff der Handlungsfolgen verweist darauf, daß die Aufeinanderfolge von Handlungsschemata Regeln unterworfen ist. Handlungsfolgen entsprechen in Analogie zur Sprache den "Wendungen". Ein Handlungszusammenhang bzw. - kontext ergibt sich aus seiner Mitte, "um die herum sich die übrigen Handlungen mehr oder weniger eng gruppieren. Diese Mitte wird vielfach durch die ausdrücklichen Zwecksetzungen, die wir für unser Handeln artikulieren, hervorgehoben, gleichsam beleuchtet" (ebd. S.63). Das Handeln wird also durch den Kontext, zu dem es gehört, bestimmt und ist Regeln unterworfen.

"Die Ausschreibung von Handlungsgeschichten unterscheidet sich damit deutlich von einer beliebigen Detailanhäufung. Es besteht vielmehr darin, die Bedeutung einzelner Handlungen und die Sinnstruktur des gesamten Kontextes aufzudekken..."(ebd. S.66).

Wichtig ist zu beachten, daß das Handeln erst in der konkreten Realisierung seine individuelle und historische Struktur erwirbt. Somit läßt es sich als Geschichte und nicht als Ausführung eines Planes verstehen.

Für die Analyse der Handlungsgeschichten bedeutet die Anlehnung an den historischen Handlungsbegriff folgendes:

- Die Handlungsberichte sollen bei ihrer Analyse als Ganzes erhalten bleiben, als Einheit von (berichtetem) Überlegen und Tun.
- Die Handlungsberichte sollen "aus ihrer Mitte" heraus verstanden werden (als der Versuch der Durchführung einer spezifischen Aufgabe).
- Der Kontext der Berichte muß bei der Analyse immer gegenwärtig sein: als Bericht von einer Beratung, der für die Kollegen bestimmt ist.
- Der historische Charakter der Berichte muß beachtet werden: als einmaliges Geschehen, das zwar einer Typisierung unterworfen werden kann, nicht aber als Ausdruck der Ausführung eines festgefügten Planes.

2.8. Orientierung an der Grounded Theory

Die Anfang der Sechziger Jahre entwickelte Forschungsmethodologie von Glaser und Strauss, deren Ziel es war, datenbasierte Theorien zu gewinnen, ist für die vorliegende Forschungsarbeit in einigen wesentlichen Punkten bestimmend. Diese Bezugnahme soll in den folgenden Abschnitten aufgezeigt werden.

Strauss (1987) bezeichnet die Grounded Theory nicht als eine spezifische Methode oder Technik.

"Rather, it is a style of doing qualitative analyses that includes a number of distinct features, such as theoretical sampling, and certain methodological guidelines, such as the making of constant camparisons and the use of a coding paradigm, to ensure conceptual development and density" (S.5).

Das Ziel der vorliegenden Arbeit ist es zwar nicht, eine neue Theorie zu entwikkeln, aber dennoch etwas "Neues" zu entdecken, nämlich die Einzigartigkeit der Praxis einer Kriseninterventionseinrichtung unter Bezugnahme auf das Theorie-Praxis-Verhältnis der "Verwendung als Verwandlung" herauszuarbeiten. Diese "Entdeckung" ist auf empirischen Daten begründet, insbesondere auf den qualitativen Daten. Die Bezugnahme auf Glaser und Strauss geschieht vor allem bei der Analyse der Protokolle, aber auch generell als offene Haltung dem Forschungsfeld- und Material gegenüber. So erfolgte die Aufarbeitung der Literatur zur Krisenintervention erst nach der Analyse der Protokolle, um nicht mit einem theoriegeleiteten Blick die Daten zu betrachten. Das schloß i.S. von Strauss aber nicht den ständigen reflektierenden Umgang mit den fortschreitenden Erkenntnisses aus, der unentbehrlicher Teil des Forschungsprozesses war. Strauss (1987) führt dazu aus unter Zurückweisung des Vorwurfs, die Grounded Theory sei nur induktiv gewonnen, indem er Induktion, Deduktion und Verifikation als drei Aspekte des Forschungsprozesses (inquiry) einbezieht.

"Induction refers to the actions that lead to discovery of an hypothesis ... Deduction consists of the drawing of implications from hypotheses or larger systems of them for purposes of verification. The latter term refers to the procedures of verifying, whether that turns out to be total or a partial qualification or negation. All three processes go on throughout the life of the research project. Probably few working scientists would make the mistake of believing these stood in simple sequential relationship" (ebd. S.12).

Im nächsten Abschnitt werden die übernommenen Prinzipien in ihrer Umsetzung näher erläutert. Diese sind: vergleichende Analyse mit dem Ziel einer empirischen

Generalisation und zugleich auch Spezifizierung und Heraufsetzung der Glaubwürdigkeit der Analyse, theoretical sampling zur Erhöhung des Anregungspotentials der Analyse (Lamnek, 1988), Kategorisieren zur Umwandlung von Material in Daten und Kodieren (Konzeptualisierungsprozeß), die theoretische Sättigung als Abbruchkriterium der Analyse. Auf eine ausführlichere Darstellung dieses Ansatzes (der Grounded Theory) soll in diesem Zusammenhang verzichtet werden, da er als bekannt vorausgesetzt werden kann. Hier sollen nur die wesentlichen Elemente in ihrer Abfolge beim Forschungsprozeß aufgelistet werden (siehe Strauss, 1988, S.23):"

- the concept-indicator modell which directs the coding
- data collection
- coding
- core categories
- theoretical sampling
- comparisons
- theoretical saturation
- integration of the theory
- theoretical memos
- theoretical sorting"

Von diesen Punkten werden einige in meinem Vorgehen integriert, wie noch aufgeführt wird.

2.9. Rekonstruktion von Bearbeitungstypen und handlungsrelevanten Prinzipien

2.9.1 Herausbildung gemeinsamer Orientierungen

Die Mitarbeiter der Krisenambulanz sollen als eine soziale Gruppe angesehen werden. Wesentlich für diese Auffassung ist, daß die Mitarbeiter durch soziale Kontakte zeitlich relativ beständig miteinander verbunden sind und dadurch gemeinsame Orientierungen ausbilden, die wiederum einen gruppenbildenen Einfluß haben. Interaktives Handeln ist nur auf dem Hintergrund geteilter Orientierungen möglich. Es wird angenommen, daß die Mitarbeiter im Laufe der Zeit sich in ihrem Handeln angleichen. Dies geschieht selbst bei sehr unterschiedlichen Ausgangsbedingungen (siehe Cramer zur Homogenisierung von "Caseworkers" als Ergebnis ihrer "Professionaliserung", 1982, S.58 ff). Sie teilen i.S. von Bergold u. Breuer (1987) eine "Gemeinwelt" und denselben "materiellen Möglichkeitenraum" in ihren Arbeitszusammenhängen. Auf diesem Hintergrund ist es gerechtfertigt, die Sicht der Krisenmitarbeiter auf ihre Arbeit als eine gemeinsam geteilte zu konzipieren und zu rekonstruieren. Es wird von einer "Kultur des gemeinsamen Umgangs bzw. von einer Kultur der gemeinsamen Darstellung des Umgangs" ausgegangen, die auch durch die ersten Rezeptionseindrücke des Materials bestätigt wurde.

2.9.2. Die Protokolle

Grundlage der empirischen Untersuchung ist das Übergabebuch der Krisenambulanz. In diesem Buch sind in Form von kurzen schriftlichen Protokollen die Inhalte jedes Beratungsgespräches festgehalten, die mittels eines Durchschreibverfahrens kopiert und der Falldokumentation beigelegt werden. Im Anschluß an jedes Beratungsgespräch werden die Protokolle erstellt. Jeder Einzelbericht hat einen Umfang von einer halben bis zwei Seiten Text, wobei die Berichte von Erstgesprächen in der Regel umfassender sind.

Die Funktion dieser Protokolle wird in der Information der Kollegen gesehen, falls einer von ihnen in ihrer Abwesenheit den "Fall" übernehmen muß. Außerdem dient die Niederschrift als Erinnerungsstütze, d.h. als Informationsquelle für den weiteren Gang der Bearbeitung. Wichtig für die Qualität des Materials ist ihre kommunikative Funktion: Sie müssen so gestaltet sein, daß der Kollege sie verstehen kann und nicht nur der Berater selbst. Die Protokolle dienen natürlich auch der Selbstrechtfertigung, der Entlastung von emotional aufwühlenden Erfahrungen, von Überforderungserlebnissen und ärgerlichen Begegnungen und enthalten die Möglichkeit, die geleistete Arbeit zu reflektieren. Diese letzten drei Funktionen (Selbstrechtfertigung, Entlastung, Reflexion) stellen aber nicht die offiziellen Ziele (Information, Erinnerungsstütze) dar, sondern sind indirekt mit der Niederschrift verbunden und natürlich wirksam.

Die Protokolle können als kurze Erzählungen, als Episoden, also als etwas Gestaltetes gesehen werden. Das allgemeinste Aufbauprinzip jeder Episode ist das der Zeitfolge, das Vorhandensein eines Geschehensablaufes (Lämmert, 1955/80). Die erzählte Zeit ist wesentlich kürzer als die gelebte Zeit, so daß der Erzähler immer eine Auswahl treffen muß. Diese Auswahl kann allerdings nicht nur in der Form von Raffungen und Aussparungen auftreten, sondern der Erzähler kann auch bei einem Detail verweilen und somit diesem besonderes Gewicht verleihen. Das Verhältnis von erzählter Zeit und Erzählzeit kann sich also auch umkehren: ein Gedanke, der Sekunden umfaßt, wird dem Leser ausführlich dargestellt und dadurch werden Akzente gesetzt. Dies wird besonders deutlich in den Protokollen bei den Inhalten über ihr intrapsychisches Erleben, wo die erzählte Zeit länger ist als die gelebte Zeit. Es ist auch möglich, daß die Zeitfolge des Erzählens nicht der Zeitfolge des erzählten Geschehens entspricht, die Episode damit aus der Monotonie der bloßen Sukzession, heraustritt.

"Grundsätzlich besitzt die erzählerische Fiktion ebenso eine eigene Zeit-Raum-Konstellation wie sie überhaupt einen Lebenszusammenhang darbietet, der von der realen Wirklichkeit schon durch seine Abrundung kategorial verschieden ist... Aus dem Stoffzusammenhang der Geschichte ergibt sich erst nach Aufdeckung des jeweiligen Aufbau- und Verknüpfungsprinzips der Sinnzusammenhang" (ebd. S.26).

Die Protokolle folgen in der Regel einem konventionellen Schema der Zeit- und Handlungsfolge und verweisen damit auf ein allgemeinstes Verständnis von Beratung, wo das Vorgehen zeitlich strukturiert und in Phasen unterteilt werden kann. Folgende grobe Phasen sind zu eruieren, obwohl nicht immer alle realisiert werden:

- die Einstiegs- und Kontaktphase,
- die Problemeruierungsphase,
- die erste Verarbeitung der erhaltenden Information: diagnostische Mitteilungen zur Person und der Kommunikationssituation, Hinweise auf Ziele, Erklärungsmuster der Störung/Krise usw.,
- die Interventionsphase,
- die Bewertungsphase: Einschätzungen des Klienten: Wie hat er die Intervention aufgenommen, wie wirksam schätzt der Berater selbst die Intervention ein?

Die Schreiber sind aus zeitökonomischen Gründen gezwungen, viele Raffungen vorzunehmen. Da aber der ständige Wechsel der Raffungsintensität das Phänomen der Phasenbildung als formalen Einschnitt hervorruft, wie Lämmert ausführt, ist die in den Protokollen sichtbare Phasenbildung auch ein Produkt der formalen Vorgaben, d.h. es ist nicht sicher, ob die Berater in ihrem Erleben während des Beratungskontaktes ein Bewußtsein eines Phasenablaufes haben.
 Die Protokolle sind, wie bereits erwähnt, aus zeitökonomischen Gründen kurz gefaßt, sie überschreiten nie einen gewissen Seitenumfang. Nicht der darzustellende Inhalt scheint primär für die Raffungen bestimmend zu sein, sondern vielmehr der offizielle Zweck der Protokolle, die Übermittlung sachlicher Information,

"nackter Tatsachen". Tatsächlich gibt es aber eine gewisse Variation des Umfangs der Protokolle (zwischen einer halben Seite und zwei Seiten), und diese Variation verrät, daß die dargestellten Beratungen unterschiedlich gewertet werden, entweder als Routine, gefolgt von einer knappen Darstellung, oder als Sonderfall u.ä., verbunden mit einer ausführlicheren Darstellung. Dies wird dann auch als Interpretationshinweis genutzt.

Glaser und Strauss (1967) betonen, daß nicht nur Interviewdaten und Feldbeobachtung als Material für qualitative Analysen zu verwenden sind, sondern auch Dokumente, wie im vorliegenden Fall geschehen. Die Beschränkung auf diese beiden Datenquellen (Interview und Feldbeobachtungen) bezeichnen sie als restriktiv und widmen ein Kapitel ihres Buches ("New Sources for Qualitative Data") der Nutzung von Dokumenten - allein oder in Kombination - zur Generierung einer Theorie durch vergleichende Analyse. Sie heben die überraschende Ähnlichkeit zwischen der Feldforschung (field work) und der Dokumentenanalyse (library research) hervor. "Various procedures, or tactics, available to the field worker for gathering data have their analogues in library research" (ebd. S.164). Sie geben dann im nachfolgenden Text Hinweise für die Durchführung einer Dokumentenanalyse, die nicht wesentlich von ihrem sonstigen Vorgehen abweicht.

Das Vorgehen in dieser Untersuchung bei der Analyse der Protokolle wird in den nachfolgenden Abschnitten dargestellt.

Wie sind die Protokolle nun zu lesen? Grundsätzlich kann man in bezug auf die Sprachtheorie von Bühler (1934) in drei Richtungen interpretieren, denn nach ihm erfüllt jeder Text drei kommunikative Funktionen:

- Die Darstellungsfunktion: Der Text sagt etwas über einen Realitätsbereich aus.
- Die Ausdrucksfunktion: Der Text sagt etwas über den Textproduzenten aus.
- Die Appelfunktion: Der Text soll etwas bei dem Leser bewirken.

Ohne Zweifel sagen die Protokolle etwas über die Realität aus. Es ist aber auch zugleich zwingend, daß die in den Protokollen getroffenen Aussagen nicht für die Realität selbst gehalten werden können, sondern sie sind dargestellte Realität. Die Darstellungen orientieren bereits auf Wesentliches hin, präsentieren die Realität in bestimmter Ausschnittlichkeit, in der subjektiven Sichtweise der Autoren. Jedoch ohne ergänzendes Datenmaterial (teilnehmende Beobachtung oder Tonbandprotokolle u.ä.) dürften nur sehr begrenzt Aussagen über das reale Tun der Krisenberater möglich sein. Dennoch wird in der Forschung durchaus dieser Weg, nämlich von der Darstellung des Handelns auf das Handeln selbst zu schließen, beschritten. So verwendet Guski (1988) Protokolle von Beratern oder Hospitanten von Beratungsgesprächen, um Klientenhaltungen zur Beratung herauszuarbeiten. Dies geschieht mit der Begründung auf sonst nicht anders verfügbares Material. Die Protokolle unter dem Aspekt der Ausdrucksfunktion zu lesen, dieses Verständnis ist für die folgende Analyse leitend. Hier ist die Subjektivität nicht Hindernis, sondern gewollt und bietet sich als Gegenstand der Untersuchung an, als Möglichkeit die Sicht der Mitarbeiter auf ihre Arbeit zu rekonstruieren und handlungsrelevante Prinzipien zu identifizieren.

Vergessen werden darf dabei aber nicht, daß die Mitarbeiter auch nur wieder eine gewisse Ausschnittlichkeit präsentieren. Durch das Schreiben soll das Bewußtsein des Kollegen auf eine bestimmte Realität gelenkt werden. Hier sei an Hörmann (zitiert nach Bergold u. Breuer, 1989, S.22) erinnert, der folgendes Verhältnis zwischen Sprecher (auch Schreiber) und Hörer (auch Leser) feststellt:

"Was zwischen Sprecher und Hörer geschieht, ist ein Akt der Steuerung nicht so sehr des Wissens (selbst wenn man darunter auch nicht bewußtes Wissen im Sinne von Kenntnissen versteht), sondern in erster Linie des Bewußtseins: Der Sprecher verändert das, was der Hörer bewußt hat und damit das, was er auf der Basis dieses Bewußtseins tun, erleben, denken ...kann."

Nun ist diese Realität aber eine in vielen Aspekten gemeinsam geteilte und in diesen Aspekten auch nicht mitteilenswerte Realität. Die Berater schreiben demzufolge nur das auf, was ihnen n i c h t selbstverständlich ist. Dies ist auch ein Grund für die vorgenommene Triangulation, um den durch den eben beschriebenen Sachverhalt eingeengten Blickwinkel zu erweitern.

Die Beachtung der Appellfunktion der Texte macht deutlich, daß die Texte nicht die tatsächliche Sichtweise wiedergeben, sondern daß es sich wiederum um eine dargestellte Sichtweise handelt. Die in den Texten auffindbaren Legitimationen verweisen darauf, daß der Darstellung der Sichtweisen Zwänge auferlegt werden. Das Erkennen von Legitimationszwängen und ihre Analyse kann jedoch auch produktiv gewendet werden. Dewe u.a. (1989) verweisen auf Austin, der hervorhebt, daß die Erörterung von Abweichungen für die Analyse besonders fruchtbar sein kann, da der Sprecher/Handelnde Begründungen vorbringt und damit versucht, die Normalität wiederherzustellen, deren Verletzung er sich überführt sieht. Damit sind auch Hinweise auf handlungsrelevante Prinzipien zu rekonstruieren. So war es beim Lesen wichtig festzuhalten, was betont worden ist, wo Begründungen vorgebracht worden sind und wo diese ausbleiben. Es wird beispielsweise in einem Protokoll ein Klient als chaotisch geschildert. Dies stellt nicht nur eine Kennzeichnung der Person dar, sondern begründet zugleich auch die lückenhafte Problembeschreibung und die damit unterbliebene Intervention bzw. begründete Entscheidung. Die Beschreibung weist auf konzeptuelle Bausteine des Beraters hin: eine Problembeschreibung hat in einer bestimmten Weise, nämlich vollständig zu erfolgen, und die Beratung hat mit einer Intervention/Entscheidung abzuschließen, die explizit begründet ist oder implizit durch die Problembeschreibung erschlossen werden kann.

Die drei möglichen Lesarten der Protokolle und das Interesse an der realen Praxis der Krisenberatern führte allerdings bisweilen zu einer "analytischen Verwirrung", deren Auflösung einiger Anstrengungen bedurfte.

Wie ist nun das Material hinsichtlich seiner Güte zu beurteilen? Ballstaedt (1982) führt eine Liste von Fragen mit Bezug auf Lincoln (1980) auf, die sie wiederum einem Lehrbuch der Geschichte entlehnt. Diese Fragen sollen bei der Quellensicherung und Textinterpretation von Dokumenten helfen. In diesem Kapitel wird auf sie Bezug genommen.

Bei Dokumenten ist ihr Entstehungszusammenhang zu klären, der Zugang zu ihnen ist offenzulegen, ihre Funktion ist herauszuarbeiten, eine Prüfung auf Vollständigkeit und Originalität ist vorzunehmen, die Autorenschaft, der Adressat und die Informationsquelle des Autors ist zu bestimmen, die Parteilichkeit oder Befangenheit des Autors ist festzustellen und wenn möglich, sollen weitere Dokumente anderer Art verwendet werden. Zu klären ist auch, ob der Text bereits selbst eine Rekonstruktion oder Interpretation darstellt.

Einige der Forderungen sind bereits durch die vorangehenden Textabschnitte geklärt. Offen bleibt noch einiges über den Zugang zum Material hinzuzufügen sowie die Stärken und Schwächen des Materials aufzuzeigen. Dies soll in den nächsten Abschnitten geschehen.

Im Rahmen der Begleitforschung war es ohne Schwierigkeiten möglich, Einsicht in die Protokolle zu nehmen. Auch hier galt wie für das gesamte Forschungsprojekt, daß Veröffentlichungen vorher mit den Krisenmitarbeitern abzusprechen sind, so daß ein gewisser Schutz mit der Herausgabe der Protokolle verbunden war. Einen Teil der Protokolle wählte ich nach Zufallskriterien aus, ein anderer Teil der Protokolle wurde von ihnen bereitgestellt aufgrund meiner Bitte, mir solche Protokolle auszuwählen, die einen repräsentativen Überblick über die Arbeit geben würden. Damit war auch ein weiterer Schutz verbunden. Sie konnten solche Protokolle, die einen ihrer Meinung nach mißlungenen Beratungsverlauf widerspiegeln würden, zurückhalten. Im weiteren Verlauf der Untersuchung wurde nach dem Prinzip des "theoretical sampling" ausgewählt.

Der Wert der Fallberichte für die vorliegende Forschungsarbeit ist recht hoch anzusetzen. Es handelt sich hierbei um nonreaktive Daten, also um Daten, die nicht zu Forschungszwecken hervorgebracht wurden, und denen ökologische Validität zukommt. So beklagen Webb u.a. (1975) die übermäßige Abhängigkeit von den herkömmlichen Forschungsmethoden wie Interview und Fragebogen, da diese sich als fremdes Element in die soziale Situation, die sie beschreiben sollen, drängen. Ihr Votum richtet sich sowohl auf die Verwendung von reaktiven und als auch auf die Verwendung von nonreaktiven Verfahren, da sie die Abhängigkeit von einer einzigen, fehlerträchtigen Methode kritisieren.

Eine Einschränkung der Nonreaktivität der vorliegenden Daten muß allerdings konstatiert werden. Sie bezieht sich auf die Tatsache, daß die Arbeit der Krisenambulanz zu dem damaligen Zeitpunkt mit Begleitforschung verbunden war und die Protokolle für eine exaktere Auswertung der Basisdokumentation zugänglich sein mußten. Die Protokolle sind zwar nicht für Forschungszwecke erstellt worden, möglicherweise aber in dem Bewußtsein eines größeren Öffentlichkeitscharakters geschrieben worden. Dennoch kommt ihnen ökologische Validität zu, da ihre Funktion im alltäglichen Handlungskontext primär zu verorten ist. Zudem haben die Protokolle eine authentische Natur. Ein weiteres Qualitätsmerkmal der Protokolle besteht darin, daß sie vollständig sind. So ist es möglich, auf ein umfassendes Datenmaterial zurückzugreifen.

Wie sieht nun die Struktur des Materials aus?

Der erste Schritt - wie oben beschrieben - besteht in einer Strukturanalyse des Materials. Dabei wird deutlich, daß ein gleichbleibendes Ablaufschema vorliegt und eine wiederkehrende Sinnstruktur auszumachen ist. Die Protokolle lassen sich als Berichte über den erfolgreichen oder nicht erfolgreichen Versuch lesen, eine bestimmte wahrgenommene Aufgabe sowie die durchgeführten Lösungsschritte und Erfolge/Mißerfolge zu beschreiben, wobei Mißerfolge begründungsbedürftig (implizit oder explizit) sind. Der Begriff "Beratungsaufgabe" wird hier eingeführt, da mit diesem Begriff am besten zu fassen ist, "um was es geht". Die Berater berichten - implizit - von den Anforderungen, die ihnen mit der jeweiligen Beratungssituation gestellt werden, was sie also "zu bewältigen" haben, wie und was sie getan haben, gelegentlich auch explizit, warum sie es getan haben und was es bewirkt hat. Um zu rekonstruieren, um welche Art von wahrgenommenen Aufgaben es sich handelt und von welchen Bearbeitungsformen berichtet wird usw., muß das Material zunächst einer Kategorisierung zugeführt werden.

Der zweite Schritt in der Analyse besteht in der Formulierung von Kategorien, in der Umwandlung des vorliegenden Materials in qualitative Daten.

In einer ersten Annäherung an das Material geht es um die Aufstellung von substantiellen Kategorien, also um eine inhaltliche Kodierung. Die substantielle Kodierung erfolgte anhand von etwa zehn Protokollen, die per Zufall aus einer vorher bestimmten Grundgesamtheit ausgewählt worden waren. Die Protokolle wurden mehrmals durchgelesen und erste Themen aufgeschrieben. Es wurden sechs unterschiedliche Themenbereiche identifiziert:

- die Orientierung des Lesers durch den Schreibenden (worum es in etwa geht),
- die Problemschilderung (was der Kl aus Sicht des Beraters über sich und sein Problem sagt),
- Kommentare (wie das Problem/Person des Klienten einzuschätzen ist),
- Handlungsschilderungen (was der Berater aus seiner Sicht getan hat),
- Thema (manchmal gibt der Berater an, auf welche Themen die Beratung zentriert war),
- Wirkung (welche Wirkung die Beratung gehabt hat).

Jedes Erstprotokoll bekam einen Titel, der es charakterisierte und der wörtlich dem Protokoll entnommen war (z.B." Da war ich tüchtig am Kämpfen"). Dies diente der leichteren Identifizierung der einbezogenen Fälle, die schließlich etwa 90 umfaßten.

Nachdem eine vorläufige Codeliste von mir aufgestellt worden war, wurden etwa 30 Protokolle in einer Gruppe kodiert und damit die Kodierliste zugleich überarbeitet. Die Durchführung der Kodierung in einer Gruppe erschien mir zur Gewährleistung einer höheren Reliabilität notwendig.

Bei der Kategorisierung der Problemschilderung aus Sicht der Berater wurde teilweise auf das Kategorienschema von Nothdurft (1984) zurückgegriffen. Vier Kategorien wurden mit der Bezeichnung und dem gemeinten Inhalt übernommen, nämlich "Richtung, Anliegen, Auflage und Instanzenwahl". Einzelne Kategorien wurden umbenannt, da die verwendeten Begriffe nicht plastisch genug erschienen, wie "Auftritt" (hier: Attribution), "Station" (hier: Behandlungsstationen), "Import" (hier: Problemwissen). Andere Kategorien wurden inhaltlich verändert wie "Motiv" und "Hintergrund". Da die Kategorie "Motiv" sehr wenig auftrat, ebenso die Kategorie "Problemkeim", wurden beide Kategorien zu einer Kategorie zusammengefaßt. Ebenso erschien die Differenzierung zwischen "Randbedingung" und "Hintergrund" bei dem vorliegenden Material nicht ergiebig. Dann entstanden eine Reihe neuer Kategorien, die aufgrund der Suizidklientel notwendig wurden: die Beschreibung des Suizidversuchs, seine Begründung, die von den Beratern geschilderten Krisensignale, die Unterstützung, die die Klienten in ihren Krisen bekommen konnten und wesentlich die Bearbeitung bestimmten, sowie die Lösungsvorstellungen, die die Klienten geäußert hatten. Darüberhinaus entstanden noch die Kategorien "Beschwerde" und "Biographischer Hintergrund".

Die vollständige Codeliste bestand schließlich aus 44 Kategorien, die im Anhang beigefügt ist.

Zur Auswahl der Fälle:
Als Grundgesamtheit kamen alle Erstprotokolle in Frage, die innerhalb eines bestimmten Zeitraumes (etwa ein halbes Jahr) erstellt wurden. Die Protokolle, die in die Analyse einbezogen wurden, entstanden nach einem Zeitraum einer dreivierteljährigen Berufserfahrung in dieser Institution. (Alle Berater hatten vorher andere Berufserfahrungen gemacht, verfügten also bereits über praktische Erfahrungen). Eine gewisse Zeit verstreichen zu lassen, war wichtig, da nicht ein Beratungsverständnis rekonstruiert werden sollte, das bereits durch erste Erfahrungen revidiert werden würde, da anzunehmen war, daß auch die Krisenberater nach dem Prinzip des "Versuchs und Irrtums" verfahren.

Je nach Erkenntnisinteresse wurden auch die nachfolgenden Protokolle, sofern eine weitere Beratung stattfand, einbezogen. Diese wurden aber nicht als Fälle gezählt. Bei der Fallzahl 90 handelt es sich also ausschließlich um Erstgesprächsprotokolle (Bei 2/3 der Fälle bleibt es auch bei einem Kontakt).

Während zu Beginn der Auswahl der Fälle per Zufall diese ausgewählt wurden, änderte sich das Auswahlverfahren aufgrund theoretischer Interessen. Es wurde solche Fälle herangezogen, die andere Gesichtspunkte zur Analyse beitrugen und somit eine Entwicklung der Analyse förderten.

2.9.3. Zur Typenbildung

Die Protokolle sind so geschrieben, als handle es sich jeweils um eine einzigartige Geschichte: Jeder Klient ist anders. Jedes vorgestellte Problem hat seine eigene Ausprägung und die darauf bezogenen Handlungsweisen und Überlegungen sind nicht ohne Substanzverlust aus dem Gesamt lösbar. Da aber kein beraterisches oder therapeutisches Handeln ohne eine Orientierung an prinzipiellen Überlegungen denkbar ist, kann angenommen werden, daß die Handlungsweisen begrenzt sind. Aufgrund der Unterschiedlichkeit der Klientel kann weiterhin angenommen werden, daß sehr unterschiedliche Anforderungssituationen bestehen. Es wird angenommen, daß diese differenziert wahrgenommen werden. Aber auch die Wahrnehmung dürfte in ihrer Vielfältigkeit begrenzt sein. Dadurch werden sich typische Situationen für die Berater herausschälen, die in unterschiedlicher Weise konzeptualisiert und mit typischen Handlungen beantwortet werden. Es schien deshalb lohnend, eine solche Typik anzunehmen.

Nach Kenntnis einiger Erstprotokolle wurde weiterhin deutlich, daß die Krisenberater nicht nur Menschen in einer Krise beschreiben, sondern weitere Problemlagen aufzeigen, daß es also nicht nur um "Krisenberatung" geht, sondern daß mehrere unterschiedliche Bearbeitungstypen anzunehmen sind.

Auch ein weiteres Argument spricht für diese Annahme. So gilt Krisenintervention zwar als eine eigenständige Interventionsform oder Interventionstyp in Abgrenzung zu Therapie mit eigenem wiss. Literaturbezug und Geschichte. Wie im Kapitel über die Arbeitsweisen von Krisenintervention seinrichtungen aufgezeigt wird, wird tatsächlich sehr viel unterschiedliches darunter verstanden. Krisenintervention und Krisenintervention seinrichtung sind m.E. auch nicht identisch. Man sollte also nicht davon ausgehen, daß das, was eine Krisenintervention seinrichtung tut, sei eben - wie der Name sagt - Krisenintervention und damit sei ihre Tätigkeit ausreichend beschrieben. Geht man außerdem davon aus, daß psychosoziale Arbeit nicht eine einfache Umsetzung von theoretischen Vorstellungen ist, sondern sich durch die vielfältigen Faktoren, die auf sie einwirken, bestimmt wird, so erscheint es sinnvoll, genau hinzusehen, was eine Institution tatsächlich tut und wie dies begrifflich zu fassen ist. Dies wird mit der vorliegenden Forschungsarbeit auch versucht. Das Ergebnis dieser Untersuchung ist dann auch, daß sehr viel Unterschiedliches getan wird, was nicht mit dem Begriff Krisenintervention abzudecken ist i.S. einer umfassenden Beschreibung der Tätigkeit.

In der vorliegenden Untersuchung ging es weder darum, eine Typik der unterschiedlichen Wahrnehmung der Ausgangssituationen abzubilden noch eine Typik der unterschiedlichen Bearbeitungsformen bzw. Typen für sich allein, sondern um deren Einheit. Eine bestimmte Wahrnehmung der Situation, die in einer typischen Weise mit einer bestimmten Bearbeitungsform verbunden war, sollte als Einheit rekonstruiert werden. Die Protokolle wurden also als einheitliche Geschichten behandelt, die es galt als Gesamt auch zu typisieren. Sprachlich wurde der Begriff der Bearbeitungstypen gewählt, beispielsweise die "Bearbeitung eines Anliegens". Damit sollte ausgedrückt werden, daß eine bestimmte Ausgangssituation in typischer Weise wahrgenommen wurde und in typischer Weise bearbeitet wurde. Die Einheit stellte sich über den Sinnzusammenhang zwischen wahrgenommener Ausgangssituation und Bearbeitungsform her, über die implizite und explizite Begründung zwischen beiden Teilen. Am Beispiel der Anliegensbearbeitung soll das näher ausgeführt werden: Die Berater stellen in der Problembeschreibung jeweils unterschiedliche Stücke in den Mittelpunkt. Eines dieser Stücke ist das wahrgenommene Anliegen, beispielsweise der Wunsch nach einem Rat. Die geschilderte Handlung des Beraters, das Verschicken eines Informationsblattes, begründet sich auf der Wahrnehmung des Klienten als eines besorgten Angehörigen mit einer psychotischen Freundin, um die er sich Sorgen macht. Außerdem erklärt sich die geschilderte Handlung auch dadurch, daß der Anrufer aus einem anderen Bezirk kommt und die Freundin derzeit nicht in Berlin ist. Die Rekonstruktion einer Typik leitet sich also nicht allein aus der Typisierung unterschiedlicher wahrgenommener Ausgangssituationen ab, sondern aus dem Gesamtverständnis der "Geschichte".

Nach Glaser und Strauss (1974) geht es dem Sozialforscher nicht um den Einzelfall. Dieser ist nur ein Beispiel, an dem Strukturen eruiert werden. Die Methode ist die des Fallvergleichs oder wie Gerhardt (1986) es ausdrückt, der Fallkontrastierung. Auch in der vorliegenden Forschungsarbeit geht es nicht um den Einzelfall, sondern um die Herausarbeitung des Typischen, der typischen Bearbeitungsformen in einem ersten empirischen Schritt.

Die Typisierung erfolgte durch die bei Glaser und Strauss entwickelte Methode der vergleichenden Analyse. Bei ihnen dient die vergleichende Analyse dem Zweck der Genese neuer Hypothesen und der Ermöglichung empirischer Generalisationen. Sie kann auch der Spezifizierung, der detaillierten und sorgfältigen Ausarbeitung der Besonderheiten eines einzelnen Falles bzw. einer bestimmten Untersuchungseinheit dienen. Auch ist mit der vergleichenden Analyse die Möglichkeit einer Überprüfung und Bestätigung von Fakten, Kategorien und Hypothesen gegeben, wobei diese während des Forschungsprozesses selbst stattfindet. Sie schlagen als Methode vor, möglichst viele Vergleichsgruppen zu bilden, auszuwählen, und in die Untersuchung einzubeziehen. Die Auswahl und Untersuchung dieser verschiedenen Vergleichsgruppen erfolgt systematisch und nach theoretischen Überlegungen, die sich in Auseinandersetzung mit den Daten herausbilden. "Die Mannigfaltigkeit, die Vielfalt und Extensität der Analyse wird erhöht, das Anregungspotential der Empirie gesteigert" (Lamnek, 1988, S.113). Die Einbeziehung von Vergleichsgruppen erhöht die Erkennung von Ähnlichkeiten und Unterschieden.

In der vorliegenden Untersuchung war die Herausbildung von typischen Bearbeitungsformen das Ziel. Die vergleichende Analyse fußte hier auf der Heranziehung von Vergleichsfällen- oder Protokollen. Die Auswahl erfolgte nach theoretischen Gesichtspunkten. Die Fälle sollten Ähnlichkeiten und Unterschiede deutlich machen. Erst im Vergleich mit anderen Fällen konnte deutlich werden, ob es sich um eine neue Gruppe handelte oder nur um eine Variation, die aber zugleich die Sinngestalt verändern oder bereichern konnte. Dabei wurde das Prinzip der Gleichzeitigkeit von Datensammlung und -analyse praktiziert. Der theoretische Bezugsrahmen bildete sich im Wechsel zwischen Einbezug neuer Protokolle und Analyse heraus.

Kleining (1982) schlägt mit seinem methodologischen Grundsatz der "maximalen strukturellen Variation der Perspektiven" ein wie mir scheint ähnliches Vorgehen wie das oben beschriebene vor. Ziel ist es hier, den Gegenstand von allen Seiten zu erfassen. Mein Vorgehen des ständigen Vergleichs neuer Fälle mit alten Fällen und des Einbezugs auch extremer Fälle, die sich ins bisherige Bild nicht fügten, stimmt mit Kleinings Vorstellungen überein. Variation heißt bei ihm: "Wann immer von einem Faktor ein Einfluß auf die Ergebnisse vermutet werden kann, muß dieser Faktor variiert werden" (ebd. S.234). In der vorliegenden Arbeit erfolgt die Variation der Perspektiven durch die Variation der Kodierer (nicht nur die Forscherin kodierte), durch die Variation der einbezogenen Fälle (als hauptsächliche Variation) und die Variation der Beobachtungskategorien, die während des Kodierprozesses ständig noch Veränderungen unterworfen wurden.

Das Problem der Verallgemeinerung, Validität oder Glaubwürdigkeit - wie auch immer die Begriffe gewählt werden - ist in der qualitativen Forschung m.E. noch nicht gelöst.

Glaser und Strauss wenden sich zwar gegen eine Überbetonung der Überprüfung von Hypothesen unter Vernachlässigung der Entdeckung neuer Theorien, sind aber an einer Maximierung der Glaubwürdigkeit (credibility) gegenstandsbezogener Theorie interessiert. Glaubwürdigkeit umfaßt bei ihnen sowohl die Aspekte von Verallgemeinerung als auch die der Validität der Interpretation. Diese erfolgt vor allem durch die Verwendung von Vergleichsgruppen (Glaser und Strauss, 1984). Zudem muß die Theorie noch plausibel sein und die Leser müssen in die Lage versetzt werden, sich ein Urteil über die Glaubwürdigkeit der Theorie zu bilden. Dazu sollte der Forscher

- den Leser den theoretischen Bezugsrahmen verständlich machen,
- die erforschte soziale Welt lebensnah beschreiben,
- plausibel argumentieren,
- dem Leser ermöglichen, seine Schlußfolgerungen nachzuvollziehen (z.B. wen er befragt hat, wie er seine Forschungskontakte gestaltet hat usw.).

Gerhardt (in Flick, 1987) kritisiert, daß Glaser und Strauss die Gültigkeitsfrage

auf die Probleme von Didaktik reduzieren. Für sie bleibt offen, wie der Forscher mit seinen Hypothesen umgeht. Für sie geht es nicht nur um die Offenlegung des Vorgehens, sondern um ein expliziteres Umgehen mit Hypothesen. In diesem Punkt möchte ich mich ihrer Kritik anschließen.
Bezogen auf meine Daten und Ergebnisse ist folgendes festzuhalten:

- Den Protokolldaten kommt - wie schon ausgeführt - ökologische Validitität zu.
- Die Nachvollziehbarkeit der Interpretation wird durch die obige Darstellung der methodischen Schritte versucht herzustellen.
- Über Verallgemeinerungen kann man Aussagen nur unter Heranziehung von quantitativen Daten machen. "Gültig sind die Ergebnisse nur innerhalb des durch die Untersuchung abgegrenzten "Systems", nicht für andere Strukturen oder für alle Bezüge. ...Sie sind räumlich und historisch begrenzt..." (Kleining, 1982, S.248). Mit der Untersuchung ist ein gegebener Merkmalsraum erschöpfend erfaßt. Es wird auch angenommen, daß die Bearbeitungstypen in ähnlicher Form auch in anderen Institutionen vorkommen können, falls ähnliche Rahmenbedingungen vorliegen. Hier sei z.b. auf die Ähnlichkeit von Konsultation und Auftragsbearbeitung verwiesen. Offen bleibt, ob in anderen Kontexten noch andere Bearbeitungstypen aufzufinden sind und wie dort die Verteilung der Bearbeitungstypen ist.

Man kann sich die Frage stellen, ob die rekonstruierten Typen "Spielarten" oder Unterformen von Krisenintervention sind oder ob es eigenständige Interventionsformen sind, quasi Entdeckungen eines neuen Typus (neuer Typen) neben Beratung, Krisenintervention und Therapie.

Mit Sicherheit haben die Bearbeitungstypen nicht den Status der oben aufgezählten Interventionsformen. Die Bearbeitung eines Anliegens dürfte beispielsweise als Unterform einer Beratung gelten. Die Bearbeitung einer Gefährdung und die Bearbeitung der Gründe einer suizidalen Handlung sind Elemente einer Krisenintervention. Die institutionelle Auftragsbearbeitung ist ein Beispiel für die Übernahme von Konsultationsaufgaben. Mit dem Umgang einer ablehnenden Haltung gegenüber professioneller Hilfe haben sich all jene Institutionen auseinanderzusetzen, die mit "geschickten" Klienten umgehen müssen. Dies ist auch Teil ihres Bearbeitungsprozesses. Die Bearbeitung einer Problemstellung kann als Beratung klassifiziert werden und auch als Teil der Arbeit, die unter dem Etikett Krisenintervention stattfindet. Die rekonstruierten Typen können zwar als in sich abgeschlossene Bearbeitungsvorgänge mit unterschiedlicher Dauer angesprochen werden, sind aber häufig Teil eines größeren Bearbeitungsprozesses, der unterschiedlich klassifiziert werden kann.

Diese unterschiedliche Zuordnung macht deutlich, daß Institutionen sehr

Vielfältiges tun, dies aber, um die Selbstdarstellung und Verständigung zu erleichtern, unter ein Etikett stellen. Diese Untersuchung kann vielleicht als Beispiel dafür gelten, daß es sinnvoll ist, die beraterische und/oder therapeutische Arbeit nicht nur im wissenschaftlichen sondern auch im alltagspraktischen beruflichen Diskurs genauer zu beschreiben und begrifflich zu fassen, um einem Austausch zu fördern und damit zu einer Weiterentwicklung beizutragen. Die rekonstruierte Form der "Weitervermittlungsberatung" könnte als solch ein Beispiel gelten oder auch die Bearbeitung eines Anliegens.

2.9.4. Die Rekonstruktion von handlungsrelevanten Prinzipien

Prinzipien sind nicht direkt beobachtbar, sondern sind das Ergebnis einer Rekonstruktion. Sie können aus Handlungen oder auch aus schriftlichen Produkten (z.B. aus Protokollen) erschlossen werden. Sie haben normativen Charakter i.S. einer ethischen oder praktischen Norm. Ihr Inhalt bezieht sich auf beraterische Handlungen (was wie zu tun ist). Sie beziehen sich auf unterschiedliche Bereiche des Handelns und haben eine unterschiedliche Reichweite. Einige Prinzipien sind anderen im Konfliktfall übergeordnet und umgekehrt. In der Literatur wird zwischen handlungsanleitenden und handlungsrelevanten Prinzipien unterschieden. Im ersten Fall wird eine engere Bindung zwischen der normativen Orientierung und Handlung angenommen, die dann auch des Nachweises bedarf. Im Kontext dieser Untersuchung spreche ich von handlungsrelevanten Prinzipien, da der Nachweis, ob eine Handlungsanleitung vorliegt, nicht von Interesse ist. Bei den rekonstruierten Prinzipien handelt es sich um einen Satz von Prinzipien, der z.T. mehr und z.T. weniger zentral ist. Erst in der Konstruktion des Handlungskonzepts gehen die zentralen Prinzipien ein.

Die Rekonstruktion der handlungsrelevanten Prinzipien ist das Ergebnis einer Interpretation manifester und latenter Textmerkmale. Die in den Protokollen niedergeschriebenen "Fallgeschichten" wurden darauf hinterfragt, was die normativen Elemente sein können, die die Grundlage für die rekonstruierten Bearbeitungsformen und Ziele sein können. Dabei wurden die Begründungen, die in den Protokollen und im Interview enthalten waren, analysiert. Das Material enthält auch explizite Aussagen zu handlungsrelevanten Prinzipien.

2.9.5. Das Interview

Nach Abschluß der Rekonstruktion der Bearbeitungstypen wurde auf dem Hintergrund dieser Ergebnisse ein Interview mit den Krisenberatern geführt. Das Ziel war, auf einer anderen Ebene, die Agyris und Schön (1974) als die "expoused theory" bezeichnen, die Vorstellungen der Krisenberater zu erfragen. Die Interviewdaten können als "second-hand-Daten" charakterisiert werden, da die Befragung auf dem Hintergrund eines ausgearbeiteten theoretischen Rahmens erfolgte und diese also nicht unabhängig von den Ergebnissen zustande gekommen sind.

Bei dem Interview handelt es sich um ein halbstrukturiertes Interview. Die Struktur wurde wie gesagt durch den theoretischen Rahmen vorgegeben. Der Leitfaden (siehe Anhang) umfaßt konkrete Fragen aber auch Hypothesen und relevante Themen, die zur Diskussion als Einschätzung vorgegeben wurden. Auch die empirischen Ergebnisse, die den Krisenberatern vorher zugeschickt wurden, wurden als Angebot einer rekonstruierten Sichtweise verstanden, zu der die Krisenberater nochmals kritisch Stellung nehmen konnten. Allerdings wurden nicht von allen Krisenberatern die Ergebnisse gelesen, was sich eher als Verständigungshindernis auswirkte und von meiner Seite mehr Erklärungen erforderte als wünschenswert gewesen wäre.

Das Interview erfolgte im Sommer 1990, eineinhalb Jahre nach Beginn der vorliegenden Untersuchung. Deshalb sind auch zu der Rekonstruktion im Widerspruch stehende Aussagen unter dem Zeitaspekt zu betrachten. Das Interview wurde an zwei Nachmittagen durchgeführt, da sich der Zeitrahmen als zu knapp erwies. Das führte dazu, daß jeweils unterschiedliche Berater anwesend waren. Da aber die Gruppe und nicht der einzelne Berater im Mittelpunkt der Untersuchung steht, ist die unterschiedliche Besetzung von geringerer Bedeutung. Inzwischen war auch ein Wechsel in der Mitarbeiterschaft eingetreten. Jedoch war ein "Kern" von fünf Mitarbeitern noch tätig und bei wenigsten einem der Interviews anwesend. Das Interview wurde auf Cassette aufgenommmen und dauerte pro Interviewteil etwa 90 Minuten. Die Interviewatmosphäre war beim ersten Teil der Durchführung gelockert, und es bestand eine große Bereitschaft zur Diskussion. Das Gespräch kann als lebhaft bezeichnet werden. Hingegen wirkten die Interviewten im zweiten Teil des Interviews weniger mitteilsam. Dies ist wohl auf den Umstand zurückzuführen, daß das Interview am späteren Nachmittag, nach einer anstrengenden Teamsitzung, stattfand, so daß die Beteiligung von geringerem Engagement gekennzeichnet war.

Beide Interviewteile wurden transkribiert. Die einzelnen Aussagen wurden thematisch nach dem vorgegebenen Rahmen geordnet. Die Aussagen wurden danach gekennzeichnet, ob sie eine einzelne abweichende Meinung darstellte oder einen Gruppenkonsens zum Ausdruck brachte. Dies spielte für die Verallgemeinerungsfähigkeit der Aussage eine Rolle und wurde auch in der Darstellung vermerkt. Außerdem wurden die Inhalte daraufhin analysiert, ob sie in bezug auf die Ergebnisse als Zustimmung, Ergänzung oder Dissens gewertet werden könnten. Zustimmung hieß aber in diesem Rahmen nicht, daß die Ergebnisse damit kommunikativ validiert waren, sondern daß hier von einer Übereinstimmung zwischen dargestellter (expoused) und erschlossener Sichtweise auf die Praxis und handlungsleitende Prinzipien bestand, die als solche nicht weiter interpretiert werden mußte. Ergänzungen waren angestrebt, da z.b. die Protokolle wenig Information über Handlungsstrategien und Handlungsbegründungen enthielten. Hier lag vor allem der Wert der durchgeführten Interviews als Möglichkeit einer ergänzenden Information. Bestand ein Dissens, so wurde dieser als ein komplementäres Ergebnis aufgefaßt, das einer weiteren Aufklärung bedurfte und in der Regel neue Information enthielt und z.B. auch auf Veränderungen in der Zeit hindeutete.

2.9.6. *Darstellung der Rekonstruktionen*

In der Darstellung der Bearbeitungstypen gingen die Ergebnisse der Rekonstruktion und des Interviews ein. Die Interviewergebnisse wurden als solche auch gekennzeichnet, um keine Vermischung der Ebenen zu fördern, sondern sie in ihrer Eigenständigkeit als ergänzende Perspektive bestehen zu lassen. Die Fälle, denen im Schritt des Fallvergleichs erkenntnisermöglichende Funktion zukommt, bekommen bei ihrer Einbeziehung in die Darstellung illustrative Funktion. Glaser (1978) betont, daß das Fallmaterial nach der Phase des Fallvergleichs in der abschließenden Phase der schriftlichen Darstellung nur zur illustrativen Beleuchtung von Argumentationsteilen oder zur Hervorhebung von Details dient. Deshalb sind auch nicht alle Fälle in der Darstellung einbezogen, da der Umfang des Materials zu einer Desorientierung führen würde.

2.10. Konstruktion des Handlungskonzepts

Die Verwendung des Begriffs "Konzept" soll darauf verweisen, daß es sich um die Verwendung einer abstrakteren Begriffsbildung handelt, die den Einzelfall vernachlässigt, um den gemeinten sozialen Ausschnitt in seinen Zusammenhängen deutlich zu machen. Das Handlungskonzept soll die beraterischen Handlungsorientierungen der Krisenmitarbeiter auf einer hohen Abstraktionsstufe beschreiben und in ihren Bedingungszusammenhängen aufdecken und damit einer ersten Bewertung zugänglich machen.

Das Handlungskonzept stellt ein integriertes Konstrukt dar (siehe Barton u. Lazarsfeld, 1984, S.77). Die Autoren sprechen von einem integrierten Konstrukt, wenn auf einer höheren Ebene eine große Zahl von Einzelbeobachtungen zu einer einzigen Formel zusammengefaßt werden und damit ein deskriptives Konstrukt entwickelt wird. Dies wird notwendig, wenn der Forscher sich "bei der Analyse qualitativer Beobachtungen mit einer Unzahl vielfältigster Einzelfakten konfrontiert (sieht), so daß sie weder einzeln, als deskriptive Merkmale, noch hinsichtlich ihrer besonderen Beziehungen untereinander angemessen untersucht werden können". In der vorliegenden Untersuchung stellte die Vielfalt der qualitativen und quantitativen Daten eine derartige Situation her, daß es sinnvoll erschien, diese in der Form eines integrierten Konstruktes zu bündeln. Da sich dieses Konstrukt auf Handlungsorientierungen bezieht, wurde der Begriff des Handlungskonzepts gewählt. Unter dem Abschnitt "Charakterisierung" werden die Indikatoren für das integrierte Konstrukt aufgeführt, wobei die Indikatoren sowohl auf qualitativen als auch auf quantitativen Daten fußen. Die Konkretion dieser allgemeinen Beschreibungsdimensionen geschah auf dem Hintergrund verschiedener Datenquellen, die - wie bereits ausgeführt - trianguliert wurden. Die Datenquellen sind die Protokolle, das Interview, die Basisdokumentation und die Fragebögen der Begleitforschung sowie die Vernetzungsinterviews.

Unter Handlung wird hier in Anlehnung an Thommen u.a. (1988, S.42) ein geplantes, beabsichtigtes und auf ein Ziel ausgerichtetes Verhalten eines Handelnden verstanden. Die Annahme einer sozialen Steuerung und Kontrolle des Handelns ist Voraussetzung für die Möglichkeit der Konstruktion eines Handlungskonzepts einer Gruppe, nämlich der Krisenmitarbeiter der Krisenambulanz.

"Der Begriff Handlung bezeichnet eine (sozial definierte) Einheit des Handelns, die durch ein Handlungsziel gekennzeichnet ist. In Handlungen lassen sich nach außen sichtbare, manifeste Vorgänge (Verhalten) und im Handelnden selbst liegende, nur diesem zugängliche Vorgänge (mentale Prozesse) unterscheiden."

Diese mentalen Prozesse werden in diesem Zusammenhang als Handlungsorientierungen konzeptualisiert und dargestellt. Handlungen wird die Funktion von Innen- und Außenanpassung zugeschrieben. Mit den Orientierungen sind höhere hierarchische Ebenen angesprochen, die sich mehr auf ganzheitliche Aspekte beziehen und nicht auf konkrete Ausführungen.

Das Handlungskonzept wird durch fünf Merkmale beschrieben, dargestellt in verschiedenen Abschnitten des fünften Kapitels. Diese sind die weitgefaßte Zuständigkeit, die zeitlich befristeten Angebote, die lebensweltliche Orientierung, die Situationsbezogenheit der Intervention und die Einbindung in die Region über Klienten. Jedes Merkmal repräsentiert damit einen Konzeptbaustein. Bei diesen Konkretionen handelt es sich unter Bezugnahme auf Glaser und Strauss um "core categories", um Kategorien, die zentral für die Integration einer Theorie sind.

"The core category or categories that will best hold together (link up with) all the other categories - as they related to it and to each other - will take hard work and perhaps special techniques to put togehter in an convincing fashion: convincing both to the researcher and to those who will read his or her resultant publications" (Strauss, 1987, S.18).

Wesentlich ist hier also die überzeugende Gestaltung. Wie Strauss (ebd.) unter dem Vorgang des "axial coding" ausführt, besteht es in einer intensiven Analyse rund um die Kategorie unter Bezugnahme auf aufzudeckende Bezüge in Begriffen wie Konsequenzen, Bedingungen, Strategien und Interaktionen (Beziehungen der Ankerkategorien untereinander). Das Handlungskonzept ist ein Ergebnis der Analyse dieser Bezüge.

Fünf Faktorengruppen sehe ich als wesentlich für die spezifische Ausformung des vorliegenden Handlungskonzepts:

- die institutionellen Merkmale der Krisenambulanz,
- die Einbindung der Krisenambulanz in die Region,
- die Interessen und Orientierungen der Mitarbeiter und ihre Sichtweisen auf die aufgeführten Bedingungen,
- die Besonderheiten und Erwartungen der Klientel,
- die Vorstellungen der wissenschaftlichen Gemeinschaft insbesondere die über Krisenintervention und Krisentheorie.

Diese Faktoren wurden nicht theoretisch abgeleitet, sondern sind das Ergebnis der vorgenommenen Zusammenhangsanalyse. Sie werden im einzelnen konkretisiert und ihre Wechselwirkung wird zu erfassen versucht. So wird z.B. die sich einstellende Klientel auch in Abhängigkeit von der Einbindungsform der Krisenambulanz in den Bezirk gesehen, oder die Situationsbezogenheit der Intervention in Abhängigkeit von der lebensweltlichen Orientierung und der Kurzfristigkeit der Angebote usw. Die Zusammenhangsanalyse ist nicht darauf gerichtet, alle Einflüsse und ihre Wechselwirkung zu erfassen. Die Faktoren im einzelnen vollständig zu konkretisieren und in ihren Wechselwirkung zu erfassen, ist nicht Ziel dieser Arbeit. Somit ist die Liste sicher erweiterbar.

Cramer (1982, S.52) hat z.B. den Versuch unternommen, einige Faktoren aufzuzeigen, die s.E. erklären sollen, wie psychosoziale Arbeit gemacht wird. Obwohl seine Liste umfangreicher als die meinige ist - und das nicht nur, weil sie konkreter ist -, schließt er weitere Einflußfaktoren nicht aus. Wie psychosoziale Arbeit gemacht wird, hängt bei ihm ab von:

- "den jeweiligen psychosozialen Strukturen der Region,
- dem Arbeitsmarkt im psychosozialen Bereich,
- den favorisierten Methoden,
- der Hierarchisierung der Einrichtung,
- dem Personalschlüssel der Einrichtung,
- der Placierung der Einrichtung,
- den offiziellen Zielen der Einrichtung,
- den Überlegungen des Berufspraktikers in bezug auf seine berufliche Laufbahn,
- den Interessen des Berufspraktikers,
- der Zusammenarbeit mit anderen Einrichtungen,
- den Erwartungen der Klientel,
- u.v.a. Größen".

Diese Aufzählung macht deutlich, wie komplex das Bedingungsgefüge psychosozialer Arbeit ist und daß der Einfluß dieser Faktoren sowie ihre anzunehmende Wechselwirkung im einzelnen quasi-naturwissenschaftlich nicht zu eruieren ist. Deshalb ist es nur möglich, wie in der vorliegenden Arbeit durchgeführt, den Einfluß rekonstruierend in sichtbaren Auswirkungen unter Heranziehung vorhandener Daten aufzudecken ohne am Anspruch einer vollständigen Rekonstruktion zu scheitern.

Das vorliegende Handlungskonzept wird anhand von empirisch entwickelten Bewertungskriterien bewertet, ohne damit den Anspruch einer umfassenden Evaluation zu verbinden. Dies war auch nicht Gegenstand der vorliegenden Untersuchung. Die Entwicklung der Bewertungskriterien entstand in Auseinandersetzung mit den Konsequenzen des Handlungskonzepts, diese sind somit nicht vorgegeben. Eine Vorgabe würde vielmehr einem Verständnis der Praxis als einfache Verwissenschaftlichung entsprechen und abweichende Realisierungen wären dann das Ergebnis von mangelhafter Umsetzung der Protagonisten und spezifischer institutioneller und regionaler Strukturen, die aufzudecken wären. Die Bewertungskriterien ließen sich aus Vorstellungen eines optimalen Funktionierens ableiten. Das Ziel wäre eine Optimierung der Einrichtung. Da aber ein anderes Praxisverständnis vorliegt, Verwendung als Verwandlung, sind die Kriterien der Bewertung erst zu entwickeln. Die Schlüsse, die aufgrund der entwickelten Kriterien gezogen werden, stehen in Zusmmenhang mit relevanten Diskussionen. So erfolgt die Bewertung der Zuständigkeit aus unterschiedlichen Perspektiven, aus unterschiedlichen Betroffenheiten, da mit der Zuständigkeit unterschiedliche Interessen berührt sind, so daß vorab keine übereinstimmende Meinung vorausgesetzt werden kann. Die Bewertung des zeitlich begrenzten Angebots erfolgt in bezug auf die Meinung, die dazu mittels des Fragebogens der Begleitforschung sowie der Vernetzungsinterviews erhoben wurde, und in bezug auf eine wesentliche Diskussion im Rahmen der Psychiatrie, die der Kontinuität von Behandlungs- und Betreuungsangeboten. Die Bewertung des Situationsbezogenheit der Intervention beruft sich auf die Diskussion, die um den Eklektizismus geführt wird. Die Bewertung des lebensweltlichen Ansatzes bezieht sich auf ein Ergebnis der Vernetzungsforschung mit dem Inhalt, daß übereinstimmende Konzepte kooperationsförderlich sind und daß in der "Behandlung" zwischen Therapeut/Berater ein Konsens herzustellen ist. Das letzte Bewertungskriterium in bezug auf die regionale Vernetzungsform ist auf dem Hintergrund der Vernetzungsdiskussion im Rahmen der Begleitforschung erwachsen.

3. Konzepte der Krisenintervention

3.1. Zur Heterogenität der Ansätze

In einem Übersichtsartikel gibt Sonneck (1982) eine allgemeine Definition von Krisenintervention als "jene Form psychosozialer Betreuung und Behandlung, die sich mit Symptomen, Krankheiten und Fehlhaltungen befaßt, deren Auftreten in engerem Zusammenhang mit Krisen steht" (S. 228). Diese Definition ist in ihrer Vagheit aber nur Ausdruck der Schwierigkeit, sich auf eine einhaltliche Sichtweise zu beziehen. Leuzinger-Bohleber (1985, S. 188) betont deshalb auch zutreffend die Unterschiedlichkeit der Ansätze und versucht keine allgemeine Definition:

"Krisenintervention ist als theoretisches Konzept und als praktische Methode nach wie vor unklar und wird in der inzwischen recht umfangreichen Literatur heterogen dargestellt."

Sie nennt als Grund die unterschiedlichen historischen Wurzeln der Krisenintervention, etwa der Gemeindepsychiatrie, der Seelsorge, der Sozialpsychiatrie und der Psychiatrie. Ulich (1985) verweist auf die Beiträge der Streßforschung, dem erlernten Hilflosigkeitskonzept, der kognitiven Psychologie und der sozialen Unterstützungsforschung, die einen Beitrag zur Erklärung von Krisenerleben und Krisenbewältigung gehabt haben und die nicht ohne Einfluß auf Krisenintervention geblieben sind. Donker (1983) begründet die Entwicklung unterschiedlicher Ansätze und Arbeitsweisen in den siebziger Jahren in den Niederlanden mit den unterschiedlichen Interessen. Er hebt zwei Trends dabei hervor: Die einen Einrichtungen orientierten sich anfangs stark an der Theorie der Krise, insbesondere an dem präventiven Aspekt, während die anderen Einrichtungen sich mehr nach dem in der Gesellschaft beobachteten Bedarf richteten. Diese Tendenz ist auch im Bereich der Bundesrepublik zu beobachten. Häfner (1987) hebt sehr treffend vier unterschiedliche Wurzeln heutiger Dienste und Einrichtungen hervor: die Notfallpsychiatrie als Notfallmedizin, die gemeindenahe Psychiatrie zur Vermeidung der Hospitalisierung, die Suizidprävention sowie die Krisentheorie und

Krisenintervention. Hinzufügen möchte ich noch die Orientierung an unterschiedlichen therapeutischen Konzepten, wobei der Psychoanalyse eine wesentliche Rolle zukommt. Derzeit geht von der Systemtherapie- und theorie eine weitere wesentliche Orientierung bei der Gestaltung von Krisenintervention aus.

3.2. Klassifizierungsgesichtspunkte der Darstellung

Im folgenden werden wesentliche Konzepte der Krisenintervention dargestellt. Anhand verschiedener Beispiele und Autoren soll verdeutlicht werden, wie differenziert das Spektrum ist und aus welch unterschiedlichen Standorten Beiträge zur Krisenintervention gemacht werden. Natürlich kann in diesem Rahmen nicht umfassend und detailliert allen Wurzeln und Spielarten der Kriseninterventionsliteratur nachgegangen werden, zumal in der fast 50jährigen Geschichte eine Vielzahl unterschiedlicher Konzepte entstanden sind. Trotzdem soll versucht werden, zentrale Vorstellungen aufzuzeigen, so daß die konzeptuellen Vorstellungen der Krisenmitarbeiter der Krisenambulanz Wedding auch auf diesem Hintergrund verständlich werden können. Bezüge werden in späteren Kapiteln hergestellt.

In Auseinandersetzung mit der Krisenliteratur sind folgende Ordnungsgesichtspunkte entstanden, die bei der Darstellung der Konzepte eine Rolle spielen, wie ihr übergeordnetes Ziel, die gemeinte Zielgruppe, die genannten Prinzipien der Intervention, der zugrundegelegte Krisenbegriff und die Institutionalisierungsform. Die genannten Konzeptteile sind natürlich nicht unabhängig voneinander. Auch Ansätze, die sich nur in einem der fünf Punkte unterscheiden, werden als unterscheidbare Konzepte aufgeführt. Somit gibt es Überschneidungen der Konzepte, z.B. bei gleichen Zielen, aber z.B. bei unterschiedlichen Prinzipien usw.

Wegen der historischen Bedeutung soll mit dem Krisen- und Interventionsverständnis der "Klassiker", von Lindemann und Caplan, den Begründern der Krisentheorie und Krisenintervention, begonnen werden. Ihr Konzept selbst hat schon Unterschiedliches integriert wie das psychosoziales Krisenverständnis, das Konzept von Kurzzeitangeboten, Krisenintervention als Baustein einer psychiatrischen Versorgung, die Orientierung an psychoanalytischen Denkvorstellungen, das Mental Health Community Center als Dienstleistungseinrichtung, so daß das heutige unterschiedliche Verständnis von Krisenintervention schon im ursprünglichen Konzept angelegt war. Dann folgen Einrichtungen, die sich gezielt an Menschen in einer akuten suizidalen Krise und an Menschen nach einem Suizidversuch wenden. Da aber Suizidprävention "als Motiv für die Schaffung eigener Dienste und Einrichtungen .angesichts der fehlenden Erfolge von suizidpräventiven Maßnahmen in den Hintergrund tritt" (ebd., S.16 f), haben auch andere Einrichtungen diese Aufgaben inzwischen mitübernommen. Danach werden die therapeutisch orientierten Krisenkonzepte dargestellt. Zum Schluß folgen die psychiatrisch orientierten Konzepte von Krisenintervention und Notfallpsychiatrie.

Das Verhältnis von Konzept und Institution ist nicht als ein identisches zu bestimmen. Die meisten Intitutionen arbeiten nach mehreren Konzepten, die nicht immer ein Ganzes bilden, da sie unterschiedliche Wurzeln haben. Wenn im Text Beispiele von Institutionen genannt werden, die für ein bestimmtes Konzept stehen, so ist das nicht so zu verstehen, daß sie nur durch dieses Konzept umfassend zu charakterisieren sind, sondern sie gelten als Beispiel für ein bestimmtes Konzept, zumal sie dieses selbst als sie charakterisierend herausstellen.

3.3. Krisenintervention als Baustein präventiver Psychiatrie

Auf einem Kongreß für angewandte Psychologie in Kopenhagen 1961 schilderte Lindemann seinen Weg zu einer Theorie der Krise, die auf dem Bemühen fußte, psychische Störungen schon frühzeitig zu erkennen und zu behandeln. Er suchte auf dem Hintergrund dieses Erkenntnisinteresses nach Ereignissen, die einschneidende Veränderungen der zwischenmenschlichen Beziehungen bewirken und dadurch möglicherweise zu emotionalen Störungen führen können. Eine Gelegenheit dazu bot sich, als Chirurgen psychologische und psychiatrische Hilfe für Menschen mit schweren Brandverletzungen forderten, die Opfer der Brandkatastrophe in einem Bostoner Nachtclub waren. Viele dieser Patienten verweigerten nämlich ihre Mitarbeit bei der Behandlung. Wie die herbeigerufenen Helfer herausfanden, war die Ungewißheit über das Schicksal ihrer Familienangehörigen und die Trauer über deren Tod ein ernsthaftes Hindernis für eine erfolgreiche Rekonvaleszenz. Im Anschluß an diese Erfahrung folgten mehrere Untersuchungen über Verlust- und Trauerreaktionen, die Lindemann

"ein Modell zum Verständnis von emotionalen Störungen an die Hand gab, die Vorläufer von echten seelischen Krankheiten sein können oder zumindest medizinisch relevante Varianten der emotionalen Befindlichkeit sind" (Lindemann, 1985, S.110).

Er beschreibt in weiteren Arbeiten ausführlich das psychologische Störungssyndrom, das jeden schweren Trauerfall begleitet. Er kommt zu dem Schluß, daß es angepaßte und unangepaßte Formen der Trauer gibt. Die unangepaßten Formen entwickelten sich zu Zustandsbildern, die nicht mehr von einer Erkrankung zu unterscheiden war. Er glaubte, daß es zu keiner Lösung kam, weil die wesentlichen Elemente der Trauerarbeit nicht zugelassen wurden. In späteren Arbeiten weitete er seine Überlegungen auf verschiedene soziale Veränderungssituationen aus, indem er die Trauer als eine besondere Form des Rollenübergangs, also "des Übergangs von einer Lebenslage zu anderen" betrachtete, und zwar insofern, als "der Betroffene nun seine Rolle in einem größeren Rahmen neu abstecken muß" (ebd.,S. 114). Er führt in dem selben Referat das Konstrukt der "verletzlichen Individuen" ein, bei "denen die Mobilisierung neuer Ressourcen und die Notwendigkeit der Veränderung des gewohnten Rollenverhaltens die Gefahr einer Desintegration oder die Entwicklung pathologischer Abwehrmechanismen heraufbeschwört." Derartige Situationen erzeugen nun bei allen Menschen Streß und Belastung. Zu Krisen werden sie aber nur

"für solche Individuen, die aufgrund ihrer Persönlichkeit, ihrer früheren Erfahrungen oder bestimmter Faktoren in der gegenwärtigen Situation gegenüber dieser Belastung besonders verletzlich sind und deren emotionale Ressourcen im Augenblick nicht ausreichen, um eine solche Belastung aufzufangen" (zitiert nach Aguilera u. Messick, 1977).

Krisenintervention sieht er als Möglichkeit einer vorbeugenden Intervention.
In Wellesly, einem Vorort von Boston, führten Lindemann und Caplan 1946 ein Modellversuch zur Einrichtung eines gemeindenahen Gesundheitsdienstes durch. Das Lebenskrisenkonzept stellte

"eine Art Linse dar, durch die die Unmenge der in einer Gemeinde auftretenden verwirrenden Ereignisse geordnet und sinnvoll interpretiert werden konnten. Dies führte zu gezielten Strategien im Hinblick auf eine vorbeugende Krisenintervention (Elizabeth B. Lindemann in Lindemann, 1985)."

Eine der fünf Aufgaben des Projektes war die Einrichtung einer Anlaufstelle für Notfälle bei seelischen Störungen. Diese klinische Einrichtung sollte Familien und anderen sozialen Gruppen in Notsituationen helfen, geeignete Maßnahmen zur Überwindung der Krisen auf einem ihnen angemessenen Niveau zu entwickeln. Im Mittelpunkt stand die pathologische Beziehung, nicht der designierte Patient.

Neben einem Kern traditioneller Therapieangebote für den "Patienten" sollte den Familienmitgliedern und anderen relevanten Beziehungspersonen besondere Aufmerksamkeit geschenkt werden. Der Weg für eine längerfristige Behandlung sollte geebnet werden, aber das Projekt sollte sich auf Krisenintervention beschränken. Das besondere Interesse galt "den Umständen, unter denen Lebensbedingungen, die längere Zeit toleriert werden, plötzlich pathologisch wahrgenommen werden, so daß sie dann eine weitere Störung des Gleichgewichts in einer Gruppe bewirken" (Lindemann, 1985). Im Mittelpunkt der Bemühungen stand auch der Kontakt zu anderen Helfern in der Gemeinde, die auch dabei unterstützt wurden "Krisenintervention" zu machen und nicht alles an das Projekt abzugeben.

Das damalige Konzept der Krisenintervention kann wie folgt beschrieben werden:

- Krisenintervention als eine Aufgabe eines größeren Projektes mit weitreichender Zielstellung,
- das Lebenskrisenkonzept als theoretischer Hintergrund der Krisenintervention,
- Zentrierung auf den präventiven Aspekt psychosozialer Hilfe,
- kurzfristige Hilfe,
- Vermittlung zu längerfristigen Angeboten bei Bedarf,
- Unterstützung anderer Helfer (z.B. den Geistlichen) in der Gemeinde in ihrem Bemühen um Krisenhilfe,
- Familien-und Gruppenbezug der Intervention,
- Orientierung an der gesunden Persönlichkeit,
- Betonung des Notfallaspektes,
- multiprofessionelle Zusammenarbeit,
- Gemeindebezug.

Caplan hat in seinem Buch "Principles of Preventive Psychiatry" (1964) ein umfassendes Präventionsmodell entwickelt und damit die Vorstellungen des Wellesly-Projekt weiterentwickelt. Krisenintervention sieht er als eine kurzfristige Maßnahme primärer Prävention, die er von der langfristigen als Bereitstellung von Ressourcen (auch supplies) abgrenzt. Beide Faktoren haben Einfluß auf die Zahl psychischer Störungen in einer Gemeinde. Der kurzfristige Schwerpunkt des Präventionsmodells liegt auf den Anpassungsmustern bei Entwicklungs- und momentanen Lebenskrisen. Hier erweitert er die Definition der Krise um den Aspekt der Entwicklungskrisen, indem er Ericksons Konzeption aufnimmt.

Caplan hat eine eigene Krisentheorie entwickelt, die er - wie er selbst ausführt - aus einer Reihe von Forschungsprojekten abgeleitet hat, die innerhalb von 15

Jahren zwischen 1948 und 1963 durchgeführt wurden. Diese Krisentheorie soll im folgenden dargestellt werden, da sie wesentlichen Einfluß auf die Krisenintervention gehabt hat.

Während Lindemann in Krisensituationen Ausnahmesituationen, nicht vorhersehbare Schicksalsschläge sieht und bei Erickson jeder Entwicklungsschritt eine potentielle Krise darstellt, rückt bei Caplan die belastende Situation in den Mittelpunkt. Damit entsteht eine gewisse Affinität zum Streßkonzept. Caplan versteht unter Krisen folgendes:

"Werden Personen mit Problemen konfrontiert, denen sie weder ausweichen können noch zu deren Lösung ihre Kapazität ausreicht, entstehen Stadien temporären Ungleichgewichts im Verlauf einer relativ ruhigen Entwicklung. Diese emotional bedeutsamen Wendepunkte oder Krisen stellen kurze Perioden dar, die gewöhnlich von großer psychischer Unruhe gekennzeichnet sind (Caplan u. Grunebaum, 1967)."

Caplan glaubt, daß während einer Krise bedeutsame psychische Veränderungen ablaufen, deren Ausgang als Chance für persönliches Wachstum aber auch als Beginn psychischer Störungen gesehen werden können. Die Bewältigungsstrategien, die in einer Krisensituation eingesetzt werden, sollen Teil des späteren Bewältigungsrepertoire werden. Krisen haben einen bestimmten Entwicklungsverlauf. In der ersten Phase der Konfrontation mit belastenden Lebenssituationen versucht das Individuum noch die gewohnten Problemlösungsstrategien anzuwenden. Gelingt keine Problemlösung, so stellt sich ein Gefühl des Versagens ein, das mit erheblichen Spannungsgefühlen verbunden ist. In einer dritten Phase wird versucht, durch die Mobilisierung aller inneren und äußeren Ressourcen doch noch zu einer Lösung zu kommen. Scheitert auch dies, so steigt das Unbehagen und die Spannung im gestörten emotionalen Gleichgewicht zum Vollbild einer Krise an. Krisen können Folgen interner und externer Veränderungen sein, die eine Anpassung notwendig machen. Die internen Bedingungen können entwicklungsbedingt oder Folge einer Krankheit oder eines Traumas sein, die externen Veränderungen beziehen sich auf Verlusterlebnisse, auf einen antizipierten Verlust oder auf eine Anforderung, die die Anpassungskapazität zu überfordern droht. Die Lösung kann in einer Neuanpassung des Individuums oder in einer Modifikation der Umwelt bestehen. Sie kann aber auch aufgeschoben werden und damit unangemessen sein, mit der Folge psychischer Symptome. Menschen in Krisen sollen dem Einfluß anderer Menschen gegenüber offener und Interventionen leichter zugänglich sein. Interventionen sollen demzufolge eine größere Wirkung in

Krisenzeiten zeigen. Außerdem sollen Menschen in Krisen ein großes Bedürfnis nach Hilfe haben.

Bei der Beschreibung präventiver Interventionen (Krisenintervention) beziehen sich Caplan und Grunebaum in einem Artikel von 1967, der ins Deutsche aber erst 1977 übersetzt wurde, auf verschiedene Autoren und unveröffentliche Untersuchungen des Laboratory of Community Psychiatry der Harvard Medical School (Caplan u. Grunebaum, 1977). Diese weisen auf die Bedeutung der Beachtung folgender Aspekte der Krisenintervention hin:

- engmaschige Betreuung:"... wiederholte Besuche in kurzen Abständen während der vier bis sechs Wochen der Dauer einer Krise..." (ebd., S.61).
- Familienorientierung: Es soll damit die Integrität der Familie erhalten bleiben und deren Unterstützungspotential genutzt werden.
- Vermeidung von Abhängigkeit: Diese soll durch die Orientierung auf die gegen - wärtige Probleme erreicht werden.
- Bewältigung fördern: Der Mensch in der Krise soll so unterstützt werden, daß er sich mit der Realität konfrontieren kann. Dabei ist besonders Information und die Aufrechterhaltung von Hoffnung wichtig.
- Unterstützung von außen: Der Mensch in der Krise muß ermutigt weden, sich möglichst breite Hilfe zu holen.
- Ziele: Angestrebt wird der effektive Umgang mit der Krise. Bevorzugt wird ein schrittweises Umgehen. Auch Laienhelfer können dies bei entsprechender Ausbildung tun.

Der Aspekt sofortiger Hilfe wird in dieser Liste nicht erwähnt, aber an anderer Stelle wird betont, daß Gemeinden "Einrichtungen zur Förderung gesunder Krisenbewältigung" bereithalten sollten, die unmittelbar einsatzfähig sind (ebd.).

Da nicht jeder Mensch sich in einer Krise an eine Kriseneinrichtung wendet, sondern häufig andere Helfer in der Gemeinde aufsucht, ist es notwendig, diese Helfer fortzubilden. Außerdem sollte jede Kriseneinrichtung für Konsultationsgespräche zur Verfügung stehen. Caplan hat sich in einem umfangreichen Buch zum Thema der Konsultation geäußert (Caplan, 1967).

In seiner Profession als Psychiater hat Caplan dem Berufsstand der Psychiater eine zentrale Rolle in der präventiven Psychiatrie und auch bei der Behandlung von Krisen, die ja nach seinem Verständnis keine Krankheit ist, zugedacht. Diese Verquickung von Krisenintervention und Psychiatrie hat m.E. in der bundesrepublikanischen Entwicklung dazu geführt, den präventiven Charakter der Krisenintervention zu vernachlässigen.

Mit der Einrichtung von Community Mental Health Centers in den USA nach 1963, infolge der Community Mental Health Center Act unter Kennedy, fand in den USA auch die Idee der Krisenintervention Verbreitung. Allerdings haben Caplans Krisentheorie und die Prinzipien der Krisenintervention in den folgenden Jahren vielfache Veränderungen und auch Kritik erfahren. Das Homöostase-Modell ist als Rückgriff auf eine traditionelle Gleichgewichtstheorie kritisiert worden (Taplin in Balzer, 1981), ebenso der Status der Krise zwischen Gesundheit und Krankheit als letztlich uneindeutig (Balzer, 1981). Es sind andere Klassifizierungen der Krisen getroffen worden, beispielsweise von Cullberg (1978). Auch die Krisendefinition hat erhebliche Veränderungen erfahren, beispielsweise diese als akuten Zustand im Verlauf verschiedener Störungen und Erkrankungen anzusehen (Sonneck, 1982). Viele krisentheoretische Aussagen haben sich auf den Verlauf des Krisengeschehens bezogen, um diesen mit Phasen- oder Stufenmodellen abzubilden. Silver/Wortman kommen in einem Sammelreferat jedoch zu der Schlußfolgerung,

"daß die Reaktionen auf Krisen in weit größerem Ausmaß variieren, als bisher in theoretischen Modellen angenommen (...). Es gibt weder einheitliche emotionale Reaktionen - bezogen auf dieselben oder vergleichbare Ereignisse oder Krisen-, noch ähnliche Bewältigungsformen, bezogen auf vergleichbare Probleme. Auch in bezug auf den Verlauf einer Krise gibt es große interindividuelle Unterschiede" (zitiert nach Ulich, 1985, S.20).

Der Anwendungsbereich von Krisenintervention ist ebenfalls kritisiert worden. So wirft Häfner die Frage auf, "wieweit das Angebot psychiatrischer Krisenintervention in das fast unbegrenzte Feld normaler Lebenskrisen hinein vorgetrieben werden soll (Häfner, 1986, S.311)."

In den achtziger Jahren hat Caplan selbst seine Position geändert.

"Der bedeutsamste jüngste Fortschritt auf diesem Gebiet (Familienpsychiatrie) besteht darin, daß wir bei der Krisenintervention unseren Schwerpunkt nicht mehr alleine auf die sich aufdrängenden emotionalen Belastungen einer typischen Krisensituation legen, sondern vermehrt auf die kognitiven Einschränkungen der Ich-Funktionen eines Kindes in Krise und den analogen Veränderungen in der betroffenen Familie Beachtung schenken" (Caplan, 1989, S.16).

An dieser Stelle soll das Zitat nur deutlich machen, daß es sich bei der Krisentheorie und Krisenintervention nach wie vor nicht um ein abgeschlossenes und leicht definierbares Gebiet handelt.

3.4. Die Krisenintervention als Kurzzeittherapie

In der Literatur herrscht Uneinigkeit darüber, ob Kurzzeittherapie, Notfallpsychiatrie und Krisenintervention unterschiedliche Behandlungsformen mit abgrenzbaren Indikationsbereichen sind, wie es beispielsweise Aguilera und Messick sehen, oder ob Community Mental Health Centers Notfalleinrichtungen sind, die Kurzpsychotherapie anzubieten haben wie es Bellak und Small (1972) sehen, oder ob es drei Formen von kurzen psychiatrischen Interventionen gibt, nämlich die Notfallhilfe, die Krisenintervention und die Kurzzeitpsychotherapie (Rogawski, 1982). Auch wenn sich in der Folge die Kurzzeittherapie als eine eigenständige Behandlungsform herausgebildet hat, die in unterschiedlichen institutionellen Zusammenhängen und von unterschiedlichen Schulen angewendet wird, gehört es zum Selbstverständnis einiger Kriseninterventionseinrichtungen, daß ihr Angebot auch Kurzzeittherapie umfaßt (z.B. bei der Arche in München und bei einer Krisenberatungsstelle in Zürich (Büchi u. Wirth, 1985). Büchi und Wirth trennen zwar Kurzzeittherapie und Krisenintervention, bieten aber als Krisenberatungsstelle Kurzzeittherapie an. In ihrer Broschüre schreibt die Arche:

"In einer Krisensituation, die eher chronisch ist, also schon länger andauert und sich nicht unbedingt zuspitzt, bieten wir eine Art Kurzzeittherapie an, die sich eventuell über einige Monate hinzieht" (Arche, 1989, S.9).

Krisenintervention und Kurzzeitpsychotherapie werden also mehrheitlich als getrennte Behandlungsformen gesehen, die aber in einigen Kriseninterventionseinrichtungen nebeneinander angeboten werden.

Als Pioniere der Kurzzeittherapie können Bellak und Small angesehen werden, die 1965 ein Buch in den USA mit dem Titel "Emergency Psychotherapy and Brief Psychotherapy" herausbrachten. (Ins Deutsche wurde es 1972 übersetzt). Sie setzten Notfall- und Kurzpsychotherapie gleich, deren Indikation sie nicht nur bei Patienten sahen, denen bei den dringendsten Problemen eine Hilfe gegeben werden sollte, sondern auch in der Prophylaxe:

"Vielfach läßt sich durch eine sofortige, und sei es auch nur kurze, Behandlung verhüten, daß die Fehlanpassung immer pathologischere Formen annimmt und daraus schließlich eine schwere chronische Störung der gesamten Persönlichkeit resultiert" (ebd, 1972, S.19).

Sie haben eine Notfallpsychotherapie entwickelt, die in ein bis sechs Stunden durchführbar sein soll. Das Konzept ist stark ichpsychologisch orientiert und hebt den aktiven Part der Therapeuten hervor. Das Therapieziel besteht darin, den Patienten wieder an die Realität anzupassen. Eine positive Übertragung sehen sie als Voraussetzung für den Erfolg der Behandlung. In der Folge wurden verschiedene Formen der Kurzzeitpsychotherapie entwickelt, deren wesentliche Kennzeichen nach Rogawski (1982) folgende sind:

- Specific time limits are set for the treatment.
- The focus of treatment is on specified core problems.
- Patients' needs are responded to by active and flexible techniques.
- Early in treatment, therapeutic alliances are established.
- Explanations of patients' problems are developed to serve as "working formulations" for treatment plans.

3.5. Krisenintervention als Anwendung eines allgemeinen Krisenentstehungsmodells

Das Buch über Krisenintervention von Aguilera und Messick, das wesentliche Gedanken von Caplan aufnimmt und diese in eine praktisches Kriseninterventionsmodell umsetzt, wurde 1970 in den USA veröffentlicht und erst 1977 ins Deutsche übersetzt. Es nimmt das Gleichgewichtsmodell von Caplan auf sowie die Vorstellung, daß sich durch eine mangelnde Verarbeitung von Problemsituationen Krisen entwickeln.

Sie unterscheiden zwischen Reifungskrisen und situationsbedingten Krisen. Als situationsbedingte Krisen gelten bei ihnen: vorzeitige Entbindung, Status- und Rollenwechsel, Experimente mit LSD, physische Krankheit, Scheidung, Tod und Trauer. Bei den Reifungskrisen führen sie die verschiedenen Altersstufen mit ihren spezifischen Entwicklungs- und Lebensbedingungen auf.

Ein äußeres Ereignis (z.B. eine nicht bestandene Prüfung) führt zu einem Ungleichgewicht, verbunden mit Angst und Niedergeschlagenheit. Es entwickelt sich ein deutlich empfundenes Bedürfnis nach Reduzierung der negativen Gefühle. Derjenige, der in eine Krise kommt, deutet das Versagen als Folge persönlichen Ungenügens, hat also eine verzerrte Wahrnehmung des Ereignisses, sucht keinen Halt bei Angehörigen oder Freunden, meidet die Kommunikation darüber, hat also keine angemessenen Hilfen und Mechanismen der Daseinsbewältigung, was ein Fortbestehen des inneren Ungleichgewichts bedingt. Angst und Niedergeschlagenheit nehmen zu und münden in eine Krise. Die mit diesem Modell verbundenen Interventionen beziehen sich auf (Wieder)Herstellung der eben aufgeführten regulierenden Faktoren: eine realistische Wahrnehmung des Ereignisses, die Aktivierung von verfügbaren Stützen und Hilfen und der Aufbau oder Ermutigung zu adäquaten Mechanismen der Daseinsbewältigung. Diese Faktoren orientieren sich an drei Kriterien von Caplan, die dieser zur Beurteilung einer krisenhaften Entwicklung heranzieht (aus Balzer, 1981):

- kognitive Wahrnehmung,
- Verarbeitung der Gefühle,
- materielle und emotionale Hilfen.

Dieses Modell bezieht sich vor allem auf Situations- und Entwicklungskrisen und schließt psychiatrische Krisen aus. Es ist auch nicht für eine Klientel gedacht, die schon vor Kriseneintritt mit vielfältigen Problemen belastet ist. Es hat nicht zuletzt durch die Veranschaulichung an vielen Einzelfallbeispielen einen hohen praktischen Wert. Die Autoren grenzen Krisenintervention auch von Kurzzeittherapie ab und betonen den besonderen Charakter dieser Interventionsform.

Slaby (1987) arbeitet in seinem Artikel 20 Prinzipien und Techniken der Krisenintervention heraus, die eine gute Ergänzung dieses Ansatzes darstellen. Aus der Vielzahl seiner Prinzipien sollen nur einige mit ihren Begründungen referiert werden, um diese zu bündeln.

- Die gesunden Aspekte der Person werden betont. Hintergrund ist die Wahrnehmung des Menschen in der Krise als jemand, der vor der Krise in der Lage war, Freunde zu haben und Beziehungen herzustellen und wie jeder andere auch, seine spezifischen vulnerablen Seiten hat.
- Timing ist wesentlich für den Erfolg von Deutungen
- Zu Beginn einer Krise stellt der Kient die negativen Aspekte einer Situation in den Vordergrund. Erst später ist er in der Lage, auch die positiven zu sehen. Der Therapeut hat ohne interpretative Eingriffe anfangs der Schwarzmalerei zuzuhören und erst später dem Klienten zu einer Integration von Ambivalenzen zu verhelfen.
- Existentielle Themen bekommen einen hohen Stellenwert.
- Es ist manchmal notwendig, einer Person dabei zu helfen, einen Grund zum Weiterleben zu finden, damit derjenige entscheiden kann, wie er weiterleben möchte.
- Die Biographie soll in verkürzter Form rekonstruiert werden. Dies dient nicht nur dazu, daß der Therapeut die Bedeutung des Krisenereignisses für den Klienten nachvollziehen kann und er die verletzlichen Seiten des Klienten kennenlernt, an denen dieser leidet, sondern auch, daß der Klient seine eigenen Stärken und Verletzlichkeiten kennenlernt und sich dadurch entwickeln kann.
- Menschen, die in einer Krise sind, denken häufig, daß nur ihnen dies zustößt und daß sie ausgegrenzt werden. Es ist wesentlich für den Prozeß der Bewältigung, die Erfahrung zu machen, daß andere über uns Bescheid wissen und uns "trotzdem" akzeptieren. Der Therapeut hat den Prozeß der Offenlegung zu begleiten, so daß derjenige weiterhin soziale Unterstützung erhält.

- Krisenintervention beinhaltet häufig die Notwendigkeit des Einbezugs von weiteren Therapeuten und Therapien. Deshalb hat der Krisentherapeut die Aufgabe, die Behandlungsweisen herauszufinden und diese ggf. zu kombinieren, die es dem Hilfesuchenden ermöglicht, schneller seine Krise zu überwinden und die seine Entwicklung fördert unabhängig davon, ob dadurch die therapeutische Beziehung zum behandelnden Krisentherapeuten geschwächt wird.

3.6. Krisenintervention als spezifisches Vorgehen

In einer Literaturübersicht über deutschsprachige und englischsprachige Titel zur Krisenintervention in den Jahren 1980 bis 1988 der Datenbänke PSYNDEX und PSYCINFO wird deutlich, daß sich das Interesse von der Entwicklung eines umfassenden Krisenverständnisses und daraus abgeleiteten Kriseninterventionsmodells wie z.B. bei Aguilera u. Messick (1977) und Golan (1983) zur Spezifik einer jeweiligen Krise verbunden mit spezifischen Interventionsvorschlägen verschiebt. Zusätzlich wird auch Krisenintervention nun auch nicht mehr von einem Dienst, sondern von unterschiedlichen Einrichtungen geleistet, quasi als Teilangebot dieser Einrichtungen. In diesem Literaturüberblick sind Aufsätze zu vielen sehr unterschiedlichen Krisen enthalten, von denen einige hier genannt werden sollen: z.B. Schwangerschaft bei Jugendlichen, Unfruchtbarkeit, Krisen im Militärdienst, Vergewaltigung von Frauen, Trennungs- und Scheidungskrisen, sexueller Mißbrauch von Kindern, Geiselnahme, Krisen, die durch die Krebs- und Aidserkrankung ausgelöst werden, die Benachrichtigung vom Tode eines Angehörigen, das Ende der Therapie als Krise usw. Auch Sullivan Everstine u. Everstine (1985) widmen sich in ihrem Buch überwiegend der Beschreibung spezifischer Krisensituationen und des speziellen Umgangs mit dieser Situation. Sie beschreiben vor allem Krisen, bei denen Gewalt bestimmendes Element ist.

Alle Beschreibungen zum Vorgehen bei spezifischen Krisen versuchen die charakteristischen Merkmale der Situation, in der sich der betroffene Mensch befindet, herauszuarbeiten und ein spezifisches Vorgehen zu entwickeln. Es werden bestimmte emotionale Zustände aufgezählt, die es zu bearbeiten gilt. Es wird ein bestimmtes Setting bevorzugt: das der Frau-zu-Frau-Beratung bei vergewaltigten weiblichen Jugendlichen verbunden mit "explanation, escorting and mediation" (Ben-Zvi, 1985). Es werden Ziele bei Trennungen beschrieben, wie die Reduktion von Gehäßigkeiten, die Hilfe beim Aufbau eines eigenen Lebensstils, die Ermutigung zur Trauer und zum Ausdruck von negativen

Emotionen, die Verarbeitung von intrapsychischen Problemen, die mit der Anpassung zusammenhängen (Counts u. Sacks, 1986). Bei der Diagnose der Unfruchtbarkeit wird eine Krisenintervention vorgeschlagen, die die Bearbeitung von Trauer, die Wiederherstellung des Körperimage und die Bewertung von Elternschaft und ihrer Alternativen einschließt (Batterman, 1986). Es werden "drop-in support groups" für Krebspatienten und ihre Angehörigen als begleitende Maßnahmen zur medizinischen Behandlung vorgeschlagen (Berger, 1985). Auch Caplan (1989) widmet sich in Israel nach seiner Emerittierung dem Studium einer spezifischen Krise: der Scheidungskrise. Er beschreibt den Prozeß der Scheidung und die damit verbundenen Gefahren für die Kinder und entwickelt Vorstellungen für vorbeugende Maßnahmen gegen das Entstehen von psychischen und Milieuschäden bei Scheidungskindern.

Die Darstellung sämtlicher zu diesem Verständnis von Krisenintervention geschriebenen Artikel würde den Rahmen dieser Arbeit sprengen. Wichtig ist anzumerken, daß eine Spezialisierung entstanden ist, die auch mit dem Ausbau unterschiedlicher spezieller Kriseneinrichtungen einhergegangen ist. Möglicherweise eignet sich das Krisenkonzept zur Begründung bestimmter Bedarfslagen besonders gut. So sind für spezielle Krisensituationen spezielle Versorgungseinrichtungen entstanden. Dazu gehört u.a. die Einrichtungen von Kinderschutzzentren und Frauenkrisentelefone, Frauenhäuser u.ä, spezifische Beratungsangebote für Aids- und Krebskranke, die Scheidungsberatungsstellen, Pro familia, die Telefonseelsorge. Auch haben andere bestehende Versorgungseinrichtungen Krisenintervention als Theorie und Methode in ihr Angebot übernommen. Auch die Militärpsychiatrie favorisiert das Krisenkonzept und entwickelt Strategien der Hilfe im Umgang mit militärischen Krisensituationen.

3.7. Krisenintervention als Dienstleistung

Wesentlich ist hier eine konzeptionelle Auffasung von Krisenintervention als Dienstleistung, da man das Zentrum auch wegen Information, Ratschlägen oder Auskünften anrufen kann. Die Einrichtung selbst wird als Anlaufstelle verstanden, an die sich jeder mit Fragen und Problemen wenden kann.

Das Krisenzentrum Utrecht (Beenackers, 1983) ist eines der ersten Kriseninterventionseinrichtungen in den Niederlanden. Jeder, der glaubt, daß er unmittelbare Hilfe braucht, kann sich an das Zentrum wenden. Die "Bestimmungsgewalt beruht also nicht bei den Betreuern" (ebd.S.78). "Viele Menschen machen von dieser Möglichkeit Gebrauch, um an mehr Information über spezifische Hilfsmöglichkeiten zu gelangen oder um zu fragen, wie sie bestimmte Probleme angehen müssen" (ebd., S.78). Sie bekommen etwa 100-200 Telefongespräche pro Tag. Dabei geht es um das Einholen von Information und Rat. Eine andere Kategorie von Anrufern möchte sich aussprechen oder einfach klagen. Eine dritte Kategorie von Anrufern will für ein Problem Hilfe haben. Hier erfolgt dann auch eine problembezogene Bearbeitung. Die Flut der Anrufer wird durch mindestens zwei Berater erledigt. Ihnen steht auch eine "soziale Kartei" mit Adressen, Telefonnummern, Antragsprozeduren usw. zur Verfügung. Insgesamt stehen dem Zentrum 30 Krisenberater zur Verfügung, zur Hälfte Frauen und Männer.

Von der Beschreibung weiterer Konzeptbestandteile soll an dieser Stelle Abstand genommen werden, da in diesem Zusammenhang nur dieser Teil von Interesse ist.

3.8. Krisenintervention als Hilfe für eine dörfliche Gemeinschaft

Mit dörflicher Gemeinschaft ist ein Dorf in den Niederlanden gemeint, dessen 103 Schulkinder Opfer einer Terroraktion von Molukken aus demselben Dorf wurden. Schon einige Stunden nach der Geiselnahme wurde der Aufbau eines sozialen und medizinischen Krisenzentrums in Angriff genommen. Die Leitung hatte ein Psychiater, der auch eine Gruppe von 19 Helfern anleitete (Smit, 1984). Die Gemeinschaft insgesamt wurde durch den Krisenstab betreut. Die Interventionen hatten als Ziel die Prävention psychischer Folgen dieser Terroraktion. Die Ebenen waren die Arbeit während der Zeit der Terroraktion mit der täglich stattfindenden Großgruppe, die Arbeit mit den Eltern und die Supervision der Helfergruppe. In der Zeit nach der Rückkehr der Kinder in die Familien wurde noch über ein Zeitraum von zwei Jahren Hilfen für Familien angeboten sowie ein Spiel- und Gruppenprogramm für die Kinder in der Schule entwickelt, das auch die nichtbetroffenen Kinder integrierte. Zur Entwicklung der Hilfsmaßnahmen wurde auf psychoanalytisches, psychiatrisches, psychologisches und soziologisches Wissen zurückgegriffen sowie auf Erkenntnisse der Militärpsychiatrie. Bei den letzteren handelt es sich um präventive Methoden zur Verringerung von psychischen Dekompensationen bei Soldaten.

"Die Prävention besteht darin, daß man die Betroffenen methodisch und bewußt auf Reaktionen vorbereitet, die in traumatischen Situationen bei ihnen, ihrer Gruppe und ihren Vorgesetzten auftreten können. Das erhöht die Reizschwelle" (ebd., S.251).

So wurden die Eltern auf potentielle Reaktionen ihrer Kinder vorbereitet.

Ein derartiges auf die Gesamtheit, auf das Individuum, die Familie und einzelne Gruppen zielendes Programm stellt innerhalb der Kriseninterventionsliteratur eine Ausnahme dar. Es baut aber auf Gedanken von Lindemann und Caplan auf, die ebenfalls einen Gemeindebezug psychosozialer/psychiatrischer Tätigkeit gefordert hatten.

3.9. Psychoanalytisch orientierte Krisenintervention

Hierzu liegen bisher wenige ausgearbeitete psychoanalytische Kriseninterventionskonzepte vor (beispielsweise von Leuzinger-Bohleber, 1985, und Bauriedl, 1985). Als bekannteste ältere Autoren können Bellak und Small (1972) und Balint und Norell (1973) genannt werden.

Im folgenden soll beispielhaft anhand zweier Autoren (Büchi u. Wirth, 1985), die in einer psychoanalytisch orientierten Beratungsstelle in Zürich arbeiten, der psychoanalytische Beitrag skizziert werden. Wesentlich für ihr Verständnis des praktischen Vorgehens ist der von ihnen zugrunde gelegte Krisenbegriff, der mit einem psychoanalytischen Verständnis von Störungen korrespondiert.

"Zu einer Krise kommt es, wenn ein äußeres Ereignis auf einen latenten, inneren Konflikt trifft: die bisher funktionierende Abwehr kann dann teilweise zusammenbrechen" (S.189).

Folglich hat die Krisenintervention zwei Ziele: die Wiederherstellung der Abwehrstruktur, wie sie vor der Krise bestanden hat und das Aufzeigen der tieferliegenden Problematik, den Konflikt, dessen Bearbeitung dann in einer Fokal- oder längerfristigen Therapie erfolgen kann.

"Das Durcharbeiten des zentralen Konfliktes ist in der verfügbaren Zeit kaum möglich" (S.193).

Dennoch kann mit Deutungen gearbeitet werden. Dabei wird versucht, den aktuellen Konflikt mit der individuellen Geschichte des Klienten in Verbindung zu bringen. In der Krisenintervention wird das psychoanalytische Instrumentarium eingesetzt: Stützung, Klären und Strukturieren. Dieses ist aber nicht spezifisch für Krisenintervention, sondern enthält auch die zentralen Elemente in ihren anderen Beratungssituationen.

"Die Strukturierung des beunruhigenden Geschehens genügt in der Regel, um das vor dem Ausbruch der Krise vorhandene psychische Gleichgewicht erneut zu erreichen" (S.195).

So wird mit verhältnismäßig einfachen Mitteln das Minimalziel der Krisenintervention erreicht.

Der Gedanke der Vermittlung in längerfristige Angebote war schon bei Lindemann enthalten. Krisenintervention hatte dort allerdings nicht den Charakter einer "Vortherapie", wie er ihn in diesem Kontext zu bekommen scheint bzw. wo deutlich Zweifel angemeldet werden, ob mit einer kurzfristigen Intervention

"mehr bewirkt wird als nur das Niveau der Möglichkeiten wieder herzustellen, wie es vor dem Einbruch der Krise bestand" (ebd. S.202).

Nach Meinung der Autoren ist hervorzuheben, daß Krisenintervention und Psychoanalyse durchaus vereinbar sind ohne Aufhebung wesentlicher Positionen. Hiermit distanzieren sie sich von Freud, der eine Behandlung akuter Krisenzustände für die psychoanalytische Methode ausschloß.

Unter den neueren psychoanalytisch orientierten Ansätzen, die hier herangezogen wurden, gibt es eine Einigkeit über den Krisenbegriff und der Bedeutung von Übertragung und Gegenübertragung in der psychoanalytisch orientierten Krisenintervention (zu finden bei der Arche, 1989, bei Bauriedl, 1985, bei Büchi u. Wirth, 1985 und auch bei den amerikanischen Autoren Glick und Meyerson, 1986). So heben Glick und Meyerson hervor, daß Gegenübertragungsgefühle auftreten, wenn der Therapeut versucht, sich gegen die unbewußte Identifikation mit dem hilflosen Patienten zu wehren und Wünsche nach onmipotenter Kontrolle, Rettungsphantasien und bestrafende Zurückweisungen des Patienten als unbewußte Motive auftreten. Unterschiede sind durch die unterschiedlichen Standorte der Autoren innerhalb der Psychoanalyse bedingt, die in diesem Rahmen aber vernachlässigt werden können. Hinzugefügt sei nur, daß Bauriedl einen neuen Gedanken in die Krisenliteratur einführt, indem ihr Kriseninterventionskonzept Veränderungswünsche und die Angst vor der Veränderung thematisiert. So definiert sie Krise auch wie folgt:

"In einer Krisensituation befinden sich ein oder mehrere Individuen im Zustand eines unausgetragenen Konflikts, der danach drängt, ausgetragen zu werden."

Angst wird als wesentliches behinderndes Element aller Beteiligten bei der Konfliktaustragung gesehen.

3.10. Systemisch orientierte Krisenintervention

Mehrere Einrichtungen und Konzepte zur Krisenintervention favorisieren einen systemischen Ansatz (Mosher u. Burti, 1989, Canova u.a., 1990, Ferrannini u. Neri im Rahmen einer Kontextanalyse, 1983, Fraser, 1986, Sullivan Everstine u. Everstine in Orientierung an der Kommunikationstheorie, 1985). Die Übernahme systemischen und - umfassender gesehen - ökologischen Denkens zum Verständnis psychischer Erkrankung und professionellen Handelns ist aber keine Spezifik der Krisenintervention, sondern steht im Zusammenhang mit einer zunehmenden Akzeptanz dieses Denkens bei Sozialpsychiatern (z.B. bei Dörner, 1990).

Die Konzepte eines systemisch/ökologischen Verständnisses von Krisenintervention werden mit einem geänderten Verständnis psychischer Krankheit und der Heraushebung des Kontextes ("Der Kontext ist wichtiger als der Text", Bateson, 1983, zitiert nach Dörner, 1990, S.68) begründet. Für Dörner (ebd.) ist die Einheit psychiatrischen Denkens und Handels nicht der einzelne psychisch kranke Mensch, das Individuum, auch nicht die Familie, sondern

"der Haushalt als Ensemble aller Beziehungen zwischen den zugehörigen Menschen und all ihren materiellen (körperlichen und ökonomischen) Lebensbedingungen."

Anstelle des Defizitkonzeptes von individueller Krankheit und Behinderung wird das "psychiatrische" Symptom als etwas gesehen, das einen Sinn hat, als Schutzversuch eines Menschen, als Angstabwehr, als Anpassungs-, Problemlösungs- oder als Selbstheilungsversuch eines innerhalb seiner biographischen Entwicklung in eine Krise geratenen Menschen. Das Verstehen des erkrankten Menschen geschieht unter Beachtung seiner materiellen Bedingungen und seines sozialen Beziehungsnetzes.

In systemisch orientierten Kriseninterventionskonzepten stehen deshalb folgende Ziele und Prinzipien im Vordergrund: die Vermeidung von Hospitalisierung als Vorgang der Dekontextualisierung mit den Folgen der Chronifizierung einer psychiatrischen Störung (Mosher u. Burti, 1989, siehe auch 3.15). Die mobile, aufsuchende Krisenintervention im sozialen Kontext des Symptomträgers und damit verbunden die Krisenbearbeitung einer Krise in einem Kontext (ebd.). Es wird versucht, die an einem problemlösenden System Beteiligten ins Spiel zu bringen, so daß außer den Helfern und dem Patienten auch deren Angehörige sowie je nach Situation weitere wichtige Teilnehmer wie Vormünder, Hausärzte, Behördenvertreter und andere umfassen kann (Keller, 1990). Als Ziel gilt auch die Reduzierung der Dringlichkeit einer Krise, um das auffällige Familienmitglied in der Familie halten zu können und die Familie später einer längerfristigen Therapie zuzuführen (siehe 3.16). Ziel einer Kriseneinrichtung kann auf dem Hintergrund einer Kontextanalyse mehrerer Ebenen (des Individuums, der Versorgungsinstanzen und des Kriseninterventionsdienstes) auch die kritische Analyse der Dienststelle selbst sein, damit diese ihren Aufgaben gerecht wird (Ferrannini u. Neri, 1983).

3.11. Krisenintervention als Hilfe nach einem Suizidversuch

Eine Reihe von Einrichtungen wie z.B. die Arche in München oder Konsiliar- und Liaisiondienste an Allgemeinkrankenhäusern (z.B. auf der Intensivstation der Medizinischen Univ.Klinik in Heidelberg u. im Klinikum rechts der Isar in München) wenden sich speziell an Menschen nach einem Suizidversuch. Von Krisenintervention kann insofern gesprochen werden, da der Suizidversuch als Ausdruck einer Krise verstanden wird und bei den Konsiliar- und Liaisisondiensten häufig eine Präsenz des Helfer in der Aufwachphase gegeben ist.

Die suizidale Krise und der suizidale Mensch sind Gegenstand einer umfassenden Theorienbildung, wie z.B. Wedler (1984) ausgeführt hat (z.B. psychoanalytischer Theorien, soziologischer Theorien, biologischer Theorien, das präsuizidale Syndrom von Ringel, die Unterscheidung von Suizid und Parasuizid nach Stengel, der Motivstruktur der suizidalen Handlung nach Henseler u. neuere Theorienbildungen). Der von der jeweiligen theoretischen Position geprägte therapeutische Umgang in längerfristigen Behandlungskontakten ist konzeptionell bestimmt.

Als Gründe für ein Beratungsangebot werden die Möglichkeit einer fortbestehenden Suizidalität angeführt, werden der Suizidversuch als Ausdruck einer häufig noch ungelösten Krise gesehen, werden eine hohe Rezidivneigung sowie auch eine hohe Prävalenzrate schwerer psychischer Erkankungen bei dieser Klientel gesehen verbunden mit der Gefahr einer Chronifizierung (Möller u.a., 1982).

In Übereinstimmung mit dieser Sichtweise werden als Aufgaben der Suizidnachsorge die Einschätzung einer fortbestehenden Suizidalität, das Verstehen und - je nach Kontaktdauer - die Bearbeitung des präsuizidalen Konfliktes und die Entwicklung einer Weiterbetreuungsstrategie sowie die Motivation zur Inanspruchnahme der vereinbarten Form der Weiterbetreuung gesehen (Böhme u. Mundt, 1987, sowie Möller u.a., 1982).

Als Schwierigkeiten bei der Aufgabenumsetzung wird die hohe Belastung des Helfers mit der täglichen Konfrontation der scheinbar ausweglosen Situation eines Suzidalen gesehen, der ohne kollegiale Unterstützung rasch der Gefahr erliegen könnte zu resignieren und aufzugeben (ebd., Die Arche, 1989). Ebenso wird die Schwierigkeit thematisiert, einen tragfähigen Erstkontakt herzustellen, da der Helfer oft als Bedrohung erlebt wird, weil er möglicherweise eine Verlegung in eine psychiatrische Klinik verfügen kann (Wächtler u.a., 1986). Auch wird das Risiko eines Therapeutenwechsels von stationärer zu ambulanter Hilfe als Hindernis der Inanspruchnahme weiterer Behandlung thematisiert.

3.12. Krisenintervention als stationäre Alternative zur Vollhospitalisierung

Diese Auffassung von Krisenintervention soll anhand von zwei Aufsätzen herausgearbeitet werden. Die Autoren stellen in ihren Veröffentlichungen ihre Einrichtungen dar und beschreiben ihr Konzept. Es handelt sich jewoils um offene stationäre psychiatrische Einrichtungen, der sozialpsychiatrischen Kriseninterventionsstation der Sozialpsychiatrischen Universitätsklinik in Bern und der Psychiatrischen Aufnahmestation des Max- Planck-Institutes in München.

Die "Berner" beschreiben ihr Klientel als Menschen mit mittel - und längerfristigen Krisen, mit "schweren psychosozialen Dekompensationen mit den Ausdrucksformen Psychose, Depression, massive neurotische bzw. verhaltensmäßige Störungen oder, sehr häufig, ernstem Suizidversuch". Das Berner Behandlungskonzept umfaßt Gruppentherapie als auch Einzelgespräche in einer Kombination von Sozio- Pharmako- und Psychotherapie. Das Konzept besteht aus einer 6-

stufigen Krisenintervention, deren Stufen hier nur kurz erwähnt werden sollen:

- Verstehen der auslösenden Ereignisse der Krise sowie die tieferen Hintergründe
- Eine dem Patienten gut einleuchtende Krisenintervention auf dem Hintergrund eines gemeinsam erarbeiteten Verständnisses der Krise
- Abfuhr der aufgestauten Affekte
- Reaktivierung zwar vorhandener, aber verschütteter Coping- oder Problem bewältigungsstrategien
- retrospektive Bilanz

Im Unterschied zu Caplans Krisenbegriff, der an einer gesunden Person ansetzt, handelt es sich hier um erhebliche Beeinträchtigungen mit Krankheitswert. (Bei den Diagnosen machen psychotische Erkrankungen insgesamt 2/5 aus). Krisenintervention scheint hier als Abgrenzungsbegriff von einer rein psychiatrischen Behandlung verwendet zu werden und als Konzept der Zentrierung der Behandlung auf die akuten Schwierigkeiten

"nebst allenfalls unmittelbar zugehörigen Hintergründen aus der Vergangenheit, nicht aber weitläufigere Persönlichkeits-, Ehe und andere Probleme ..." (Hülsmeier u. Ciompi, 1984, S.69).

Krisenintervention hat hier nicht mehr die Funktion einer primären Prävention. Es ist aber fraglich, ob sie als sekundäre Prävention i.S. Caplans anzusehen ist, als Bemühen um eine Herabsetzung der Krankheitsdauer durch Optimierung des Behandlungsnetzes. Krisenintervention scheint hier eher als ein Reformbegriff in Abgrenzung von traditioneller psychiatrischer Behandlung i.S. einer bloßen Medikalisierung und Verwahrung gedacht zu sein. Stationäre Krisenintervention wird auch als positive Alternative zum psychiatrischen Großkrankenhaus gesehen wie aus dem impliziten Inhalt folgender Feststellung deutlich wird: "Bei 170 (Patienten) konnten wir eine Aufnahme in ein psychiatrisches Großkrankenhaus verhindern...". Dennoch sind Elemente des Krisenkonzeptes aufgenommen worden: die Beachtung des auslösenden Ereignisses als ein Überforderungserlebnis bei vorhandener Vulnerabilität, der Bezug auf das Bewältigungskonzept und der Einbezug des sozialen Umfeldes.

Fürmaier (1984) beschreibt die therapeutische Arbeit im Team einer offenen psychiatrischen Kurzzeitstation (des Max-Planck-Instituts in München). Ähnlich wie in Bern stellt das Gesamtkonzept eine Integration von Einzel-, Gruppentherapie dar, erweitert um das Element der Milieutherapie. Die Klientel besteht zur Hälfte aus suizidgefährdeten Jugendlichen und Erwachsenen.

Wesentlich ist hier die Betonung des weitgehenden Verzichts auch im Akutstadium auf medikamentöse Behandlung zur Entlastung des emotionalen Drucks. Der Patient soll sich durch Aussprechen Erleichterung verschaffen. Sie verstehen ihre Arbeit in einem psychoanalytisch orientierten Rahmen, insbesonders im Bezug auf die Narzißmustheorie und auf die Übertragungs- und Gegenübertragungstheorie und im Bezug auf die Dynamik der frühen Lebensgeschichte. Das therapeutische Handeln wird als ein aktives, direktives und auch konfrontatives Verhalten beschrieben. Die therapeutische Gemeinschaft soll die soziale Isolierung dieser Patienten aufheben. Durch die Erfahrung der Schwierigkeiten des anderen kann der Patient seine Situation relativieren, seine Selbstentwertung begrenzen, die Realitätsprüfung verbessern und somit das gestörte Selbstgefühl wieder anheben.

Fürmaier hebt im selben Artikel einige Aspekte des therapeutischen Vorgehens unter Bezugnahme auf verschiedene Autoren (hauptsächlich Psychiater) in der Einzelsituation zwischen Patient und Arzt hervor, von denen er meint, daß sie allgemein geteilt werden:

Zur Anfangssituation:
- Herstellung einer tragfähigen Beziehung zur Befreiung des emotionalen Drucks des Patienten.
- Der Therapeut hat als Dialogpartner zu dienen.
- Der Therapeut soll die Funktion stellvertretender Hoffnung übernehmen.
- Er soll sich nicht von den Gefühlsschwankungen des Patienten beunruhigen lassen, damit dieser sich angstfrei äußern kann.

Zur Behandlungsphase:
- Herausarbeitung des Konflikts, indem die auslösenden Belastungen reflektiert werden (begrenzter Fokus).
- Exploration früherer Bewältigungsstrategien.
- Herausholung des Patienten aus seiner affektiven Verengung.
- Wiederherstellung von Selbstkontrolle.
- Erweiterung der Zweierbeziehung unter Hereinnahme von Angehörigen oder sozialen Fachkräften mit dem Ziel der Hilfe zur sozialen Eingliederung.
- Entgegenwirkung der Verzerrung von Lebensrealitäten durch konfrontierende Eingriffe.
- Verabreichung von Medikamenten in schweren psychischen Krisen.

Krisenintervention firmiert hier als bessere Alternative zur traditionellen Psychiatrie. Sie ist therapeutisch orientiert. Stärker bei den "Münchnern" als bei den "Bernern" tritt an die Stelle des Einbezugs des natürlichen Bezugssystems die therapeutische Gemeinschaft. Anstelle einer Krisentheorie besteht bei den Münchnern ein psychoanalytisch orientiertes Erklärungsmodell. Krise wird als auslösendes Ereignis verstanden, dem eine schwere und frühe Störung zugrunde liegt.

3.13. Krisenintervention als psychiatrischer Notfalldienst

Für diese Konzeption steht vor allem Häfner als Leiter des psychiatrischen Krisen- und Notfalldienst in Mannheim. Krisenintervention möchte er als psychiatrische Notfallhilfe verstanden wissen. Als Beispiele für Notfälle nennt er "einen Selbstmordversuch, ein Delirium tremens oder einen katatonen Erregungszustand" (ebd. S.31). Aspekte des Notfalls sind die Notwendigkeit

"sofortiger psychiatrischer Diagnostik und Therapie.. die akute Selbst- oder Fremdgefährdung oder das vitale Risiko einer Vergiftung" (ebd.).

Psychiatrische Notfälle zeichnen sich durch schwere Gesundheitsrisiken und die damit zusammenhängende Dringlichkeit der Intervention aus (Häfner, 1986). Wesentliches Kennzeichen eines psychiatrischen Notfalldienstes ist seine ständige Verfügbarkeit, die organisatorisch durch den Einbezug verschiedener Dienste an unterschiedlichen Orten hergestellt werden kann, und die Verfügbarkeit von medizinischen Notfalleinrichtungen für Menschen mit ernsthaften organischen Gesundheitsrisiken. Die Leitung sollte wegen der geforderten psychiatrischen Kompetenz ein Psychiater haben (Häfner-Ranabauer u. Günzler, 1984). Mittelpunkt der Notfallversorgung ist die Diagnostik, die notwendig für eine entsprechende Behandlungsentscheidung ist. Alternativen sind eine Veranlassung einer sofortigen Unterbringung in einer psychiatrischen Klinik, Überweisung in ein Allgemeinkrankenhaus, Empfehlung einer ambulanten oder stationären Weiterbehandlung, eine sofortige psychiatrische Intervention (Medikamentengabe und Intervention i.S. einer Krisenentschärfung). Die Begrenzung auf überwiegend diagnostische Aufgaben und die hohe Vernetzung mit Tagesdiensten, die auch therapeutische und soziale Hilfe bieten können, macht es möglich, daß Notfalleinrichtungen mit wenig Personal auskommen.

Häfner grenzt sich scharf von einem psychosozialen Krisenbegriff wegen der Gefahr einer extensiven Auslegung und der damit verbundenen Folge eines zu geringen Angebots für psychiatrische Notfälle ab.

In bezug auf Baldwins (1980) Typenbildung (styles of crisis intervention) entspricht die Notfallhilfe dem "screening/assessment model". Es ist auf ein bis zwei Sitzungen angelegt, ist diagnostikorientiert, vernetzt mit anderen Einrichtungen und bietet an therapeutischen Leistungen "support and emergency services" (ebd., S.114). Diese Beschreibung ist sehr treffend für den psychiatrisch orientierten Notfalldienst.

3.14. Krisenintervention als ambulante Hilfe

Für diese Auffassung von Krisenintervention steht das "Solinger Modell" (Nouvertne', 1987). Der Psychosoziale Trägerverein Solingen e.V. versorgt eine Region durch den Rund-um-die-Uhr arbeitenden Basisdienst so, daß der Personenkreis der chronisch psychotisch erkrankten Menschen auch in Krisenzeiten mit Beratung, Behandlung und Hilfestellung versorgt werden kann, so daß eine stationäre Unterbringung weitgehend überflüssig ist. Es gibt keine gesonderte Kriseneinrichtung, sondern Krisenintervention wird aus dem Basisdienst heraus organisiert. Hintergrund der Ablehnung einer gesonderten Kriseneinrichtung ist die Auffassung, daß ein Spezialdienst nicht in der Lage ist, "chronische Psychotiker, und nur sehr selten, akut psychotisch Kranke mit schweren Störungen aufzufangen" (ebd., S.193). Wichtigstes Argument dabei ist, daß in Notsituationen wenig Zeit und wenig Aufnahmefähigkeit da ist, um Vertrauen durch ein Gespräch herzustellen. Deshalb setzt nach deren Meinung eine sinnvolle Krisenintervention bei psychotisch Erkrankten voraus, "daß derjenige, der interveniert, dem Betroffenen bekannt ist, und umgekehrt" (ebd., S.194). Daraus folgt, daß nur Mitarbeiter, die in der Regelversorgung integriert sind, die Krisenintervention übernehmen können. Der Trägerverein verfügt über eine Krisenstation, um eine Übernachtungsmöglichkeit zu bieten, da es oft Situationen gibt, wo ein Verbleiben der Betroffenen in der gewohnten Umgebung unmöglich ist.

Dieses Konzept enthält als wichtigste Elemente: die eingegrenzte Zielgruppe, das Sektorprinzip, die Bekanntheit als Voraussetzung für Menschen in der Krise zur Vertrauensbildung und für den Helfer die Ermöglichung einer adäquaten Einschätzung der Situation, die Möglichkeit der Herausnahme des Menschen in der Krise für sehr begrenzte Zeit aus seiner gewohnten Umgebung bei gleichzeitigem Verbleiben in der Gemeinde. Dies dient dem Ziel der Vermeidung einer Unterbringung in einer psychiatrischen Klinik.

3.15. Krisenintervention zur Vermeidung von Dekontextualisierung

Ein ähnliches Konzept wie das eben geschilderte vertreten Mosher und Burti (1989). Krisenintervention ist als integrierter und wesentlicher Baustein (The Heart of the Matter: Mobile Crisis Intervention, S.109) einer regionalen psychiatrischen Versorgung zu denken.

"Unfortunately, all too often the limits of the service in providing alternatives to hospitalization become a "clinical" need for admission" (ebd. S.29).

Primäre Ziele sind Reduzierung bzw. Vermeidung von stationärer Unterbringung sowie einer Chronifizierung. Das wichtigste Mittel hierfür ist die häusliche Krisenintervention.

"We expect that a substantial proportion of the work of the emergency service team will be done in the homes of the client" (ebd.S.).

Die Bedeutung, die hier diese Form der Intervention hat, beruht auf einer systemischen Orientierung. Die Herausnahme des auffälligen Familienmitgliedes aus seiner Familie würde zu einer Dekontextualisierung führen, erster Schritt zu einer Chronifizierung. Unter "contextualization" verstehen die Autoren:

"By this we mean keeping clients in as close contact with their usual surroundings, both geographic and interpersonal, as possible" (ebd. S.105).

Erst diese Nähe erlaubt es, die Krise in ihren psychosozialen und biographischen Bezügen zu verstehen und zu lösen und beugt damit einer Medikalisierung vor.

"Without this contextual thinking clients become difficult to understand and distant from staff" (ebd. S.106).

Auch die Vorstellung, daß die Krankheit in der Person liegt, bereitet den Boden für Stigmatisierung und Chronifizierung.
    Das Krisenteam sollte solange tätig sein, bis sich eine Lösung abzeichnet oder eine alternative Behandlung angezeigt ist. Da es natürlich auch Situationen gibt, wo ein Verbleib im häuslichen Umfeld nicht möglich ist, sollte es Wohnmöglichkeiten in der Gemeinde geben, die einer Hospitalisierung mit den beschriebenen Folgen vorbeugen.
    Wesentliche Elemente dieser Konzeption sind auch Kontinuität und soziale Anteilnahme, Eckpfeiler der demokratischen Psychiatrie in Italien, wie sie etwa auch bei Serra u. Culicchia beschrieben sind (Serra u. Culicchia, 1986). Unter Kontinuität verstehen sie

"einen Zustand, in dem eine psychisch leidende Person in jeder Situation einen

Bezug herstellen kann zur gleichen Gruppe von professionellen Helfern, sei es bezüglich einer Einlieferung, einer ambulanten Behandlung, einer Familien- oder einer Arbeitsplatzbetreuung" (S.34).

Unter sozialer Anteilnahme verstehen sie "das größtmögliche Mitgefühl von psychiatrisch nicht Vorgebildeten am Leiden des Patienten." Sie sind der Meinung, daß der psychotische Patient

"Verständnis für seine inneren Prozesse braucht und gleichzeitig die Möglichkeit zu ausgedehnten zwischenmenschlichen Beziehung haben muß" (S.35).

3.16. Krisenintervention zur Überwindung der Dringlichkeit

Von Canova u.a. (Italien, 1990) wird ebenfalls die Verbindung von Kontextualisierung und Chronifizierung hergestellt. Krisenintervention hat für sie die Funktion, die Situation der Dringlichkeit zu überwinden und damit den Verbleib des Familienmitgliedes in seinem sozialen Kontext zu sichern und zugleich eine therapeutische Situation herzustellen mit der Folge einer therapeutischen Bearbeitung. Eine Krise entsteht in einer plötzlichen Veränderung des Verhaltens eines Mitglieds des Systems (z.B. durch Selbstmorddrohungen, Selbstmordversuch und psychotischen Verhaltens). Die Dringlichkeit wird dadurch verursacht, daß ein System keine Lösung mehr innerhalb seiner selbst oder seines Beziehungsnetzes finden kann. Zu Krisenfällen kommt es, wenn

"die Geschichte nicht mehr logisch wirkt und Geschehnisse nicht mehr erklären kann" (ebd. S.262).

Die traditionelle psychiatrische Antwort

"tendiert zu einer Objektivierung, zu einer progressiven Enthistorisierung des gezeigten psychischen Unbehagens" (ebd. S.262).

Die Etikettierung wird als Trennung des Patienten von seiner Geschichte gesehen, macht die Zusammenhänge unkenntlich und bedeutungslos. Nach und nach wird der Geisteskranke der Welt gegenüber fremd, der angespannte Versuch zu verstehen, was geschehen ist, weshalb es ihm nicht gutgeht, läßt nach.

"Der Patient wird zu seiner eigenen Diagnose der Krankheit, der Fall wird chronisch" (S.262).

Die Aufgabe der Helfer ist es, verschiedene Ansichten der Familie über die Beweggründe ausfindig zu machen und zu sammeln, die mit dem Leiden in Zusammenhang gebracht werden, die dann der Familie helfen, das Problem in Angriff zunehmen.

4. Die Krisenambulanz Wedding aus der Sicht objektiver Daten

4.1. Abriß der Entstehungsgeschichte

Die Krisenambulanz Wedding nahm ihre Tätigkeit im Februar 1987 als ein Pilotprojekt des BMJFFG (Bundesministerium für Jugend, Familie, Frauen und Gesundheit) mit der Förderungsdauer von zwei Jahren auf. In Aussicht gestellt war eine Weiterfinanzierung durch den Senat von Berlin, die seit 1989 auch besteht.

Die Entstehung der Krisenambulanz Wedding ist sowohl auf dem Hintergrund der Entwicklung des Bezirks Weddings als auch in Beziehung zur Psychiatrieplanung des Landes Berlins zu sehen.

Auf der regionalen Ebene reichen die ersten Aktivitäten ins Jahr 1980 mit dem "Witte-Bericht" (Handrack, 1988) zurück, der auf die hohe Suizidrate im Bezirk und ein damit verbundenes Versorgungsdefizit hinweist. Der Bericht war ein Auslöser für die Gründung einer Psychosozialen Arbeitsgemeinschaft. Verschiedene Studentengruppen des Projektes Psychosoziale Beratung der Freien Universität Berlin nahmen sich des Suizidproblems an und boten Beratung für diese Klientel in Zusammenarbeit mit anderen Institutionen an. Aus diesem Studentenkreis mit Unterstützung des Projektes ging die Initiative zur Gründung einer ambulanten Kriseninterventionseinrichtung hervor.

Diese Initiativen fanden ihre Unterstützung durch die Psychiatrieplanung in Berlin 1984, die sich wiederum an die Planungsvorgaben der Psychiatrie-Enquete anlehnte. In Berlin sollte in jedem Standardversorgungsgebiet ein Kriseninterventionszentrum mit 6-8 Betten und einer Verweildauer von max. 5 Tagen entstehen.

Der Gründung der Krisenambulanz Wedding ging eine wechselvolle Antragsgeschichte voraus, die von Handrack (1988) rekonstruiert wurde. Die Autorin stellte fest, daß der Hauptantrag viermal modifiziert wurde und zwar in bezug auf folgende Aspekte: Erprobungsgebiet, Klientel, Mitarbeiterteam, Anbindung an andere Institutionen, Öffnungszeiten, personelle Austattung, Ort und Begleitforschung. Strittig waren insbesonders die Frage der Einbindung von Medizinern und die Frage einer Orientierung an psychosozialen Krisen oder an psychiatrischen Notfällen. Während zu Beginn der Antragsstellung noch an eine Krisenklientel mit psychosozialen Krisen gedacht war, erweiterte sich die potentielle Klientel um Menschen mit psychotischen Störungen. Damit verbunden wurde die Krisenambulanz auch als Ergänzung zum Sozialpsychiatrischen Dienst gedacht (siehe auch S.97).

Diese Modifikationen sind zugleich auch ein Ausdruck der in der Bundesrepublik Deutschland bestehenden unterschiedlichen Vorstellungen einer institutionellen Gestaltung von Kriseninterventionseinrichtungen bzw. einer Notfallversorgung. Es existieren die unterschiedlichsten Modelle, allerdings mit einem Überwiegen der Vorstellung einer traditionell medizinisch/psychiatrisch und stationären Notfallversorgung. Deshalb kann die Einrichtung der Krisenambulanz als eine ambulante von stationärer und medizinisch orientierter Versorgung unabhängigen Kriseneinrichtung mit einem psychosozialen Ansatz eher als Besonderheit betrachtet werden.

4.2. Klassifizierungsgesichtspunkte der Beschreibung von Kriseneinrichtungen

In übersichtsartigen Beschreibungen von Kriseneinrichtungen werden diese unterschiedlich typisiert, beispielsweise bei Donker (1983), Katschnik und Konieczna (1987 in Katschnik u.Kuhlenkampff) oder bei Baldwin (1980).

Bei Donker (1983) in seiner Beschreibung von Kriseneinrichtungen in den Niederlanden steht im Vordergrund der Typenbestimmung die psychiatrisch-medizinische vs psychosoziale Orientierung (medizinisch-psychiatrische Krisenzentren vs. soziale Krisenzentren). In beiden Einrichtungstypen besteht die Möglichkeit einer stationären Aufnahme bzw. nächtlichen Unterbringung in Abhebung vom Krisenzentrum Utrecht, das nur ambulant arbeitet (weiterer Krisentyp). Darüber hinaus gibt es noch eine Kriseneinrichtung für Jüngere, die aber einem sozialen Krisenzentrum gleicht.

Baldwin (USA) unterscheidet

- das screening/asessment model: begrenzt auf 1-2 Sitzungen, Anwendung von traditioneller Diagnostik, professionelles Personal, zentriert auf Notfallhilfe, Weitervermittlung und Unterstützung mit dem institutionellen Bezug von emergency rooms, walk-in clinics

- das problem-solving model: keine zeitliche Begrenzung, wenig Diagnostik, gewöhnlich Laienhelfer, auf Entscheidungen orientiert, mit dem institutionellen Bezug von suicide prevention center, switchboards
- convergent modell: begrenzt auf 8 Sitzungen, Krisendiagnostik, überwiegend professionelles Personal, Wiederherstellung auf den Vorkrisenzustand oder Verbesserung, mit dem institutionellen Bezug von outpatient clinics, CMHCs.

Katschnik und Konieczna versuchen u.a. eine Beschreibung nach der "psychosozialen Topologie", also der Orte, wo sich Hilfebedürftige und Helfer treffen können. Diese geographischen Orte sehen sie zugleich als psychologische und soziale Orte, die für das Erleben der Situation und die Möglichkeit der Hilfe in entscheidender Weise förderlich oder hemmend sein können. Sie unterscheiden:

- Telefonnotrufe
- Ambulante Dienste
- Mobile Dienste
- Einrichtungen mit Übernachtungsmöglichkeiten

Bei den Telefonnotrufen heben die Autoren die leichte Zugänglichkeit dieser Dienste hervor sowie die Psychiatrieferne. Eingerichtet wurden sie zum Zwecke der Suizidprophylaxe, werden aber eher weniger von einem stark gefährdeten Suizidklientel und psychisch Kranken genutzt.

"Anders als bei Telefonnotrufen sind bei der Entscheidung, eine ambulante Notfalleinrichtung aufzusuchen, wesentlich häufiger nahe Bezugspersonen des Betroffenen mitbeteiligt. Dies ist freilich von der tatsächlichen bzw. wahrgenommenen Psychiatrienähe eine Einrichtung abhängig ...(S.22)."

Wichtig ist für die Autoren noch, den Verzicht ambulanter Einrichtungen auf Betten hervorzuheben. Allerdings hat sich in einigen Einrichtungen die Idee "informeller Übernachtungsmöglichkeiten" durchgesetzt.

Bei den mobilen Diensten findet der Kontakt gleichsam im "Territorium des Betroffenen" statt. Damit verbunden ist aber auch u.a. die Möglichkeit, daß der Helfer in gefährliche Situationen geraten kann. Die ambulanten Dienste unterscheiden sich noch in der Zugänglichkeit für die Öffentlichkeit.

Die Einrichtungen mit Übernachtungsmöglichkeiten haben den Vorteil, daß der Betroffene aus der alltäglichen Situation herausgenommen werden und damit eine Entlastung eintreten kann. Zugleich kann aber auch eine "Entmotivierung" im Betroffenen und in seinem sozialen Netzwerk auftreten, "das aufgetretene Problem tatsächlich selbst zu lösen" (S.24). Zu unterscheiden ist auch hier wie schon bei Donker (1983) die mehr psychosozial-psychologisch orientierten von den im engeren Sinne medizinisch psychiatrisch orientierten Einrichtungen.

Der Zwischenbericht der Kommission "Krisen-und Notfalldienst für die Bezirke Reinickendorf und Wedding" (1988) nimmt eine Typisierung nach der Art der Besetzung der Notfall/Krisendienste vor:

- Ärztlicher psychiatrischer Notfalldienst durch einen "Einzelkämpfer" als Privatarzt, Kassenarzt oder Arzt in Nebentätigkeit.
Beispiele: Zürich oder Hamburg (siehe auch Spengler, 1987 und Uchtenhaben, 1987 in Katschnig u. Kuhlenkampf, 1987).
- Psychiatrischer Notfalldienst in Verbindung mit einer psychiatrischen Abteilung bzw. einem psychiatrischen Konsiliardienst am Allgemeinkrankenhaus, in der Regel nicht mobil.
Beispiel: Mannheim
- Notfall- und Krisenversorgung über einen zentralen Notdienst aller Sozialpsych iatrischen Dienste
Beispiel: Bremen (siehe auch Kebbel, 1987 in Katschnig u. Kuhlenkampf, 1987)
- Beteiligung mehrerer psychosozialer und medizinischer Dienste unter Ausschöpf ung der bestehenden Ressourcen (Poolsystem).
Beispiele: Bielefeld und Solingen

Mit der Zuordnung der Krisenambulanz Wedding zu den ambulanten Diensten ist sie natürlich noch nicht umfassend beschrieben. Sie soll zunächst als eine Institution mit einer spezifischen Merkmalskombination betrachtet und beschrieben werden und nicht nur einem Schema unter Abstrichen ihrer institutionellen Besonderheiten zugeordnet werden. Auf dem Hintergrund anderer Notfall- und Kriseneinrichtungen soll sie dann charakterisiert werden.

4.3. Die institutionellen Merkmale der Krisenambulanz Wedding

Im folgenden soll die Krisenambulanz in Hinblick auf ihre institutionellen Merkmale beschrieben werden. Dabei wird nicht auf die Beschreibung der Interventionsweisen/Strategien u.ä. eingegangen, da diese ja Gegenstand der vorliegenden Untersuchung sind. Die Beschreibung soll den institutionellen Kontext verdeutlichen, auf dem dann die Arbeitsweise verständlich werden kann. Diese Bezüge werden in einem späteren Kapitel herausgearbeitet.

- **Regionaler Bezug**
Die Psychiatrieplanung von Berlin sah wie oben schon erwähnt pro Standardversorgungsgebiet ein Kriseninterventionszentrum vor. Damit war ein regionaler Bezug, wenn auch kein auf einen Bezirk begrenzter Bezug angestrebt. Im Zuwendungsbescheid des BMJFFG wird die Tätigkeit der Krisenambulanz auf den Bezirk Wedding begrenzt. Der regionale Bezug ermöglicht eine gewisse Begrenzung der Klientel und eine engere Vernetzung mit anderen Institutionen aufgrund der besseren Bekanntheit der Kontaktpartner.

- **Ambulante Einrichtung**
Die Krisenambulanz ist eine - wie der Name schon sagt - ambulante Einrichtung ohne stationäre Anbindung. Das führt zu der Notwendigkeit enger Kontakte zu stationären Einrichtungen.

- **Selbständige Institution**
Die Krisenambulanz ist keine Einrichtung der staatlichen Gesundheitsversorgung oder eine der Krankenkassen. Sie hat einen Vereinsstatus. Der Verein Brennpunkt, Hilfe für Menschen in der Krise e.V. wurde 1984 mit dem Ziel gegründet, eine Kriseneinrichtung zu initiieren. Der DPW (Deutscher Paritätische Wohlfahrtsverband) übernahm die Trägerschaft. Mitglieder des Vereins sind nur die Mitarbeiter der Krisenambulanz. Somit müssen sich die Krisenambulanzmitarbeiter keiner übergeordneten Instanz gegenüber verantworten. Eine Einschränkung ihrer Autonomie erfolgte aber über die mit den Förderungsanträgen gebundenen konzeptionellen Auflagen und der Rechenschaftspflicht gegenüber dem BMFJJG bzw. dem Modellverbund "Ambulante psychiatrische und psychotherapeutische/psychosomatische Versorgung." Eine der Auflagen war die Begleitforschung.

In der Bundesrepublik gibt es sowohl Regionen, wo die Funktion der Krisenintervention bzw. Notfallversorgung auf Mitarbeiter unterschiedlicher Dienste verteilt ist als andere, in denen diese Versorgungsformen auf einen Dienst zentriert sind. Im Wedding ist die Funktion der ambulanten Notfall- und Krisenversorgung auf unterschiedliche Dienste während des Tages verteilt mit einer Zentrierung auf den Sozialpsychiatrischen Dienst. Nach Ende ihrer Bürozeiten sieht sich die Krisenambulanz in der Pflicht, ihre Aufgaben der Krisen- und Notfallversorgung mit zu übernehmen. Der Sozialpsychiatrische Dienst und die Krisenambulanz sind aber zwei gänzlich unterschiedliche Institutionstypen (Einbindung in das Gesundheitssystem, Auftrag und Aufgaben, Klientel, professionelle Ausrichtung usw.) und es ist danach fraglich, was gemeint ist, wenn die Krisenambulanz als "Ergänzung zum Sozialpsychiatrischen Dienst" konzipiert ist.

- **Teamprinzip**
Aufgrund der Konstruktion der Krisenambulanz und des basisdemokratischen Verständnisses ihrer Gründungsmitglieder wurde das Teamprinzip favorisiert, das auch noch heute existiert.

- **Modelleinrichtung/Finanzierung/Begleitforschung**
Wie oben schon ausgeführt, wurde die Krisenambulanz für zwei Jahre (1987-89) aus Mitteln des Modellverbunds "Ambulante psychiatrische u. psychotherapeutische/psychosomatische Versorgung" hauptsächlich finanziert (4 Stellen, technische Erstausstattung, laufende Sachmittel, die Honorarmittel für den ärztlichen Hintergrunddienst und die Supervision). Über den Berliner Senat wurden die Kosten für Heizung und Miete abgedeckt (Krause Jacob, 1988).

Die Einbindung in das Psychiatriereformprogramm war maßgeblich für die konzeptionelle Erweiterung der Krisenklientel: die Einbeziehung des psychiatrischen Notfalls.

Mit der Anbindung an den Modellverbund war die Auflage einer Begleitforschung verbunden. Zunächst sollte nur eine sachneutrale Dokumentation erstellt werden. Später kam der Auftrag zur Untersuchung der Vernetzung und Akzeptanz der Krisenambulanz im Bezirk hinzu.

- **Dominanz psychosozialer Professionen**
Folgende Mitarbeiterstellen wurden bewilligt: zwei Psychologen- und zwei Sozialarbeiterstellen (je 30 Stunden). Zusätzlich wurden noch zwei ABM-Psychologenstellen geschaffen. Es wurde keine Arztstelle eingerichtet, obwohl diese im ersten Antrag geplant war. Statt dessen kam es zur Einrichtung eines fachärztlichen Hintergrunddienstes, der bei Bedarf aktiviert werden konnte.

Somit war eine Dominanz psychosozialer Professionen hergestellt.

Die in psychiatrischen Bereichen festzustellende ärztliche Dominanz und ihr Anspruch auf die führende Rolle in Krisen- und Interventionseinrichtungen wie sie beispielsweise bei Berzewski (1983) eingefordert wird, wird damit von der Krisenambulanz durchbrochen. Für Berzewski steht es außer Frage, daß der suizidale Patient nur dem Psychiater zugeführt werden sollte und schon gar nicht dem Laien im Rahmen der Telefonseelsorge. Auch Häfner (1986) sieht in selbständigen Krisenintervehtionszentren

"erhebliche Defizite auf der psychiatrischen, vor allem aber auf der medizinischen Dimension" (S.314).

So verwundert es auch nicht, daß bei der ersten externen Begutachtung des Antrages, eingeleitet durch den Staatssekretär des BMJFFG (siehe Handrack S. 85 ff), die Dominanz psychosozialer Berufsgruppen abgelehnt wurde mit dem Hinweis auf die Notwendigkeit, daß "für einen solchen Kriseninterventions- und Notfalldienst in erster Linie psychiatrisch-medizinische Kompetenz erforderlich ist." Und etwas später:

"Psychologische Beratungsmaßnahmen können die ärztlichen begleiten. Auch sie sind überwiegend nicht in der Erstversorgung, sondern bei Anschlußbehandlungen erforderlich."

Es gibt in der Bundesrepublik auch nur wenige Beispiele, wo eine stärkere Beteiligung von psychosozialen oder pflegerischen Berufen besteht (wie z.B. in Bielefeld und Solingen). In der Regel wird die ärztliche Präsenz betont. Dagegen favorisiert der Kommissionszwischenbericht der Bezirke Wedding und Reinickendorf für einen Notfall- und Krisenintervehtionsdienst (1988, S.7) die psychosoziale Kompetenz unter Bezugnahme auf die bisherigen Erfahrungen mit der Krisenambulanz Wedding:

"Neben dem medizinischen System des ärztlichen Notfalldienstes und der Rettungstellen braucht man für einen regionalen Krisen/Notfalldienst ein Team von Sozialarbeitern und Psychologen, die Erfahrungen mit psychiatrischen Patienten, mit psychotherapeutischen Verfahren, der Lösung psychosozialer Probleme und mit Suchtpatienten haben. Zusätzlich braucht man einen Psychiater bzw. in der Psychiatrie erfahrenen Arzt als Hintergrundbereitschaft."

- Fachärztlicher Hintergrunddienst
Der fachärztliche Hintergrunddienst sollte nun die im Gutachten geforderten psychiatrischen Kompetenzen bei Bedarf bereitstellen und sicher auch zur Integration der Krisenambulanz durch die Auswahl von solchen Medizinern, die in der psychiatrischen Versorgung im Standardversorgungsgebiet tätig sind, beitragen.

- **Ort, Räumlichkeiten und Öffnungszeiten**

Die Krisenambulanz ist in einer 4-Zimmer-Wohnung mit Küche und zwei Toiletten in einem Berliner Altbau (Vorderhaus im ersten Stock) untergebracht. Im selben Haus befindet sich die Kontakt- und Begegnungsstätte "M32". Die Räume sind von den Mitarbeitern renoviert und modern eingerichtet worden. Sie wirken nicht wie Amtsräume, sondern vermitteln eine private Atmosphäre.

Die Krisenambulanz liegt in einer Wohnstraße, die schnell von einem zentralen U-Bahnhof und der wichtigsten Einkaufsstraße im Wedding zu erreichen ist.

Die Krisenambulanz hat eine tägliche Öffnungszeit von 15 bis 24 Uhr auch während des Wochenendes und an Feiertagen.

- **Mobilität**

Die Krisenambulanz versteht sich als eine aufsuchende Einrichtung. Die Berater machen auf Wunsch von Klienten und bestimmter Einrichtungen (z.B. der Polizei) Hausbesuche und kommen zu Gesprächen ins Krankenhaus oder anderen Einrichtungen, sofern sie von diesen dazu gebeten werden. Hausbesuche werden auf Grund von Sicherheitserwägungen nur zu zweit durchgeführt. Das bedeutet natürlich einen hohen Personaleinsatz.

Wie aus den Ergebnissen der Begleitforschung zu entnehmen ist, kann die Zahl der Hausbesuche als verhältnismäßig gering angesehen werden. Von 993 Erstgesprächen fanden im Jahr 1988 in der Wohnung der Nutzer nur 45 und in einer Klinik nur 56 statt (Bergold u. Zaumseil, 1989 S.15).

Mit der Mobilität sind auch die Orte der Hilfeleistungen thematisiert. Ein Ort davon ist das Telefon. Relativ viele Erstkontakte finden am Telefon statt. In den Jahren 1988 und 89 fanden von 993 Erstgespräche 366 am Telefon statt (ebd. S. 15). Das Telefon kann als ein leicht zugängliches Kommunikationsmittel angesehen werden mit dem Vorteil der Anonymität und Psychiatrieferne für den Klienten und dem Nachteil für den Krisenberater, sich schlechter ein umfassendes Bild vom Klienten machen zu können und weniger Eingriffsmöglichkeiten in Gefahrensituationen zu haben.

- **Keine Hoheitsfunktion/keine Aktenführung**

Trotz der im Zuwendungsbescheid geforderten Anbindung an den Sozialpsychiatrischen Dienst wurde die Krisenambulanz nicht mit Hoheitsfunktionen beliehen. Es besteht auch kein Zwang zur Aktenführung. Die Institution arbeitet anonym, was sie auch in ihrer Selbstdarstellung hervorhebt. Damit definiert sich die Krisenambulanz als eine helfende Institution und nicht als ein Träger öffentlicher Kontrolle. Diese Kennzeichnung macht sowohl für andere Institutionen (z.B. dem Jüdischen Krankenhaus) und eine Reihe von Nutzern einen wesentlichen Teil ihrer Attraktivität aus. Auf der anderen Seite führt es aber auch dazu, daß z.B. die Polizei sie häufig bei psychiatrischen Notfällen nicht "anfährt" (Möller u.Schürmann, 1990).

- Arbeitsaufgaben
Die Arbeitsbereiche der Krisenambulanz lassen sich einteilen in:

- Klientenbezogene Arbeit (Krisenberatung),
- Fallbesprechungen,
- Institutionelle Kontakte (z.B. Einholen von Information über andere Institutionen u.ä.),
- Supervision der eigenen Arbeit und von Teamkonflikten,
- Öffentlichkeitsarbeit (Handzettel verteilen, Selbstdarstellungen in mündlicher u. schriftlicher Form),
- Fortbildung (z.B. der Polizei),
- Gremienarbeit (z.B. PSAG-Mitarbeit),
- Verwaltungsarbeiten (z.B. Abrechnungen, Anträge stellen),
- Forschung (Klientendokumentation, Forschungssitzungen, Teilnahme an den,
-Sitzungen des Modellverbunds usw.),
-Hausarbeit (z.B. Heizen der Öfen).

Wie aus der Aufzählung deutlich wird, bestehen zusätzlich zu den Aufgaben, die auch andere Institutionen zu bewältigen haben, noch weitere. Dies steht in Zusammenhang damit, daß die Krisenambulanz über keine Verwaltungskraft verfügt und sie ihre Verwaltungsgeschäfte selbständig erledigen muß, also auf keinen Verwaltungsapparat zurückgreifen kann. Da es sich bei ihr um eine neu etablierte Institution handelt, zehrt die Öffentlichkeitsarbeit mindestens am Anfang noch am Zeitbudget. Hinzu kommen auch noch die mit der Forschung verbundenen Aktivitäten.

- Zeitbegrenztes Angebot/engmaschiges Angebot
Konzeptuell soll das Beratungsangebot bis zu fünf Gespräche umfassen. Tatsächlich zeigen auch die Ergebnisse der Begleitforschung, daß "die Trends bei den 1 bis 6maligen Kontakten im Verlauf der beiden Jahren zunehmen, d.h. daß mehr solche Kontakte stattfinden, aber die Zahl von Klienten mit 7 und mehr Kontakten abnimmt" (Bergold u. Zaumseil, 1989, S.16).
Die Gespräche haben eine unterschiedliche Dauer. Die geringste Dauer umfaßt 15

Minuten und die längsten Kontakte mehr als 120 Minuten. Die meisten Gespräche sind nicht kürzer als 30 Minuten und nicht länger als 60 Minuten (ebd. S.16). Zeit als strukturierende Bedingung jeden Kontaktes und auch der beraterisch/therapeutischen Handlung hat einen wesentlichen Einfluß auf die Arbeitsweise. Die Konsequenzen, die sich für die Arbeit der Krisenambulanz ergeben, werden in einem späteren Kapitel ausgeführt.

Über die Dichte der Gespräche liegen keine Zahlen vor. Sie wird aber sehr unterschiedlich gehandhabt. Je gefährdeter ein Klient ist, desto engmaschiger scheint der Kontakt gestaltet zu werden (Eindruck aus den Protokollen).

Das Kennzeichen von Krisenintervention ist, daß sie eine sofort verfügbare Hilfsform ist - auch die Krisenambulanz arbeitet ohne Warteliste - daß sie zeitbegrenzt gewährt wird und daß sie eine hohe Dichte aufweisen kann. Donker (1983) definiert beispielsweise Krisenintervention hauptsächlich durch die eben beschriebenen zeitlichen Merkmale. Er fügt lediglich hinzu, daß die Hilfe konkret sein sollte.

Diese Form von Hilfeleistung beruht auf dem Verständnis der Krise als ein zeitlich begrenztes Geschehen verbunden mit einem Gefährdungsrisiko und einem unmittelbaren Handlungsbedarf. Diese Hilfeform bedarf aber einer eingegrenzten Zielgruppe, die es so in der Krisenambulanz nicht gibt. Folglich gibt es Abweichungen von der eben beschriebenen Hilfsform und viele Weiterverweisungen an längerfristige Hilfe z.B. in Form von Psychotherapien.

Wegen der Zeitbegrenztheit der Interventionen, einer Klientel, die längerfristige Hilfe wünscht oder braucht und dem Ambulanzstatus kommt es häufig zu Weitervermittlung der Klienten an andere Institutionen. Bezogen auf alle Erstinterviews (964) der Jahre 1987 und 1988 kam es zu folgenden Überweisungen (nur Nennungen über 14):

- 41 Überweisungen an die Krisenstation Moabit,
- 30 an den Sozialpsychiatrischen Dienst Wedding,
- 27 an die zuständige Nervenklinik,
- 26 an die Drogen- und Alkoholbetreuung,
- 25 an die Kontakt-und Begegnungsstätte,
- 20 an Neurologen/Psychiater,
- 18 an die Evangelische Beratungsstelle.

Diese Daten stammen wieder aus der Begleitforschung (Bergold u. Zaumseil, 1989, S.27). Die Überweisungsraten würden bei Berücksichtigung späterer Kontakte höher ausfallen. Sie machen auch so deutlich, daß ein Bedarf an stationärer Unterbringung besteht, daß Menschen mit Alkohol- und Drogenproblemen von der Krisenambulanz eher weitervermittelt werden und daß die psychiatrische Klientel auch an andere Institutionen ver- und zurückverwiesen wird. Der Bedarf an längerfristigen Beratungen/Psychotherapien scheint aus diesen Daten nicht besonders hoch zu sein. Auf dem Hintergrund der Protokolle entsteht der Eindruck, daß mit den "Beratungsstellennutzern" erst einige Kontakte durchgeführt werden, bevor diese weitervermittelt werden.

- **Einzelfallarbeit**
In der Mehrheit der Kriseninterventionseinrichtungen dominiert die Einzelfallarbeit. Erst bei längerfristigen Angeboten oder bei einem stationären Aufenthalt gibt es Gruppenangebote wie beispielsweise in der Krisenstation Moabit, mit der die Krisenambulanz enge Kooperationskontakte unterhält. Die Einbeziehung von Angehörigen, Freunden und auch anderen signifikanten Bezugspersonen geschieht auf dem Hintergrund unterschiedlichster Begründungen. Es gibt Klienten, die ihre Angehörigen oder sogar Kollegen mitbringen und ein Gespräch in dieser Besetzung wünschen. Dann werden auch von der Krisenambulanz signifikante Bezugspersonen hinzugezogen, da diese eine wichtige Rolle bei der Gefährdungsbegrenzung und Problemlösung spielen können. Bei Hausbesuchen trifft man häufig die Familienmitglieder an, so daß sich ein Gespräch zu mehreren ergibt. Aus den Protokollen und den Selbstdarstellungen der Mitarbeiter der Krisenambulanz ist aber nicht zu entnehmen, daß sie den Einbezug von Angehörigen forcieren oder einen familien -oder gruppenorientierten Ansatz explizit versuchen umzusetzen, wie beispielsweise das Krisenzentrum Utrecht. Wie in deren Selbstbeschreibung (Beenackers, 1983) betont wird, versucht das Krisenzentrum systemorientiert zu arbeiten und ihre Hilfe nicht auf das einzelne Individuum zu richten, sondern auf Menschen, die zusammen ein Problem haben. Sie bemühen sich, aus einem individuell erfahrenen Problem ein kollektives zu machen.

- **Kontinuität innerhalb der Beratung**
Die personelle Kontinuität, d.h. die Fortführung der einmal begonnenen Beratung durch denselben Berater, wird versucht zu gewährleisten. Durch einen Dienstplan, in dem Zeit für Folgegespräche eingeplant sind, wird versucht, dieses Vorhaben zu realisieren. Wenn dies aus organisatorischen Gründen nicht möglich ist, soll die gute Informiertheit des Kollegen eine Kontinuität gewährleisten. Diese soll durch

die täglichen Aufzeichnungen im Übergabebuch ermöglicht werden. Eine Kopie davon, die sog. Protokolle, wird der Basisdokumentation (eine zweite Quelle der Information) beigelegt. Eine weitere Möglichkeit der Informationsvermittlung stellen die informellen Gespräche dar, wie sie von einer Begleitforscherin beobachtet und wie folgt dokumentiert wurden (Krause Jacob, 1988, S.12).

"Ich (Begleitforscherin) bin im Gespräch mit einem KA-Mitarbeiter. Eine KA-Mitarbeiterin ist am Telefon (Beratungsgespräch) und blättert im Übergabebuch. In diesem Moment kommt eine zweite Mitarbeiterin, die eigentlich freihat, aber "mal vorbeischauen wollte" (sie ist erst seit ein paar Wochen in der KA). Nachdem sie kurz begrüßt wird, ein Witz über ihren Besuch außerhalb ihrer Dienstzeit gemacht wird und ich vorgestellt werde, bekommt sie sofort einige der neuesten Informationen über den Stand der Arbeit zu hören. Allgemeine Informationen wie z.B. "heut war mal wieder action vor dem Gewitter, jetzt ist es aber wieder ganz ruhig". Es wird vom Berater zusammengefaßt, was geschehen ist. Anschließend wird über das Anliegen einer bestimmten Klientin gesprochen. Als die Beraterin am Telefon fertig ist, kommt sie hinzu und erzählt den anderen von dem Telefongespräch, das sie soeben beendet hat. Sie erzählt nicht nur den Inhalt, sondern gibt den anderen Beratern soviel Information (über vorhergehende KAKontakte, die die Frau am Telefon schon gemacht hatte), daß sie sich ein Bild von der Gesamtsituation machen können. Die Berater analysieren dann kurz den Inhalt des Telefongesprächs, kommen zu einigen Schlußfolgerungen und tauschen sich aus über das zukünftig angebrachte Verhalten dieser Frau gegenüber. Dann verabschiedet sich die Beraterin, die in ihrer Freizeit gekommen war und geht."

Wie aus der Erzählung hervorgeht, ist eine der Bedingungen ein hohes Engagement der Mitarbeiter. Außerdem müssen sich die Krisenmitarbeiter Zeit für einen Austausch nehmen. Auch scheint die Anordnung der Räume diese "Nebenbeigespräche" zu begünstigen.

Eine weiterer Ort des Informationsaustausches sind die regelmäßig stattfindenden Teamgespräche.

- Konzeptuelle Orientierung

Die konzeptuelle Orientierung soll hier nur angedeutet werden, da sie auch Gegenstand der empirischen Untersuchung ist. Die Mitarbeiter geben an, stärker an dem Konzept der Krise und der Krisenintervention orientiert zu sein und frei von schulenmäßigen Anbindungen.

Die Orientierung am Krisenkonzept und an der Krisenintervention bedeutet für die Intervention, daß die Helfer die Aufmerksamkeit primär auf auslösende Ereignisse und die damit einhergehenden Affekte richten, was bedeutet, die Problembewältigungsstrategien zu reaktivieren und soziale Unterstützung einzubeziehen.

Es bedeutet, das Krisengeschehen als ein zeitlich begrenztes zu betrachten, mit der Chance einer Neuorientierung, aber auch eines Scheiterns mit der Folge eines Krankheitsrisikos. Hintergrund ist die Auffassung, daß jeder Mensch sich ständig mit Lebensproblemen auseinandersetzen muß und daß, wenn ein erhebliches Ungleichgewicht zwischen einem Problem mit seiner subjektiven Gewichtung und den Bewältigungsmöglichkeiten des Individuums entsteht, es zu einer Krise kommen kann.

- **Klientel**

Die Klientel von Kriseninterventionseinrichtungen läßt sich auf vielfältige Weise beschreiben, wie es auch im Endbericht geschehen ist. Üblich ist eine Beschreibung nach Diagnosegruppen und Problemart, einzelnen sozialen Merkmalen (Alter, Geschlecht, soziale Situation und soziale Einbingung) und auch nach dem Zugang der Klientel. Es gibt auch Versuche einer Typisierung der Klientel. Einige dieser Versuche sollen hier erwähnt werden, da sie einen größeren Erklärungswert für die Arbeitsweise der Krisenambulanz als die Herausarbeitung statistischer Merkmale haben.

So unterscheiden Katschnig u. Konieczna (1987) drei Gruppen, "auf deren spezifische Probleme Rücksicht genommen werden muß" (S.12) und zwei weitere "problematische" Gruppen von hilfesuchenden Personen.

- Personen mit akuten psychiatrischen Krankheitsbildern endogener oder organischer Natur,
- Personen in akuten psychosozialen Krisensituationen,
- chronisch psychisch Kranke,
- Personen mit "geringfügigen Problemen, die mit Hilfe der heute propagierten psychotherapeutischen Techniken ihre persönliche Zufriedenheit und ihr persönliches Glück vergrößern wollen",
- eine "chronische Klientel" oder "emergency room repeaters" (Walters, 1983 in ebd.), die von Groves (1978 in ebd.) als wenig veränderungsfähig- und willig charakterisiert wird.

Er erstellt eine Typologie dieser Personengruppe auf wie folgt:
- manipulative help rejectors: Patienten, die ständig Hilfe suchen, dann aber nicht mitarbeiten,
- entitled demanders: über ihr Recht auf Behandlung gut informierte Patienten, die alles besser wissen und die Hilfe erzwingen,
- dependent clingers: Personen, die den Arzt mit den immer gleichen Problemen zu mehr und mehr Zuwendung verführen,
- self-destructive demanders: Patienten, die sich an die empfohlene Behandlung nicht halten und immer wieder im gleichen kritischen Zustand eingeliefert werden.

Donker kommt zu einer anderen Einteilung der Klientel des Krisenzentrums in Utrecht (Donker, 1983).

- Nutzer, die meist über das Telefon Information suchen,
- Nutzer, die meist über das Telefon über ihr Problem sprechen wollen, ohne daß sie um Hilfe bitten oder einen Rat haben wollen (solche, die einsam sind, oder nur klagen oder ihren Ärger loswerden wollen),
- Nutzer, die ein Problem haben und dafür Hilfe haben wollen,
- psychiatrische Klientel mit überwiegend intrapsychischen Problemen,
- Nutzer mit Abhängigkeitsproblemen.

Diese Art der Einteilung scheint insofern interessant, als sie der Wahrnehmung der Klientel aus Sicht der Krisenambulanzmitarbeiter am nächsten kommt, wie aus den Rekonstruktionen der Bearbeitungstypen in der vorliegenden Arbeit hervorgeht.

Im folgenden soll die Klientel der Krisenambulanz unter Heranziehung des Endberichtes (Bergold und Zaumseil, 1989) beschrieben werden.

Aus dem Endbericht ist zu entnehmen, daß vorwiegend deutsche Bürger aus dem Wedding und dem unmittelbar benachbarten Bezirken zwischen 20 und 45 Jahren mit deutlich höherem Frauenanteil die Krisenambulanz erreicht. Der Anteil von sozial schlecht gestellten und isoliert lebenden Personen ist hoch.

Die Krisenambulanz hat es vermutlich mit drei Gruppen von Klienten zu tun in bezug auf die Nutzung dreier unterschiedlicher Versorgungsnetze (ebd., S.29):

- "Neuankömmlinge", die mit dem medizinischen und polizeilichen Notfallsystem verbunden sind,
- "Alteingesessene", die Kontakt mit dem psychiatrischen Netz haben und hatten,
- "Beratungsnutzer", die mit Beratungseinrichtungen ganz unterschiedlicher Art Kontakt hatten.

Die Charakterisierung der Klientel nach Vereinbarungen am Ende des Erstinterviews sieht wie folgt aus:

- die potentiellen Weiter-Nutzer mit 54 % (30 % verbindliche Terminvereinbarung 21 % bei Bedarf, telefonische Kontakte 3%),
- die Weitervermittelten mit 22 %,
- die Einmalnutzer mit 10 % (Ende mit Information),
- die Unverbindlichen mit 8 % (keine Vereinbarung).

Diese Gruppen kann man nochmals anders zusammenfassen:

- 1/3 als verbindliche Klientel nach dem Erstkontakt,
- 1/3 als abgeschlossene Klientel nach dem Erstkontakt,
- 1/3 als offen für weitere Inanspruchnahme.

Zum Schluß soll noch die Klassifikation nach Anlässen erfolgen:

- Suizidalität bei 19 % der Anlaß (abgerundet),
- bei Lebensproblemen mit 16 %,
- Suchtpatienten bei 15 %,
- Patienten mit Angst und in Erregung 15.%,
- Patienten mit akuten psychiatrischen Krankheitsbildern endogener und organischer Art bei 1O %,
- bei depressiven Stimmungen 7 %,
- Sorge Angehöriger mit 7 %,
- nicht benannt mit 6 %,
- besondere Krisen mit 4 %,
- im Alter 2 %.

- **Vernetzung**

Krisenintervention ist nicht denkbar ohne enge und koordinierte Kontakte zu anderen Institutionen in der Region, weil sie kein "komplettes Programm an Hilfeleistung" (Donker, 1983) anbietet. Häufig ist sie "Schaltstelle in einem sehr viel länger dauernden Hilfeleistungsprozeß" (ebd.).

Die Vernetzung der Krisenambulanz mit anderen Institutionen im Bezirk und die Sicht dieser Institutionen auf ihre Kontakte zur Krisenambulanz waren Gegenstand der Begleitforschung. Die Ergebnisse sind in den entsprechenden Veröffentlichungen nachzulesen (Bergold u. Zaumseil, 1989, Holz, 1990, Möller u. Schürmann, 1990) sowie im fünften Kapitel. Deshalb soll hier nur festgestellt werden, daß die Krisenambulanz in bezug auf Zuweisungen und Überweisungen von Klienten mit sehr vielen und mit einem weiten Spektrum unterschiedlichster Versorgungsinstitutionen kooperiert. Die Krisenambulanz steht im Schnittpunkt dreier Netze: das Netz der psychiatrischen Einrichtungen, das Netz der Allgemeinkrankenhäuser mit Rettungsstellen und das Netz der vielfältigen Beratungsstellen. (Bergold und Zaumseil, 1989 S.29).

4.4. Niedrigschwelligkeit

Die Krisenambulanz ist inbezug auf verschiedene Merkmale als eine niedrigschwellige Einrichtung zu klassifizieren. Der Begriff der Niedrigschwelligkeit bezieht sich hier hauptsächlich auf die Eingangsschwelle (Aufnahme) nicht auf die Behandlungsschwelle (Verbleib in der Beratung). Die Frage nach den Zugangsbedingungen thematisiert auf der einen Seite die Anstrengungen und Leistungen (auch intrapsychischer Art), die der potentielle Nutzer erbringen muß, und auf der anderen Seite die Bemühungen der Institution, den Zugang zu erleichtern und mögliche Barrieren abzubauen. Im folgenden sollen die institutionellen Bedingungen der Krisenambulanz herausgestellt werden, die die Inanspruchnahme für Hilfesuchende erleichtern.

Die Krisenambulanz ist für Menschen, die ihren Wohnsitz im Wedding haben, zuständig (Zugangserleichterung durch den regionalen Bezug).

Ihre örtliche Anbindung an eine Kontakt- und Begegnungsstätte (M32) erleichtert deren Besucher die Inanspruchnahme auch in krisenhafter Zuspitzung.

Die Nutzer brauchen sich nicht vorher anzumelden, noch existiert eine Warteliste. Die Hilfe kann dann erfolgen, wenn sie am dringensten benötigt wird oder wenn der Hilfesuchende dazu bereit ist. Eine nicht unerhebliche Beeinträchtigung des Hilfsangebots besteht aber durch die eingeschränkten Öffnungszeiten (erst ab 15.00 Uhr bis 24.00 Uhr).

Die "Psychiatrieferne", hergestellt durch Anonymität, keine Hoheitsfunktionen, keine Anbindung an eine psychiatrische Institution oder Behörde und psychosoziales Personal, stellt für viele - auch für einen Teil des Zuweisungssystems - eine Voraussetzung dar, diese Hilfe zu akzeptieren. Die selben Gründe halten aber auch einige Institutionen davon ab, die Krisenambulanz für ihre Klientel in Anspruch zu nehmen, wie z.B. die Polizei für Menschen in einer akuten Psychose (Möller u. Schürmann, 1990).

Durch die Mobilität erreichen die Krisenmitarbeiter Menschen, die sich sonst keine Hilfe geholt hätten. Gedacht ist hier z.B. an Patienten nach einem Suizidversuch. Diese suchen die Krisenmitarbeiter auf Initiative der Ärzte im Krankenhaus auf.

Das Label "Krise" als Zugangsdiagnose seitens der Nutzer ist so weit gefaßt und so wenig stigmatisierend, daß es auf sehr viele Hilfesuchende zutrifft bzw. als zutreffend gesehen werden kann. Aufgrund dieser Selbstdarstellung der Institution kann zunächst kein Hilfesuchender abgewiesen werden. Wie die empirischen Ergebnisse dieser Untersuchung zeigen, suchen auch viele Menschen Hilfe, die dies bei der Zugrundelegung eines engen Krisenbegriffs nicht tun würden.

Unterstützt wird der Zugang noch durch die Bekanntheit der Krisenambulanz in der Öffentlichkeit und die Möglichkeit der Inanspruchnahme der Krisenambulanz durch Angehörige, Nachbarn usw.

Die öffentliche Darstellung des Angebotes in Form eines Faltblattes akzentuiert die Zeitbegrenzung, Beratung und auch praktische Hilfe in Abgrenzung zu einer therapeutisch orientierten Institution, die für viele mit zu hohen Erwartungen und Ansprüchen an ihre Person verbunden wäre.

Das kostenlose Beratungsangebot ist natürlich maßgeblich beteiligt an der Aufrechterhaltung eines niedrigschwelligen Angebotes.

Nicht unerwähnt bleiben soll, daß es auch für bestimmte Gruppen Zugangsbarrieren gibt. Dies wird aber an späterer Stelle (bei der Darstellung des Handlungskonzepts) weiter ausgeführt.

5. Die Krisenambulanz aus der Sicht subjektiver Daten: Die Rekonstruktion von Bearbeitungstypen und handlungsrelevanten Prinzipien

In diesem Kapitel sollen die sechs rekonstruierten Bearbeitungstypen und die mit ihnen verbundenen handlungsrelevanten Prinzipien dargestellt werden. Die Darstellung des jeweiligen Bearbeitungstyps beginnt mit einer Beschreibung des entsprechenden Typs. Darauf folgen Beispiele zur Illustration aus den Beratungsprotokollen. Die Darstellung endet mit einer Diskussion, die ein mit dem Bearbeitungstyp verbundenes Problem fokussiert. Bezüge zur relevanten Literatur sind jeweils eingearbeitet.

5.1. Bearbeitung eines konkreten Anliegens

5.1.1. Beschreibung des Anliegens

Natürlich kommt jeder Klient mit einem allgemeinen Anliegen: Sei es, daß der Berater ihm helfen soll, ein spezifisches Problem zu lösen, ihn von seinem Leid befreien oder ihm zu Selbsterkenntnis und Wachstum verhelfen soll. Damit sind Globalziele angesprochen, die mit jeder helfenden Interaktion verbunden sind, die schon im Vorfeld bestehen oder im Laufe des Prozesses einer längeren helfenden Interaktion ausgehandelt werden. Wenn diese Erwartungen nicht annähernd eingelöst werden, kann es zum Abbrauch des Kontaktes kommen.

Im folgenden wird hier eine Differenzierung zwischen allgemeinen und konkreten Anliegen vorgenommen. Eine beträchtliche Anzahl von Nutzern wird von den Krisenberatern in der Weise geschildert, daß diese mit zum Teil festgefügten Vorstellungen in die Krisenambulanz kommen. Sie wissen genau, was der Krisenberater für sie tun soll. Dies wird deutlich aus der Art der Fallbeschreibung: In der Beschreibung des vom Klienten vorgebrachten "Problems" nimmt die

Darstellung des Anliegens und dessen Begründung eine zentrale Position ein. Das Anliegen steht am Anfang oder am Ende der Situationsbeschreibung und macht damit deutlich, was der Krisenberater als das zu Bearbeitende ansieht.
Im folgenden sollen einige Beispiele für konkrete Anliegen aufgeführt werden. Eine Systematik ist mit der Aufzählung nicht verbunden.

- Eine Frau möchte mit jemanden reden aber keine Probleme besprechen.
- Ein Mann ist von seiner Frau verlassen worden. Er versteht nicht, wieso sie ihn verlassen hat und wünscht Aufklärung.
- Eine Frau bittet um einen Hausbesuch, da sie wegen einer Agoraphobie das Haus nicht verlassen kann.
- Ein Mann bittet um Rechtsberatung.
- Ein Alkoholiker möchte, daß ihm der Berater bei der Vermittlung in eine bestimmte Suchtbehandlung hilft, die er wegen eines Rückfalles verlassen mußte.
- Eine alte Dame, die sich von allen Menschen im Stich gelassen fühlt, möchte zu einem dringenden Arztbesuch begleitet werden.
- Ein körperbehinderter Mann, dessen Frau ihn zum wiederholten Mal verlassen hat, möchte einen Rat, wie er sie zurückgewinnen kann, eine Trennung käme nicht in Frage.
- Eine Frau möchte in eine psychotherapeutische Behandlung überwiesen werden.

Aus den Beispielen werden schon verschiedene Dinge deutlich:

- Bei den in den Beispielen erwähnten Nutzern handelt es sich nicht immer um Menschen, die in einer Krise sind.
- Die Unterschiedlichkeit der wahrgenommenen Anliegen.
- Die Wichtigkeit von Begründungen der Anliegen für die Krisenberater.

Diese Beobachtungen werfen grundsätzliche Fragen für die Bearbeitung auf: Wen sehen die Krisenberater aufgrund ihres institutionellen Selbstverständnisses als legitimiert an, Hilfe zu erhalten? Wie beschreiben die Krisenberater ihren Umgang mit den Anliegen der Klienten? Welche handlungsleitenden Prinzipien werden dabei deutlich?
In der Frage der aufgeworfenen Legitimation wären drei Positionen möglich. Bei der einen Position sind nur solche Menschen berechtigt, Hilfe zu fordern, die in einer ernsthaften Krise sind und wo es damit um eine Krisenbearbeitung im Sinne eines Notfalles geht. Dies wäre eine Position der radikalen Abgrenzung, verbunden mit einer strengen Selektion. Bei der zweiten Position ist jeder berechtigt, an die Krisenberater heranzutreten, ohne daß dieser einer Legitimation bedürfte (keine Eingangsselektion). Grenzen würden sich nur aufgrund der begrenzten Hilfsmöglichkeiten der Krisenberater ergeben. Dies wäre eine Position eines radi-

kalen Entgegenkommmens. Eine dritte Position besteht darin, daß jeder angehört wird, die Krisenberater aber entscheiden, wer eine längere Beratung bekommt.

Wie noch zu zeigen sein wird, nehmen die Krisenberater die dritte Position ein: Sie selegieren partiell. Das bedeutet, daß sie sehr differenzierte Kriterien entwickeln müssen, um eine Entscheidung treffen zu können, wem sie eine Beratung zukommen lassen und wen sie nach kurzem Gehör abweisen.

Mit der Inanspruchnahme der Krisenambulanz durch Angehörige stellt sich die Legitimationsfrage noch deutlicher. Wie aus den Protokollen hervorgeht, ist es gar nicht so selten der Fall, daß Angehörige, Freunde, Nachbarn u.a. jemanden in der Krisenambulanz vorstellen, um sich der Sorgen um diesen Menschen zu entledigen. So bringt eine Frau ihre Untermieterin in die Krisenambulanz und verabschiedet sich zugleich für einige Tage. Die Angehörigen müssen dem Berater dann begreiflich machen, daß sie überfordert sind und daß die Krisenambulanz zuständig ist.

Ein Anliegen kann als Lösungsvorstellung für ein bestimmtes Problem angesehen werden. Der Krisenberater kann dazu zwei Positionen einnehmen. Er kann diese Vorstellung unhinterfragt akzeptieren und versuchen, dem zu entsprechen, oder er kann versuchen, das zugrundliegende Problem zu eruieren und überprüfen, ob das Anliegen für das gefundene Problem adäquat ist. Im ersten Fall würde er den Nutzer als jemanden begreifen, der selbstverantwortlich Probleme definieren kann und sich selbst in seiner Professionalität auf den Teil der Hilfe für die Lösungsbearbeitung begrenzen lassen. Im zweiten Fall würde er den Klienten als teilweise inkompetent ansehen, als jemanden begreifen, der professioneller Hilfe bedarf, um sein Problem "richtig" zu formulieren. Er selbst würde sich nicht auf die Rolle des Dienstleistenden reduzieren lassen.

In der Frage der Akzeptanz von Bearbeitungsvorstellungen der Klienten nehmen die Krisenberater im ersten Jahr ihrer Tätigkeit eine mehr therapeutische Position ein, d.h. sie fühlen sich auch für die Problemdefinition zuständig und nicht nur für den Lösungsteil. Dabei ist der Krisenberater auf die von den Nutzern gegebenen Begründungen angewiesen. Sollte die Prüfung positiv ausfallen, so bleibt immer noch zu entscheiden, ob die Krisenambulanz über die Lösung verfügt. Falls das Anliegen noch recht unkonkret ist, etwa im Falle der Bitte um einen Rat, muß der Berater sich zusätzliche Information einholen. Es gibt natürlich auch Anliegen, die gar nicht zu erfüllen sind. Die dann vorgenommene Ablehnung bedarf den Kollegen gegenüber keiner Begründung. Beispielsweise kann und will der Berater nicht die Frau eines verlassenen Ehemannes aus dem Frauenhaus zurückholen.

Wie noch zu zeigen sein wird, sind hier nach fast drei Jahren Praxis Veränderungen eingetreten. Diese damalige Position führte dazu, daß sie sich mit den Begründungen der Klienten für ihr Anliegen auseinandersetzten und bei Verwerfung der mit dem Anliegen verbundenen Bearbeitungsvorstellung sich in der Pflicht sahen, ein neues Deutungs- und Lösungsangebot dem Klienten zu unterbreiten. Sie unternahmen eine "Adäquatheitsprüfung", ob das Anliegen für das zugrundeliegende Problem angemessen ist. Hingegen versuchen sie heute vermehrt, wie aus einem mit ihnen geführten Interview deutlich wird, den Bedürfnissen der Klienten nach einer einfachen Anliegenserfüllung nachzukommen. Sie geben auch Information und Rat, ohne die mit dem Anliegen verbundene Problemdefinition zu hinterfragen.

Einige Klienten scheinen sich dieser zwei "Prüfsteine" durchaus bewußt zu sein, wie aus den Beschreibungen der Berater in bezug auf deren Problempräsentation geschlossen werden kann. Ein Anrufer macht auf seine Unfähigkeit, sein Leiden dramatisieren zu können, vor Beginn der Problempräsentation aufmerksam. Seinem Wunsch nach sofortiger Hilfe wird trotzdem nicht entsprochen, sondern dieser Klient wird von der Beraterin als ungeduldig etikettiert und abgewiesen.

Einige Legitimationskriterien sollen hier vorab genannt werden: Klienten erhalten Hilfe, wenn sie alleine keinen Ausweg finden, von anderen keine angemessene Hilfe mehr erwarten können, sich in einer schwierigen Lage befinden und auch keine andere professionelle Hilfe erwarten können, sie also ohne weitere Hilfe sind.

5.1.2. Beispiele

Im folgenden soll anhand von Beispielen das Vorgehen der Krisenberater aus ihrer Sicht bei der Anliegensbearbeitung veranschaulicht werden.

a) Ich habe ihm ein Faltblatt zugeschickt.
Es handelt sich um einen Mann, der um seine psychisch auffällige Freundin und deren Tochter besorgt ist. Er ist aufgelöst vor Sorge und weiß nicht, wie er sich verhalten soll. Der Berater kann die Besorgtheit des Anrufers verstehen, da er aufgrund der Angaben über die Frau vermutet, daß es sich um eine Psychose handelt. Der Mann wird entsprechend instruiert und ihm wird noch ein Informationsblatt zugeschickt.
Die Anliegensbearbeitung erscheint deshalb reibungslos abgewickelt zu werden, da in allen Bearbeitungsschritten Übereinstimmung herzustellen ist. Es wird die

Legitimität der Inanspruchnahme - sich einen Rat zu holen aufgrund tiefer Besorgtheit - sogar vom Berater als richtig unterstrichen. Die Deutung des zugrundliegenden Problems (als Psychose vom Berater gedeutet) wird vom Berater eingeführt und vom Anrufer akzeptiert. Auch die Adäquatheit des Anliegens (einen Rat haben zu wollen) zur Bewältigung der vorgetragenen Situation wird vom Berater nicht problematisiert, sondern erfährt die ungeteilte professionelle Zustimmung und wird erteilt, da der Rat sogar in formalisierter Form verfügbar ist.

Interessant ist in diesem Zusammenhang auch die Bestimmung des Bearbeitungsgegenstandes des Beraters: die schwierige Situation, die der Mann bewältigen will. Es wäre auch denkbar, die Besorgtheit des Anrufers zum Gegenstand der Beratung zu machen und damit seine Beziehung zur kranken Frau zu thematisieren. Bei diesem Beispiel wird eine mehr auf die Situation denn auf die Beziehung hin orientierte Bestimmung des Beratungsgegenstandes deutlich.

b) Da war ich mißtrauisch.
Eine Frau mit zwei Kindern, die von ihrem Mann kürzlich verlassen wurde, hat eine Agoraphobie entwickelt. Der Krisenberater hebt hervor, daß bereits verschiedene professionelle Helfer und Verwandte eingeschaltet worden sind. Die Anruferin möchte einen Hausbesuch. Das Protokoll enthält keine Angabe darüber, wie sie ihr Anliegen begründet. Dem Berater scheint unklar zu sein, welche Rolle er im Netz der Helfer einnehmen soll und kann. Er lehnt das Anliegen der Anruferin ab und ermutigt sie, ohne seine Hilfe zurechtzukommen. Dieses Vorgehen begründet er den Kollegen gegenüber mit seinem "Mißtrauen". Er teilt noch mit, daß die Frau mit der Entwicklung des Gesprächs durchaus zufrieden sei.

Das Beispiel macht zwei Aspekte deutlich: Erstens die Bedeutung des Gefühls für die Begründung einer Entscheidung. "Emotionale Argumente" haben demnach eine hohe Wertigkeit bei den Kollegen. Dies erinnert an eine Psychokultur, wo dem Gefühl eine wesentliche Orientierungsfunktion zukommt. Damit soll aber nicht gesagt sein, daß diese Auffassung bei den Krisenberatern dominiert. Zweitens wird ein handlungsrelevantes Prinzip des Beraters deutlich, keine Hilfe für Menschen anzubieten, die schon von anderen ausreichend Unterstützung erfahren, vor allem dann nicht, wenn unklar ist, welche Rolle der Krisenberater im Gesamt der Helfer einnehmen kann. Da sich hierfür im Gespräch wohl keine Klärung herstellen ließ, wurde das Anliegen der Anruferin abgelehnt.

c) Ich habe ihr statt dessen eine Paarberatung angeboten.
Eine verheiratete Frau klagt über eine zu ihrem Geburtstag immer wiederkehrende Depression. Sie wünscht eine Überweisung zu einer Psychotherapie. Der Berater

deutet aber das zugrundliegende Problem, welches sie sehr ausführlich zu schildern scheint, als Paarkonflikt und bietet ihr eine Paarberatung an. Wie aus den nachfolgenden Protokollen zu entnehmen ist, kommt es zum Abbruch der Paarberatung, und dem Wunsch der Frau nach einer Individualtherapie wird letztendlich entsprochen.

Vom Berater wird eine neue Deutung eingeführt, zu der das Anliegen nicht zu passen scheint. Die Adäquatheitsprüfung ist also negativ verlaufen. Deutlich wird hier, daß die Berater auch versuchen, aus einem dienstleistungsfordernden Nutzer (die Bitte um eine Überweisung) einen Klienten zu machen (in die Deutungsarbeit mit ihm einsteigen).

d) Da staunt er nun.
Ein Ehemann, der von seiner Frau verlassen wurde, bittet um Aufklärung im Paargespräch darüber, warum sie das getan hat. Die Frau ist mit dem Vorschlag auch einverstanden, und in der Folge kommt es zu mehreren Kontakten. Diese werden aber vom Mann zu dem Zeitpunkt abgebrochen (nach Meinung der Beraterin), zu dem die Frau die Kinder zu sich nimmt.

Dem Wunsch nach Beratung wird bereitwillig von der Beraterin entsprochen, da die Legitimität des Anliegens nachvollziebar wird (seine Betroffenheit) und die Adäquatheit des Anliegens (Paargespräch als Hilfe zur Selbstaufklärung bei vorzuliegender Ahnungslosigkeit) gewährleistet scheint. Im Zusammenhang mit dem Beratungsabbruch kommt jedoch bei der Beraterin der Verdacht auf, die Begründung sei zwar sozial akzeptabel gewesen, hätte aber nicht den "richtigen" Beweggründen entsprochen. Sie läßt im Text durchblicken, daß sie vermutlich einer Täuschung erlegen sei. Nun ist ja mit jeder Prüfung eines anderen Menschen auch die Möglichkeit verbunden, sich zu täuschen.

e) Er wollte sich auf eine Beratung nicht einlassen.
Ein Mann ist zum wiederholten Male von seiner Frau verlassen worden, und er fühlt sich traumatisiert. Er hat bereits professionelle Hilfe in Aussicht - aber nicht sofort. Er möchte, daß der Berater ihn unterstützt, seine Frau aus dem Frauenhaus zu holen. Da dieses Anliegen gänzlich unakzeptabel für den Berater ist, er verliert kein einziges Wort über dieses Ansinnen im Protokoll, lehnt er es ab und bietet dem Mann an, über dessen Situation zu sprechen. Aus Sicht des Beraters scheint der Anrufer daran aber nicht interessiert zu sein, und es kommt zu keinem weiteren Kontakt. Der Berater erklärt sich dessen Desinteresse in Rückgriff auf psychoanalytische Erklärungsmuster und bereits bestehende Hilfsangebote.

Hier versucht der Berater den Mann, den er wohl für hilfsbedürftig hält, zu einem

"Problemgespräch" einzuladen. Dem entzieht sich der Anrufer. Diese Ablehnung wird wohl als "Scheitern" erlebt, da sie einer ausführlichen auf den Klienten gerichteten Erklärung bedarf. Dem Berater ist es in seinen Augen nicht gelungen, aus einem Nutzer einen Klienten zu machen. Deutlich wird auch das hohe Engagement der Krisenberater, Hilfe anzubieten, wenn sie jemanden als hilfsbedürftig erkennen.

f) Er will nicht in die Klinik.
Ein junger Mann möchte von der Sorge um seinen suizidalen Freund entlastet werden. Dieser aber möchte in keine stationäre Einrichtung. Der Berater schätzt den Klienten als hilfsbedürftig und gefährdet ein. Offentsichtlich möchte er dem Wunsch des Freundes entgegenkommen und auch die Abneigung des Klienten respektieren. Er findet einen Kompromiß in der Form einer dichten Betreuung, so daß er beiden entgegenkommen kann.

Wichtig scheint mir hier das Verständnis des Krisenberaters für die Überlastung des Freundes und für die Abneigung des Klienten gegenüber stationärer Hilfe. Zum einen wird wie schon in einem früheren Beispiel deutlich, daß die Krisenberater den Angehörigen nicht zum Klienten machen. Zum anderen bleibt zu fragen, worauf sich das Verständnis des Krisenberaters für die ablehnende Haltung des Klienten begründet. Steht dahinter nur ein Entgegenkommen für die Wünsche eines Klienten oder ein gemeinsam geteilter Vorbehalt gegenüber stationärer Hilfe?

5.1.3. Die Selektionsfrage

Die Krisenambulanz versteht sich selbst als eine "offene Institution", als ein niedrigschwelliges Angebot. Der Krisenbegriff stellt demnach für sie - und andere - kein Eingangsselektionskriterium dar. Jedoch scheint diese Offenheit für sie, nach dreijähriger Tätigkeit, inzwischen zu einem bedrängenden Problem geworden zu sein. In dem Zusammenhang fühlen sie sich auch von anderen Institutionen als "Mülleimer" des Bezirks mißbraucht.

Und da sind wir halt 'n bißchen offener als die andern...
Ob das denn gut ist, daß wir das so machen...

Der Ärger richtet sich weniger darauf, daß man ihre Einrichtung mißversteht, als vielmehr, daß sie mit Arbeit überhäuft sind und besonders schwierige Klienten zugewiesen bekommen. Sie denken über verschiedene Strategien nach, wie sie den Zugang regeln könnten. Hierbei spielen Überlegungen, Fortbildungsveranstaltungen und einen regelmäßigen Austausch mit anderen bezirklichen Einrichtungen durchzuführen, eine zentrale Rolle. Es muß aber in ihren Augen Zukunftsmusik bleiben, da sie hierfür keine Zeit haben und wechselnde Mitarbeiter im medizinischen Bereich jede Anstrengung zunichte machen würden.

Da müßte (man) Fortbildung machen oder irgendwie detaillierter was zurückmelden. Aber das Problem, das ist schon das Wechseln der Ärzte.

Ihre Zurückhaltung in der Auseinandersetzung mit anderen Einrichtungen über deren Zuweisungspraxis wird mit einer noch ungesicherten Position im Bezirk begründet.

Aber da können wir dann sehr schlecht Druck machen und sagen, aber da haben wir noch nicht den Stand...

Da eine äußere Selektion nicht stattfindet, muß es eine innere Selektion geben. Diese findet schon im ersten Kontakt statt. Sie selegieren die Klienten danach, wer bei ihnen weiterführende Hilfe erwarten kann - und sei es nur ein zweites Gespräch - und wer sofort abgewiesen oder an die empfehlende Einrichtung zurückverwiesen wird.

Diese Selektionsentscheidung wird von den Krisenberatern selbst als eine sehr schwierige Frage im Interview bezeichnet, verbunden mit großen interindividuellen Unterschieden, woraus deutlich wird, daß keine umfassenden Kriterien vorliegen, die zu einer gemeinsamen Haltung führen.

Es gibt aber eine Klientel, deren Wunsch nach weiterführender Hilfe von allen Beratern mit großer Einmütigkeit abgelehnt wird. Es handelt sich um Alkoholkranke, die ausreichend informiert sind, wo sie einen Entzug machen können, denen es aber an Motivation dafür mangelt oder die Angst vor einem Entzug haben.

Was er machen kann, das weiß er, und er nimmt es aus irgendwelchen Gründen nicht wahr... Da kannste nochmal spiegeln son Verhalten, ihn durchaus ernstnehmen, irgendwie, was er daraus macht, ist irgendwie seine Sache... und dann iss das für mich erledigt, ich kann dem das nicht abnehmen.

Hingegen können Alkoholkranke, die sich in einer Behandlung befinden, bei der Krisenambulanz Hilfe erwarten, wenn sie in ihrer Behandlung bestimmte Probleme nicht besprechen können oder wenn sie einen Rückfall haben. Hierbei wird betont, wie hilfreich die Krisenambulanz in solchen Fällen schon gewesen war. Mit dieser Feststellung wird deutlich, daß sie ihre Hilfe auch davon abhängig machen, wie erfolgversprechend sie ihre Tätigkeit einstufen, und daß sie u.U. auch tätig werden, wenn andere Helfer bereits beteiligt sind. Geklärt sein muß jedoch, welche Rolle sie dabei spielen können.

Dann gibt es eine weitere Klientel, die sie wieder an die zuweisende Stelle zurückschicken.

Leute...die immer weiter geschickt werden und irgend wann dann bei uns landen...sind keinem so fest zuzurechnen...und es wird dann halt weitergereicht. Wir verweisen dann wieder zurück.

Eine weitere Gruppe wird als "Nervklienten" bezeichnet, die wohl vor allem Kontakt und nicht Hilfe bei der Lösung ihrer Probleme sucht und auch keine Information haben will. Es ist anzunehmen, daß diese Klienten auch schnell abgewiesen werden.

Wir haben sogar schon einen Typus dafür. Also, das sind die Nervklienten. Die immer mit derselben Masche kommen. Die sind nicht nur bei uns. Die kennen sich dann zum Teil in den Strukturen hier besser aus als wir. Aber die sind hauptsächlich am Telefon.

Die Kriterien, die darüber entscheiden, wer mindestens ein ausführliches Gespräch bekommt, scheinen den Krisenberatern - abgesehen von den eben beschriebenen Gruppen - nicht so deutlich zu sein. Dennoch können einige Kriterien hier genannt werden.

Angehörige, die in Sorge sind oder sich überfordert fühlen, können bei der Krisenambulanz Hilfe erwarten, allerdings wohl eher in der Rolle des "Zubringers" und nicht in der eines weiteren Klienten. Die Krisenambulanzmitarbeiter scheinen keinen familienorientierten Zugang zu favorisieren.

Der Klient muß seinem Wunsch nach sofortiger Hilfe auch eine gewisse Dringlichkeit verleihen, ohne daß es sich - wie gesagt - um eine gefährliche Situation handeln muß.

Ein weiterer Grund zur Hilfeleistung besteht dann, wenn der Hilfesuchende sonst keine andere Hilfe erwarten kann. Dies trifft sogar - in begrenztem Ausmaß - für nichtpsychologische Anliegen zu, wie im Fall der eingangs zitierten alten Dame.

Natürlich spielt sicher auch das persönliche Interesse an einem Problem oder an einer Person eine Rolle wie im Fall der Frau mit der "alljährlich wiederkehrenden Depression". Auch motiviert das wahrgenommene Interesse des Klienten am Gespräch, diesen weiter zu beraten.

Aber wenn ich so das Gefühl habe, da ist jemand wach geworden und fängt zum ersten Mal über'n bestimmten Aspekt so in seinem Leben an nachzudenken, dann geh ich schon 'n bißchen mehr drauf ein und versuche am Ball zu bleiben.

Bei Klienten, die mit einem unklaren Problem kommen, wird ein weiteres Gespräch vereinbart bevor weitere Empfehlungen gemacht werden.

Da du ja im Erstgespräch das gesamte Problem gar nicht erfassen kannst...und die Bearbeitung des Problems wird einfach deutlicher.

Manchmal genügt es, wie etwa bei einem "chaotischen" Anrufer, wenn eine gewisse Hilflosigkeit deutlich wird, wie im Falle des Klienten, der ein unakzeptables Anliegen vorträgt. Er möchte, daß die Beraterin ihm hilft, seine Freundin zurückzuholen.

5.1.4. Dienstleistung oder therapeutische Bearbeitung?

Wie zu Beginn dieser Bearbeitungsform schon ausgeführt wurde, gibt es zwei Möglichkeiten, wie die Krisenberater mit den Anliegen der Nutzer umgehen können. Die Berater können bei dem Wunsch der Nutzer nach einer Anliegenserfüllung versuchen, so weit es in ihren Kräften steht, ohne Adäquatheitsprüfung nachzukommen - ganz im Sinne eines Dienstleistungsverständnisses. Sie können aber dies auch ablehnen und sich auf den Standpunkt stellen, daß sie Probleme bearbeiten und dazu sich erst ein Bild von diesen machen müssen. Sie treten damit in eine therapeutische Arbeit ein - und sei es nur in rudimentärer Form.
Überraschenderweise findet sich in der einschlägigen Literatur wenig über diese Probleme. Nur ein Beitrag nimmt auf diese Klientel ausdrücklich Bezug (Donker, 1983). Er kategorisiert die Klientele des Krisenzentrums in Utrecht nach deren Vorstellungen und verweist u.a. auf zwei Nutzergruppen. Die eine Gruppe sucht - meist über das Telefon - Information. Die andere Gruppe möchte zumeist nur über

ihre Schwierigkeiten klagen. Sie sind einsam und suchen nach einem Gesprächskontakt. In Utrecht wird der ersten Gruppe am Telefon die entsprechende Information sofort erteilt.

Im folgenden sollen drei Positionen kurz dargestellt werden, die deutlich machen, daß auch andere Berater/Therapeuten sich mit ihrer professionellen Haltung solchen Klienten gegenüber auseinandersetzen, die "nur" mit einem Anliegen kommen. Die Autoren nehmen dazu unterschiedliche Standpunkte ein.

Bittner (1981) analysiert in ihrem Aufsatz "Ein Klient wird gemacht" die Gründe für einen Beratungsabbruch. Sie bringt das Beispiel einer Pflegemutter, die vom Erziehungsberater möchte, daß er ihren Pflegesohn testet. Sie möchte ein objektives Bild von ihrem Pflegesohn erhalten. Für den Berater ist dies ein unannehmbares Anliegen auf dem Hintergrund seines Beratungsverständnisses. Für ihn ist ein Test kein Mittel, um eine objektive Information zu erhalten, sondern ein Instrument mit Hilfe dessen irgendetwas beeinflußt werden soll. Ihm geht es um eine Problemdefiniton, bei der sich die Pflegemutter als Person einbringt, einen Eigenanteil an den Problemen sowie an der Bewältigung anerkennt, sich eben zum Klienten macht. Bittner konstatiert, daß Mütter in der Regel dieser Auffassung des Beraters Widerstand entgegensetzen. Hier wendet sich Bittner gegen eine ausschließlich therapeutische Haltung des Beraters.

Gäßler (1979) löst dieses Problem, indem er zwischen "Beratung als Hilfe" und "Beratung als Begegnung" unterscheidet. Bei der "Beratung als Hilfe" bieten sich die Eltern nicht als therapeutische Subjekte an, sondern das Problem wird als im Kind liegend gesehen und die Mutter bekommt verhaltenstherapeutische Instruktionen, wie sie das störende Verhalten des Kindes beheben kann. Bei dem Beispiel zum Typus "Beratung als Begegnung" wird deutlich, daß sich hier die Mutter als therapeutisches Subjekt anbietet.

Richter (1970) spielt implizit auf das gleiche Problem an und zeigt auf, wie er es verstanden hat, dienstleistungsverlangende Eltern (Testung der vorgestellten Zwillinge) zu einem therapeutischen Gespräch (Problematisierung der elterlichen Einstellung zu den Kindern) zu führen, auf das die Eltern willig eingehen und den Deutungen aufgeschlossen gegenüberstehen. Vielleicht hat die Autorität des Professors und seine brillante Gesprächsführung dazu geführt, oder die von Richter selbst angeführten Gründe (begrenztes Beratungsziel, leicht zugängliche Konfliktebene) spielten eine Rolle, oder die Eltern sahen .ihr Dienstleistungsverlangen nur als einen Weg der Bearbeitung. Richter lehnt das "Ratgeben" weitgehend ab.

Die Krisenberater tun im Sinne von Gäßler beides und verstehen sich sowohl als

Dienstleistungsinstitution mit einem gewissen professionellen Selbstbewußtsein als auch als Institution, in der den Beratern die Deutungsarbeit obliegt. Diese Flexibilität scheint aber erst ein bewußtes Ergebnis eines längeren Prozesses zu sein, zu dessen begrifflicher Klarheit auch die Durchführung des Interviews beitrug. Allerdings komplizieren die Krisenberater die Anliegensbearbeitung durch das Konstrukt des "vorgeschobenen Problems", wie noch auszuführen sein wird.

Alle Teammitglieder konnten mit der Typisierung "konkretes Anliegen" konkrete Umgangsweisen verbinden und identifizierten diese als

- *nicht gleich interpretieren,*
- *auf eine Frage, eine Antwort geben,*
- *"war das alles" fragen, dann "Aufwiederhören",*
- *einen Ratschlag geben.*

Oder in der Verweigerung einer Anliegenserfüllung

- *keinen Rat geben, sondern drumrumkramen,*
- *eine Krise unterstellen,*
- *fragen, was es noch für Probleme gibt.*

Mit großer Zustimmung wurde die Begrenzung auf eine Erfüllung eines konkreten Anliegens als positiv herausgestllt, dies wurde als Lern- und Professionalisierungsergebnis gewürdigt. Sie stellten bei sich eine erhebliche Veränderung der Bewertung von "kurzen Gesprächen" fest. Früher galt nur das intensive, lange Problemgespräch als das adäquate Gespräch. Beschränkten sich die Klientenkontakte auf Anliegenserfüllungen, so wurde dies erlebt, als sei "nichts losgewesen". Nachträglich erkannten sie den Versuch, aus Nutzern Klienten gemacht zu haben und begründeten ihn mit folgenden Argumenten:

- *Weil wir meinen, da steckt noch mehr dahinter.*
- *Hilft dem mehr.*
- *Der Klient will noch mehr auspacken.*

Interessant ist hier die inhaltliche Argumentation, die vor allem das Wohl der Klienten im Auge zu haben scheint. Das ist eine nicht nur im psychosozialen Bereich beliebte Argumentationsrichtung, um die Eigeninteressen zuzudecken.

Die Bedingungen für die Entscheidung zu einer Anliegensbearbeitung werden von den Krisenberatern wie folgt gesehen:

- *Anfragen am Telefon werden eher als Anliegen verstanden.*
- *Der Berater verfügt über das Geforderte.*

Beide Argumente verweisen auf eine pragmatische Haltung. Das Medium Telefon kommt auch sicher einer Dienstleistungsbearbeitung entgegen, da hier die Beziehungsgestaltung eingeschränkter verläuft.
Gegen eine Anliegensbearbeitung wird eher entschieden, wenn

- *der Klient in die Krisenambulanz kommt.*
- *jemand nachfragt, obwohl er sich gut auskennt.*
- *beim Berater das Gefühl entsteht, es müsse mehr sein.*

Eines der Argumente verweist wieder auf das Gefühl als Entscheidungskriterium. Dies wurde schon an früherer Stelle festgehalten.

Einen Rat zu geben, wird durchaus als eine legitime beraterische Handlung verstanden. Allerdings wird auch auf die Schwierigkeiten verwiesen, die damit verbunden sind. Eine Beraterin erzählt:

Ich hatte neulich ne Frau, die sagte dann gleich, sie hätte gern einen Ratschlag, aber sie weiß ja, sie geben keine. Ich sag, wieso, ich geb gerne Ratschläge, wenn sie den Ratschlag annehmen können, weil ich ja dann von mir ausgehe. Und ich kann ihnen hunderte von Ratschlägen geben, wenn sie die annehmen und die umsetzen können.

In obigen Beispiel wird das Ratgeben als beraterische Intervention leicht abgewertet. Und tatsächlich geht aus dem folgenden Beispiel hervor, daß der Klient, dem man einen Rat gibt, als jemand konzipiert wird, für den Verantwortung übernommen werden muß. Ratgeben schließt demnach zwei mögliche Sichtweisen auf den Klienten ein: die eines souveränen Menschen, der sein Problem selbst angemessen gedeutet hat und nur eines Lösungsvorschlages bedarf, und die eines Klienten, der mittels Rat vor Schlimmerem bewahrt werden muß, wie im nachfolgenden Zitat deutlich wird. Ein Rat wird immer dann gegeben, wenn

- *der Klient etwas Grundverkehrtes macht und sich dadurch gefährdet.*
- *der Klient als jemand gesehen wird, der nicht mehr selbst entscheiden kann.*

Es werden auch die arbeitsintensiven Konsequenzen thematisiert, die mit dieser Bearbeitungsform verbunden sind: z.B. der Aufbau einer umfassenden Dokumentation über andere Einrichtungen und Angebote oder Hinweise, wo weiterführende Information zu erhalten ist. Auch schließt das Bekenntnis zu dieser Aufgabe ein bestimmtes Verständnis der Institution in bezug auf die anderen Institutionen im Bezirk ein: sie verstehen sich damit auch als Anlauf- und Verteilungsstelle für Klienten.

5.2. Die Bearbeitung einer ablehnenden Haltung gegenüber professioneller Hilfe

5.2.1. Beschreibung

Beratung wird häufig als ein soziales Handeln definiert, das die Hilfsbedürftigkeit des Klienten beseitigen soll (Thiersch, 1977, zitiert nach Bittner, 1981). Dies setzt aber voraus, daß sich jemand als hilfsbedürftig definiert und er die Inanspruchnahme von professioneller Hilfe für hilfreich hält. Bei den sogenannten Selbstmeldern ist davon auszugehen, daß sie zu dieser Überzeugung bereits gekommen sind. Dies ist vielleicht der Grund für die weitverbreitete positive Einschätzung des Selbstmelders als erfolgversprechenden Klienten. In einer Untersuchung von Krause Jacob (1990) wird deutlich, daß eine kritische Außensicht des Klienten auf sich selbst eine der Voraussetzungen für eine Akzeptanz des Krisenberaters als Helfer ist.

Die Krisenambulanz hat es aber mit einer Reihe von Fällen zu tun, wo Angehörige, Freunde, Nachbarn, die Polizei oder andere Helfer wie Ärzte und Sozialarbeiter jemanden als hilfsbedürftig ansehen, ihn zur Krisenambulanz bringen bzw. um einen Hausbesuch bitten, der Adressat dieser Bemühungen aber gegen diese Rollenzuweisung Einspruch erhebt, sie negiert, anzweifelt, halbherzig zustimmt, diese ihn wütend macht, sie in Frage stellt und oft nicht bereit ist, die Krisenambulanz von sich aus aufzusuchen.

Dann gibt es Menschen, die die Krisenambulanz aufgrund von sozialem Druck aufsuchen. Deutlich wird die Unfreiwilligkeit der Inanspruchnahme z.B. an dem Begehren einer Frau nach einer Bescheinigung über die erfolgte Krisenberatung für ihre Dienststelle. Dieser Zugang ist natürlich nicht zwangsläufig mit einer Abwehr professioneller Hilfe verbunden, er erfordert aber die Bearbeitung ambivalenter Gefühle, die mit der Inanspruchnahme verbunden sind.

Aber auch Nutzer der Krisenambulanz, die aus eigenem Antrieb gekommen sind, haben Zweifel, ob ihnen überhaupt oder "nur" durch Gespräche geholfen werden kann.

Aufgrund der vorliegenden Daten zeichnen sich drei Klientengruppen ab, bei denen die Krisenberater eine Behandlungsdürftigkeit und zugleich Widerstände gegen die Inanspruchnahme von Hilfe oder von bestimmter professioneller Hilfe erkennen. Da sind die Suchtkranken, die Schwierigkeiten haben, eine Suchtbehandlung in Anspruch zu nehmen. Dann gibt es die Menschen in einer psychotischen Krise, die häufig eine Behandlungsbedürftigkeit bestreiten. Zur dritten Gruppe gehören Postsuizidale, die ihren Suizidversuch bagatellisieren und von einer weiteren Behandlung nichts wissen wollen.

Die Krisenberater müssen nun in jedem Fall entscheiden, inwieweit sie auf einen Menschen zugehen, der gar keine Hilfe sucht, wieweit sie trotz gezeigter Widerständigkeit "dranbleiben" und sogar auf Zwangsmaßnahmen zurückgreifen und wo sie sich in der Motivierungsarbeit abgrenzen. Im folgenden werden die mit diesem Bearbeitungstyp verbunden Aufgaben kurz skizziert.

Gleichgültig, ob der Krisenberater von der Hilfsbedürftigkeit des Nutzers sofort überzeugt ist oder sich eine Entscheidung offenläßt, ist das Ziel zunächst dasselbe: einen tragfähigen Kontakt herzustellen, um ein Gespräch zu ermöglichen. Everstine u. Everstine (1985) sehen auch als erste und sehr wesentliche Aufgabe des Krisentherapeuten, daß er mit dem in die Krise geratenen Menschen in Kontakt tritt und dessen Vertrauen gewinnt. Sie führen aus, daß der Therapeut es verstehen muß, mit jedem zu sprechen (S.70). Man kann diesen Imperativ auch in abgeschwächter Form formulieren: Der Krisenberater muß versuchen, zu jedem Menschen einen spezifischen Zugang zu finden.

Ist der Krisenberater sofort oder ziemlich schnell von der Hilfsbedürftigkeit des Nutzers überzeugt, so wird er versuchen, eine entprechende Einsicht bei dem Nutzer herzustellen und ihn zumindestens für einen weiteren Kontakt zu gewinnen.

Ein Scheitern seiner Bemühungen scheint immer mit einer Belastung verbunden sein. Der Krisenberater stellt sich die Frage, ob er nicht hätte mehr tun können, ob er nicht nachhaken solle, eine andere Institution einschalten müsse oder die Bearbeitung ruhen lassen könne. Ein "Scheitern" scheint erklärungsbedürftig zu sein, was wiederum deutlich macht, daß die Krisenberater sich zur zugehenden Hilfe und zur Motivationsarbeit verpfichtet fühlen - allerdings nicht in jedem Fall.

Etwas anders liegen die Dinge, wenn der Krisenberater von der Hilfsbedürftigkeit nicht sofort überzeugt ist und der Handlungsdruck damit vermutlich geringer ausfällt. Dies scheint mit dem Eindruck eines zugänglichen Gegenüber verbunden zu sein, der die Vorläufigkeit der Rollenzuweisung akzeptiert und bereitwillig über seine Lebenssituation Auskunft gibt.

5.2.2. Beispiele

Im folgenden sollen eine Reihe unterschiedlicher Beispiele den Umgang der Krisenberater mit Nutzern verdeutlichen, von denen sie denken, daß diese ihre Hilfsbedürftigkeit anzweifeln bzw. das Angebot professioneller Hilfe oder bestimmter professioneller Hilfe ablehnen oder anzweifeln, Angst vor der Inanspruchnahme haben oder ihr ambivalent gegenüber stehen. In allen Fällen geht es um die Frage, wie die Krisenberater ihren Umgang mit demotivierten Klienten beschreiben, wieweit sie "dranbleiben" und wann sie die Menschen, die Hilfe brauchen, aber nicht in die Krisenambulanz kommen wollen und können, selber aufsuchen. Zu fragen ist, wie sie ihr beschriebenes Vorgehen begründen und welches Selbstverständnis damit verbunden ist.

a) Als der Berater sich zum Gespräch hinsetzt, steht die Besucherin auf.
Eine Frau wird von der Polizei in die Krisenambulanz gebracht, nachdem sie, wie der Polizist der Krisenberaterin glaubhaft macht, von der Notwendigkeit eines Gespräches mit Professionellen überzeugt worden ist. Die Polizei war von Nachbarn gerufen worden. Sie wird als ängstlich und gespannt von der Krisenberaterin beschrieben. Die Frau scheint zunächst noch gesprächsbereit zu sein, aber mit Beginn des Gespräches wird diese Gesprächsbereitschaft aufgekündigt. Die Beraterin versucht noch mittels eines späteren Hausbesuchs, zu ihr in Kontakt zu kommen und schaltet später den Sozialpsychiatrischen Dienst ein. Das "Scheitern" des Zustandekommens des Gesprächs begründet die Krisenberaterin mit der augenblicklichen unruhigen Situation in den Räumen der Krisenambulanz. Ihrer Meinung nach trägt zum Gelingen eines solchen Vorhabens ein beruhigendes Klima bei, das nicht gegeben war.

Deutlich wird hier das bei der Krisenberaterin entstandene Bedürfnis "dranzubleiben", und sei es durch den verlängerten Arm einer anderen Institution. Liegt es an einer Verpflichtung zu helfen, da die Klientin für gefährdet eingeschätzt wird, fühlt sich die Krisenambulanz der Polizei gegenüber verpflichtet oder spielt auch die unabgeschlossene Bearbeitung als Druck einer unerledigten Aufgabe eine Rolle? Im Interview äußern die Berater, daß die Entscheidung dranzubleiben u.a. auch davon abhängt, von wem der Klient kommt bzw. wer den Kontakt veranlaßt hat. Interinstitutionelle Verpflichtungen spielen ohne Zweifel eine Rolle. Auch können bestimmte Institutionen die Notwendigkeit eines Aufsuchens von Klienten glaubhaft machen, da ihre Fachkompetenz zur adäquaten Einschätzung des Klienten nicht bezweifelt wird.

b) Die Krisenberater lehnen ein Hausbesuch ab.
Ein Anrufer möchte, daß die Krisenambulanz sich einer Frau annimmt, die er auf der Straße kennengelernt hat und von der er glaubt, daß sie dringend professionelle Hilfe braucht. Die Krisenberaterin trägt ihm auf, die Frau zu einem Gespräch in der Krisenambulanz zu ermutigen. Dies gelingt dem besorgten Anrufer aber nicht. Zugleich ist der Beraterin aber durch Nachfragen deutlich geworden, daß keine Suizidalität bei der Frau vorzuliegen scheint. Die Beraterin unternimmt keinen Hausbesuch, obwohl ihr die Adresse bekannt ist.

Die Krisenambulanz ist nicht zum aktiven Aufsuchen verpflichtet, wenn jemand auf die Gefährdung einer Person hinweist. Dennoch macht sie Hausbesuche, allerdings in nicht großem Umfang wie aus der Basisdokumentation deutlich wird, wobei sich diese Daten nur auf Erstgespräche beziehen. Statt dessen wird versucht, genauer am Telefon nachzufragen (Interviewergebnis).

Als struktureller Grund dafür könnte die unzureichende Personaldecke angesehen werden. Im Interview wird aber deutlich, daß die aufsuchende Tätigkeit auch unabhängig davon nicht immer als erstrebenswert angesehen wird - wenngleich die Meinungen hierzu beträchtlich auseinandergehen. Begründet wird die Zurückhaltung bei Hausbesuchen mit zunehmender Professionalität, die eine sichere Einschätzung der Notwendigkeit eines sofortigen Eingriffs erlaubt. Betont wird aber dennoch, daß die Hausbesuche für sehr aufschlußreich gehalten werden.

daß ich nicht mehr so - die Unsicherheit durch aktiver Sein und mehr Nachgehen versuche ausgleichen zu müssen. Aber ich kann mich irgendwie dabei mehr zurückhalten als am Anfang, also ich muß mich nich mehr so involvieren.

Hier wird als Grund für das Aufsuchen Unsicherheit angegeben. Diese sei aber inzwischen überwunden. Daß dieser Zusammenhang besteht, wird gar nicht in Frage gestellt. Interessant ist nur, daß an keiner Stelle im Interview das Aufsuchen von Klienten zu Hause oder in anderen Institutionen als ein wesentlicher und unverzichtbarer Bestandteil der Arbeit erwähnt wird, sondern eher die damit verbundenen Belastungen und zusätzlichen Anforderungen thematisiert werden. Dies mag auf dem Hintergrund einer generellen Überlastung verständlich sein. Es kann aber auch Ausdruck dafür sein, daß die Krisenambulanz nicht für jeden hilfsbedürftigen Menschen zuständig ist, der von anderen (Nachbarn, Freunde, Angehörige) ihnen genannt wird - es sei denn, es bestünde eine akute Gefährdung.

c) Die angebotene Hilfe wird dann doch noch angenommen.
Ein Mitarbeiter der im selben Haus ansässigen Kontakt-und Begegnungstätte, ein Treffpunkt für Psychiatriebetroffene, informiert die Krisenambulanz, daß einer ihrer Besucher in eine psychotische Krise mit suizidalen Absichten geraten ist und bittet sie, ihn zuhause aufzusuchen. Die Krisenmitarbeiter tun dies unter Heranziehung eines Psychiaters. Der Treffpunktbesucher "bestreitet natürlich, daß sich jemand Sorgen machen muß." Schließlich gelingt es ihnen, den Treffpunktbesucher zu einer stationären Aufnahme in einer zuständigen Nervenklinik zu bewegen. Sie bringen ihn auch im Privatauto dorthin.

In einem anderen Fall wird die Krisenambulanz von der Polizei, die wiederum vom Arbeitgeber alarmiert worden ist, in eine Wohnung gerufen. Eine Frau hat sich unter dem Wasserbecken in ihrer Toilette verkrochen. Sie lehnt jede Hilfe ab. Den Krisenberatern gelingt aber eine Kontaktaufnahme und ein Gespräch über ihre derzeitige Situation. Sie können sie auch dazu bewegen, bei ihrem Arbeitgeber anzurufen, da die Frau befürchtet, daß sie ihre Arbeitsstelle verliert. Sie vereinbaren mehrere Kontakte in der Krisenambulanz, die aber von ihr nicht eingehalten werden. Die Krisenberater bleiben aber "dran".

Mit dem Klienten in Kontakt zu kommen, eine Beziehung herzustellen, das sind Anforderungen, die sich in jedem Beratungsgespräch stellen, aber in belastenden Situationen besonders schwer zu bewältigen sind. Die Krisenberater beschreiben das Gelingen der Kontaktherstellung mit alltagssprachlichen Ausdrücken:

Ein Funke springt.
Man hat einen Draht.

Dabei ist eine bereits bestehende Bekanntheit oder sogar Vertrautheit, wie sie im obigen Fallbeispiel eine Rolle spielte, von Vorteil. Dies mag daran liegen, daß die Beziehung bereits unter einfacheren Bedingungen definiert worden ist, eine bestimmte Nähe hergestellt und Informationen über den je anderen das Verstehen und die Verständigung erleichtern. Bei diesem Prozeß handelt es sich um interaktive Feinheiten, die es schwer machen, die Anforderungen, die mit der Kontakt- und Vertrauensherstellung verbunden sind, zu beschreiben. Everstine u. Everstine (1985) widmen ein eigenes Kapitel diesem Thema (Grundsätze der Kommunikation in besonders belastenden oder gefährlichen Situationen), das in seiner Konkretheit und den kleinen Verhaltensvorschlägen zunächst den Leser seltsam berühren kann, wie z.B. die Aufforderung, den Klienten nicht zu vertraulich zu behandeln. Sie machen aber gerade deutlich, auf welche Nuancen es für die Gestaltung einer schwierigen Situation ankommt. Deshalb ist es auch nicht verwunderlich, daß in den Protokollen so wenig darüber zu erfahren ist. Diese sind nicht auf Detailschilderungen von Interaktionsprozessen angelegt. Im Interview sind einige Hinweise darauf enthalten, welche Strategien die Krisenberater einsetzen.

- *Das Blickfeld auf andere lenken: Warum der Kient glaubt, daß die anderen ihn geholt haben, weswegen die sich Sorgen machen.*
- *Die Möglichkeiten, die im Moment bestehen, so wie ich es sehe, erläutere. Und die Konsequenzen aufzeigen, und dann ihn fragen, was er oder sie möchte.*
- *Sich zuwenden, nett sein oder wie man das immer kategorisiert, bißchen zurück haltend, sich geben auch 'n Stück, und warten, ob er das will jetzt.*
- *Also so stellvertretend hoffnungsmäßig bei Leuten, die sehr verzweifelt sind und sage): Wollen Sie mit mir an der Seite mal nachschauen, welche Schwierigkeiten Sie dazu gebracht haben, jetzt so verzweifelt zu sein.*
- *Eingehen auf das, was für die Leute auch dagegen spricht, das zu machen, was man vielleicht als Berater dann für richtig hält, also sie ernstnehmen in ihrer Abwehr und in ihrem Bedürfnis schnell wieder in die alte schwierige Situation zurückzugehen, und andererseits aber trotzdem noch dagegenhalten zu können.*
- *Noch jemand zu Hilfe zu nehmen, also 'n Dritten oder jemand, der schon vertraut ist.*
- *Wenn jemand so gebracht wird ... irgendwie ablenken, erstmal so konkret praktisch irgendwie 'n Kaffee kochen oder sowas anbieten.*

Deutlich wird, daß den Krisenberatern im Interview sehr viele unterschiedliche Strategien einfallen. Das Vorgehen ist auch nicht allein von einer "therapeutischen Schule" geprägt, sondern verweist auf unterschiedliche Orientierungen. Während die erste Beschreibung an eine zirkuläre Befragung erinnert, steht hingegen das letzte Beispiel für eine mehr alltagspraktische Strategie. Im dritten Beispiel steht das Beziehungsangebot im Mittelpunkt der Konzeptualisierung, davor das mehr kognitive Vorgehen der Situationsdefinition. In einem anderen Beispiel wird auf den Umgang mit der Widerständigkeit des Klienten zentriert. Schließlich wird auf die Wichtigkeit von Vertrauensbildung z.B. durch den Einbezug von Dritten und auf die Verwendung des Beraters in der Funktion stellvertretender Hoffnung hingewiesen.

d) Die Krisenberater bezweifeln, daß die Klientin es ohne fremde Hilfe schaffen kann.
Die Krisenberaterinnen werden von der Polizei wegen der Suiziddrohung der Ehefrau unter Alkoholeinfluß in eine Wohnung gerufen. Hintergrund ist die seit Jahren bestehende Alkoholproblematik der Frau und die Weigerung des Ehe-

mannes zu einer weiteren Tolerierung. Die Frau hat bisher vergeblich versucht, alleine damit fertig zu werden. Auch diesmal möchte sie es wieder - alleine - versuchen. Die Krisenberaterinnen sehen u.a. die Angst der Ehefrau vor einem Klinikentzug. Sie versuchen, sie für die Inanspruchnahme einer professionellen Hilfe zu gewinnen. Offen bleibt, ob es ihnen gelungen ist. Sie selbst stellen sich die Frage, ob nicht eine Familientherapie erst den Weg zu einer Suchtbehandlung geebnet hätte.

Die Krisenberaterinnen werfen ein Problem auf, das der Therapiemotivation von Suchtkranken, das in der betreffenden Literatur kontrovers diskutiert wird. Inzwischen gibt es aber, wie bereits erwähnt, ein gemeinsam getragenes institutionelles Selbstverständnis bezüglich dieser Klientel. Interessant ist die Begründung für die Ablehnung der Aufgabe einer nachdrücklichen Bearbeitung der Inanspruchnahme.

... der (Alkoholiker) eben Verantwortung an andere und an den Alkohol abgibt...Aber das ist sein Leben, ja, das ist nicht mein, da bin ich nicht für verantwortlich.

Die Frage, wie der Zugang zu den entsprechenden Einrichtungen für Alkoholkranke zu gestalten ist und welche Rolle die Krisenambulanz dabei spielen kann und sollte, wird nicht als ein bezirkliches, sondern als ein individuelles Problem definiert, das auch mit der Eigenart der Sucht (die Verantwortung abgeben zu wollen) zusammenhängt.

e) Man könne ihm sein Problem zerreden.
Der Klient hat von sich aus aufgrund vielfältiger Schwierigkeiten die Krisenambulanz aufgesucht. Es fällt ihm aber äußerst schwer, sich seinen Problemen gesprächsweise zu nähern, wie die Krisenberaterin hervorhebt. Der Klient begründet seine Zurückhaltung mit der Angst, man könne ihm seine Probleme zerreden, und im übrigen könne er sich diese selbst gut erklären. Auch ein weiteres Gespräch bringt keine wesentliche Änderung. Schließlich empfiehlt die Beraterin ihm andere Möglichkeiten der professionellen Hilfe (mit Gruppenbezug).

Als Erklärungskonzept bietet die Beraterin "Angst vor Veränderung" an, das eine Affinität zum psychoanalytischen Konzept des Widerstandes gegen eine Heilung als Abwehrleistung des Ichs hat (Laplanche, Pontalis, 1980, S.622 ff.). Die von der Krisenberaterin vorgeschlagene Behandlungsalternative setzt wahrscheinlich doch noch auf Veränderungsbereitschaft oder Selbstöffnung der Klienten in einem anderen Kontext. Eine andere denkbare Interpretation rückt mehr die im psychosozialen Bereich verbreitete Neigung in den Mittelpunkt, Klienten mit denen man selbst nicht "klarkommt", weiter zu schicken, bedingt dadurch, daß es keine gesicherten Indikationskriterien im therapeutischen Bereich gibt. Dieses Thema wird bei der Weiterempfehlungsberatung nochmals aufgegriffen.

f) Die Nachbarn sorgen sich.
Die Krisenambulanz wird von Nachbarn gebeten, mit einem Mann in Kontakt zu treten, der "seit einigen Wochen etwas merkwürdig ist, unter Verfolgungswahn leidet und der gerade dabei ist unter recht merkwürdigen Umständen, seine Wohung aufzulösen." Der Mann ist überraschender Weise recht zugänglich. Er berichtet von einer psychotischen Episode, die aber vorbei sei. Er hätte sich entschlossen, zu seinem Bruder nach Westdeutschland zu ziehen. Der Krisenberater und der Mann vereinbaren bis zu seinem Wegzug noch weitere Gespräche.

Hier kommt es für den Krisenberater offensichtlich zu einem guten Verlauf. Der Mann ist weniger gefährdet als angenommen und zugänglich für professionelle Hilfsangebote. Wichtig war auch hier die Gestaltung des Zugangs. Das Paar wollte ihn als Freund des Hauses einführen, der zufällig Mitarbeiter an einer Beratungsstelle ist. Sie einigten sich schließlich auf die Version des befreundeten Sozialarbeiters, einen Kompromißvorschlag und eine nur teilweise Verschleierung.

Der Krisenberater beschreibt die Findung eines Zugangs zum Klienten als Beziehungsarbeit: "über Arbeit, Umfeld, Interessen etc. arbeitete ich mich zu seiner Befindlichkeit vor." Er nimmt sich also Zeit, einen Kontakt aufzubauen, bevor er belastete Themen angeht wie z.B. die Einsamkeit des Mannes. Als er dieses Thema berührt, wird der Mann auch "sichtbar angespannt und unruhig."

5.2.3. Der Helfer mit einem widerständigen Gegenüber

Das Phänomen des widerständigen Klienten hat, wie die Beispiele verdeutlichen, verschiedene Formen und sicher auch vielfältige Gründe. Die Arbeit, die der Krisenberater mit diesen Klienten leistet, kann man auch als "Überzeugungsarbeit" überspitzt formulieren: der Klient soll für die Inanspruchnahme von Hilfe oder von einer bestimmten Hilfe überzeugt werden. Damit ist nicht nur die eigene Überzeugung von der Wirksamkeit psychosozialer Hilfe angesprochen, sondern auch ein professionelles Engagement für den Klienten. Ein Krisenberater empfindet dies als Herausforderung:

... an die Leute ranzukommen... so'n Kontakt zu denen zu kriegen und dann auch so abschätzen zu können, wie's weitergeht und da auch überzeugen.

Diese Arbeit wird aber nicht nur als Herausforderung empfunden, sondern auch als sehr frustrierend, insbesondere bei bestimmten Postsuizidalen, die keine Hilfe wollen. Diese erfordern nach Meinung der Krisenberater eine enorme Konzentration und Präsenz, und die dabei aufgewendete Energie stehe in einem eklatanten Mißverhältnis zum Erfolg. Hier wird das anfänglich hohe Engagement durch eine Bilanzierung von Aufwand und Erfolg beschnitten. Wie sie im Interview betonen, sind sie hier mit dem Konzept angetreten, frühzeitig an diese Menschen heranzutreten, da in den ersten Stunden eine besondere Bereitschaft zur Offenheit besteht, die Postsuizidalen zu diesem Zeitpunkt besonders empfänglich für Hilfe sind.

Wir sind angetreten mit dieser Theorie, innerhalb von vierundzwanzig Stunden rein.

Schon Caplan betont die Empfänglichkeit des Menschen in der Krise für Hilfe und plädiert auch deshalb für eine schnelle Hilfe (Caplan, 1964). Später wird diese Argumentation vor allem auf die Postsuizidalen angewendet (Dörner/Plog, 1982). Diese Offenheit scheint aber in einigen oder mehreren Fällen trotzdem nicht gegeben.

Weitere Grenzen der Motivierungsarbeit und deren Begründung sind schon weiter oben genannt worden, als die Grenzen der Verantwortlichkeit thematisiert wurden als konzeptuelle und subjektive Entscheidung. Auch wird bei nicht bestehender Gefährdung von Hausbesuchen eher abgesehen. Als Grund des "Aufsuchens" und "Dranbleibens" wird im Interview die Verpflichtung anderen Institutionen gegenüber geäußert. Auch spielt die Zugänglichkeit zum Klienten als die das eigene Tun motivierende oder demotivierende Kraft eine Rolle.

In ihrem institutionellem Verständnis als Mittler zwischen Klienten und weiterführenden professionellen Angeboten übernimmt die Krisenambulanz die Aufgabe des "motivierenden Zubringers". Die Mitarbeiter verstehen sich auch als anbietende Helfer, die eine präventive Orientierung zeigen. Die "Grenzfrage" ergibt sich durch eine Mittelstellung der Krisenambulanz zwischen den Institutionen, die zum Aufsuchen verpflichtet sind und den Institutionen, die an der Freiwilligkeit der Inanspruchnahme von Hilfe festhalten. Dies bedingt die Last zusätzlicher Entscheidungen und schwankender Grenzen. Eine Entlastung würde m.E. eine

Neubestimmung des institutionellen und professionellen Selbstverständnisses der Krisenambulanz erfordern in Auseinandersetzung mit ihrem präventiven Konzept, den Bedürfnisses anderer Institutionen und den der Menschen im Bezirk.

5.3. Bearbeitung einer Gefährdung

5.3.1. Beschreibung

In den Ausgangsbeschreibungen einer Reihe von Protokollen dominiert die Beschreibung des emotionalen Zustandes der Klienten. Die Klienten werden als "fertig, erschöpft, verzweifelt, aufgelöst, apathisch, agiert, nervös, aufgeregt, kaum zugänglich usw." beschrieben. Sie äußern auch suizidale Gedanken und Absichten, wissen nicht, wie sie zurecht kommen sollen, fürchten, daß ein Unglück geschieht, haben seit Tagen nichts gegessen. Die Klienten scheinen sich also in einem emotionalen Ausnahmezustand zu befinden, in einer Krise. Caplan (1977) versteht unter einer Krise ein Stadium temporären Ungleichgewichts, als kurze Periode, die von großer psychischer Unruhe gekennzeichnet ist. In den Protokollen fehlt die Bezeichnung Krise, sei es, daß es selbstverständlich ist, daß es sich um eine Krise handelt, oder sei es, daß es für die Begründung der Bearbeitung gar nicht wichtig ist, daß eine bestimmte Krise vorliegt, die in einer bestimmten Weise zu verstehen und zu behandeln ist, wie es die Krisenliteratur vorschlägt, sondern das hier der Aspekt des emotionalen Ausnahmezustandes die Bearbeitung begründet. Tatsächlich dominiert in den Überlegungen der Krisenberater das Moment der extremen emotionalen Reaktion der Klienten und die damit verbundene potentielle Gefährdung - nicht immer im Sinne einer suizidalen Gefährdung - und nicht irgendwelche Überlegungen, um was für einen Krisentyp es sich handeln könnte.

Im Mittelpunkt der Gefährdungsbearbeitung steht die emotionale Befindlichkeit des Klienten und seine aktuelle Situation. Die Entlastung sowie Reduktion von Selbst- und Fremdgefährdung sind wesentliche Interventionsziele. Möglicherweise legt aber die in dieser Arbeit vorgenommene Fokussierung auf Erstkontakte eine derartige Sichtweise nahe, und es wird bei längerfristigen Kontakten versucht, weitergesteckte Ziele zu erreichen. Allerdings sind hier durch die Beschränkung auf in der Regel fünf Kontakte frühe Grenzen gesetzt. Dies bedingt eine Zen-

trierung auf die Gegenwart, wie es auch das Zitat aus dem Interview einer
Krisenberaterin deutlich macht.

*Also, nicht nur da unten zu wühlen. Weil ich darin auch nicht so primär meine
Aufgabe sehe. Sondern eigentlich anzusetzen, was jetzt auch ist.*

In der Krisenliteratur wird häufig zwischen minimaler und maximaler Zielsetzung
unterschieden. So sehen Aguilera u. Messick (1977) als Mindestziel der Krisenintervention, daß die augenblickliche Krise, in der sich ein Mensch befindet, zu beheben ist und er wieder in den funktions- und verhaltensmäßigen Zustand versetzt
wird, auf dem er sich vor Eintreten der Krise befand. Als maximales Ziel streben
sie eine Verbesserung seiner Funktions- und Verhaltensweisen an, die über den
Stand vor der Krise hinausreicht (ebd., S.36). Dies ist auch die Hoffnung, die
Caplan mit der Krisenintervention verbindet, die Chance zum Wachstum und nicht
nur die Maßnahmen zur Krankheitsverhinderung (Balzer, 1981). Allerdings wird
bei anderen Autoren mit dem maximalen Ziel auch ein Krisenverständnis verbunden, bei dem die Krise ein Ausdruck für tiefgreifende Persönlichkeitsprobleme ist,
die einer längerfristigen Bearbeitung bedürfen. Für dieses Verständnis steht das
Modell der begrenzten psychotherapeutischen Behandlung (Golan, 1983). Aufgrund der von den Krisenberatern auch vorgenommenen Weiterempfehlungen
ihrer Klienten zu einer psychotherapeutischen Behandlung kann davon ausgegangen werden, daß die Berater mindestens partiell auch diese Auffassung teilen.
Sie können selber aber diese Behandlungsvorstellungen in ihrem Rahmen nicht
verwirklichen.

Die Mittel der Gefährdungsbegrenzung und Reduktion sind das entlastende Gespräch und praktische Hilfe, die Einbeziehung von Angehörigen und Freunden,
die dann Verantwortung übertragen bekommen, eine engmaschige Betreuung in
der Krisenambulanz, der Einbezug anderer professioneller Helfer und Einrichtungen, eine Überweisung in eine stationäre Kriseneinrichtung und schließlich
auch die Einweisung in eine psychiatrische Klinik oder psychiatrische Abteilung
eines Krankenhauses.

Wie oben schon erwähnt, ist der Ausgangspunkt der Gefährdungsbearbeitung die
Konstatierung eines emotionalen Krisenzustandes. Diese Zuschreibungsleistung
beruht auf dem äußeren Eindruck des Klienten. Eine weitaus schwierigere diagnostische Leistung ist es, das Ausmaß der suizidalen Gefährdung einzuschätzen.
In der einschlägigen Fachliteratur werden verschiedene Hilfsmittel genannt und
gleichzeitig darauf verwiesen, daß es die verläßliche Methode zur Einschätzung

des Suizidrisikos nicht gibt (Wedler, 1984). Aus den Protokollen ist zu entnehmen, daß die Krisenberater sich ein Bild von dem Ausmaß der Gefährdung des Klienten machen, das auf einer Kenntnis des Verlaufs der Krise, ihrer Hintergründe, vorangehender Ereignisse, der derzeitigen Situation und den damit verbundenen Belastungen sowie der inneren und äußeren Ressourcen beruht. Im Interview hingegen werden andere Kriterien genannt, die mehr auf das Gefühl des Beraters zum Klienten zentriert und auf die bei ihm selbst ab- oder zunehmenden Ängste.

Also bei mir hat sich, das klingt etwas komisch, der Handschlag bewährt.
Lange Gespräche, also immer, wenn ich unsicher bin und das nicht irgendwie einschätzen kann. Und warte im Gespräch darauf, ob da ne Zukunftsperspektive irgendwo kommt. ...
Und wenn ich das so feststelle, dann denk ich, das läuft.

Diese Diskrepanz ist möglicherweise durch die unterschiedlichen Erhebungsmethoden erklärbar: In der Niederschrift werden mehr die kognitiven Aspekte der Fallbeschreibung und im Interview mehr die emotionalen Aspekte betont. Es scheint so, daß sich die vielfältigen Informationen in einem Gefühl verdichten, das dann eine orientierende Funktion für den Krisenberater hat und daher im Interview erwähnt wird, in dem gerade diese Orientierungen erfragt werden.

Der Erstkontakt scheint in dieser Bearbeitungsform aber weniger von der diagnostischen Aufgabe geprägt zu sein, sondern mehr von dem Bemühen, mittels einer Intervention zu einer Entlastung beizutragen oder die Zustimmung des Klienten für einen Vorschlag zu gewinnen, der zu einer Gefährdungsbegrenzung beiträgt. Deshalb ist das Bemühen weniger auf wohlbegründete Deutungen der Krise gerichtet - die Krisenberater scheinen sogar anfangs mit einem geringen Explizierungsgrad auszukommen -, sondern der Interventionsaspekt steht stärker im Mittelpunkt dieses Bearbeitungstyps.

Von einem wesentlichen Arbeitsschritt wird nur implizit gesprochen: vom Zugang zu einem Menschen in einer Krise und den Schwierigkeiten, ein Gespräch zu führen, wenn der Klient schwer zugänglich ist, indem er beispielsweise weint und agiert. Im vorangegangenen Abschnitt war die Kontaktaufnahme bereits schon erwähnt worden.

Bisweilen haben die Klienten eigene Vorstellungen, wie die Krise zu lösen oder die Gefährdung zu begrenzen ist. Anders aber als bei den Klienten, die mit festen Vorstellungen und einem konkreten Anliegen kommen, schildern die Berater in ihren Protokollen, daß die Lösungsvorstellungen der Klienten häufig vage sind, oder sie beziehen sich auf das, was diese nicht wollen, und dies ist meistens eine Unterbringung in eine psychiatrische Klinik. Auch die Berater scheinen sich damit schwer zu tun, nicht allerdings mit einer Überweisung in eine bestimmte stationäre Kriseneinrichtung (wie auch aus der Begleitforschung hervorgeht). Für den Schritt der Unterbringung in die Psychiatrie bedarf es einer ausdrücklichen Legitimation, die in den Protokollen auch nachzulesen ist, insbesonders dann, wenn der Klient eine Einweisung ablehnt. Sie verfügen selbst über keinerlei Hoheitsrechte, sind bei der Durchführung von Zwangsmaßnahmen auf den Hintergrunddienst und den Sozialpsychiatrischen Dienst angewiesen oder müssen den Klienten selbst in die zuständige psychiatrische Klinik fahren.

5.3.2. Beispiele

Im folgenden soll wieder anhand von Beispielen dieser Bearbeitungstyp illustriert und in den Kommentaren sollen wieder die handlungsrelevanten Prinzipien herausgearbeitet werden.

a) Im Gespräch ist eine Entlastung möglich.
Der Berater wird von einem sehr verzweifelten Mann angerufen, der vor zwei Tagen einen Alkoholrückfall hatte. Der Berater berichtet von den Hintergründen für diese Krise (Wohnort- und Therapeutenwechsel, geringe familiäre Unterstützung). Es gelingt ihm, wie er explizit mitteilt, den Anrufer zu entlasten. Sie verabreden ein weiteres Gespräch am nächsten Tag.

In dem Fall einer Frau, die angesichts des plötzlichen Todes ihrer Mutter zusammenbricht und in eine Krise gerät, findet der Krisenberater, wie er hervorhebt, über den Umweg eines weniger belasteten Themas Zugang zur Klientin und ermöglicht ihr dann "durch die zunehmende Gesprächsdauer, daß sie immer mehr über die Mutter erzählen und plötzlich dem Tod (der Mutter) ins Auge sehen konnte". Obwohl die Klientin nach Hause gehen wollte, nachdem sie sich "gefangen" hatte, überredet sie der Krisenberater wenigsten für eine Nacht eine außerbezirkliche stationäre Kriseneinrichtung in Anspruch zu nehmen.
 Im zweiten Beispiel wird deutlich, welche Faktoren der Krisenberater als Bedingung der Entlastungsarbeit ansieht: das Gelingen einer Kontaktherstellung zum Klienten und das "Raum geben". Hierfür sind auch die institutionellen Voraussetzungen als konzeptueller Baustein gegeben: die Kontakte werden zeitlich nicht begrenzt. So kommen auch Gespräche vor, die bis zu vier Stunden dauern. Wie aus einem der Interviews, die im Rahmen der Begleitforschung durchgeführt wurden, hervorgeht, wird die Zeit als wichtige Bedingung für das Gelingen eines

Krisengespräches verstanden, weil dadurch dem Klienten Raum gegeben werden kann und der Berater sich nicht zu schnellen Entscheidungen gedrängt sieht. In beiden Fällen wird deutlich, daß eine tiefergreifende Bearbeitung, die über die Entlastung in der Situation hinausführt, von beiden Krisenberatern für notwendig gehalten wird und daß sie aus ihrer Sicht in der Regel erst zu einem späteren Zeitpunkt durchgeführt werden kann.

b) Die Klientin verspricht, sich nichts anzutun.
Eine Frau, Mitte 30, die zwei kürzlich aufeinanderfolgende Todesfällen (ihres Mannes und ihrer Mutter) zu beklagen hat, weiß nicht, "wie sie zurecht kommen" soll. Sie äußert am Telefon Suizidgedanken. Die Beraterin teilt ihren Kollegen mit, daß die Anruferin ohne soziale Unterstützung dazustehen scheint, aber noch arbeiten geht. Verschiedene Lösungsangebote der Beraterin greifen nicht. Schließlich verspricht die Klientin, sich nichts anzutun. Die Beraterin ist recht zuversichtlich hinsichtlich der Einhaltung ihres Versprechens. Sie glaubt, daß die Frau sich nochmals melden wird.

Die Vorstellung, durch eine unzutreffende Einschätzung oder ein Interventionsversäumnis, den Suizid eines Klienten nicht verhindert und dadurch "versagt" zu haben, ist äußerst belastend. Folglich ist das Bedürfnis groß, die Situation mit ihren Interventionsmöglichkeiten zu rekonstruieren und sich vor sich selbst und den Kollegen abzusichern, was auch in dem betreffenden Protokoll anklingt. Die Krisenberaterin schildert in knappen Worten die schwierige Interaktionssituation (verfällt ins Du, stellt mir Aufgaben, die ich nicht lösen kann, entschuldigt sich, ob sie mich nicht genervt hat) und ihre Annahme, daß die Frau alkoholisiert war ein weiterer Hinweis für die Schwierigkeit, diese Situation erfolgreich zu bewältigen. Sie glaubt aber, eine tragfähige Beziehung hergestellt zu haben, in der das Versprechen auch eine Sicherheit darstellt. Erinnert sei an die Auffassung von Ringel (1969), daß Bindung prinzipiell antisuizidal wirkt.

Das Interview stüzt die Hypothese, daß mit der Gefährdungsarbeit Angst verbunden ist. Die Berater heben zwar hervor, daß diese mit steigender Berufserfahrung sich verringert habe, daß sie aber weiterhin besteht.

Die Angst bleibt, immer, nen bißchen. Aber selbst die Erfahrung schützt dich nicht davor... Also, da darf man sich nicht überschätzen.

Außerdem ist bei diesem Beispiel hervorzuheben, daß die Krisenberaterin auf ein bestimmtes Mittel zurückgreift, das Versprechen. Im Interview darauf angesprochen, ist eine weitere Krisenberaterin darüber überrascht, daß ihre Kollegen so vorgehen und äußert sich dazu:

Ich hab das noch nie gemacht mit som Pakt. Ich finde das nicht schlecht, aber ... ich spür irgendwie, daß iss mir irgendwie nichts.

Von den anderen Krisenberatern wird dieses Vorgehen mit folgendem Argument gestützt:

Daß du im Grund genommen ihm auch seine Verantwortung wieder zurückgibst... Denn so hat er eben, ist es wieder sein Ding, und dann ist die Entscheidung eben, das zu tun oder nicht zu tun, doch nochmal viel größer, als wenn er das jetzt so beim Berater läßt.

Auch hier wird, wie bereits im Umgang mit den Alkoholikern, die vor einer Suchttherapie zurückscheuen, auf die Verantwortlichkeit abgezielt. Ein Klient, der als jemand gesehen wird, der Verantwortung an den Berater abgibt, wird negativ bewertet, und "Verantwortung zurückgeben" erscheint als eine positive Intervention. Es sei dahingestellt, ob die obige Argumentation schlüssig ist. Deutlich wird hier aber eine Abwertung einer paternalistischen Berater-Klient-Beziehung und angestrebt wird eine Beziehung, die den selbstverantwortlichen Patienten voraussetzt. Dies sei einem bestimmten Menschenbild geschuldet; aber diese Auffassung dient auch dem Schutz des Beraters vor Manipulation und Überforderung.

Hinzugefügt sei noch, daß die Krisenberater nicht mit jedem Klienten einen Pakt schließen, sondern hier Einschränkungen vornehmen.

Son Pakt iss doch auch abhängig von der Art, was die Leute fürn Problem ham oder fürn Krankheitsbild im Hintergrund. Bei nem Psychotiker find ich das unheimlich schwierig, ne Gefährdung einzuschätzen. Bei jemand, mit dem ich nen guten Kontakt herstelle, und wo ich das Gefühl habe, daß da solche Sachen ne Rolle spielen, da kann ich mir auch vorstellen, daß sich bei mir nen Gefühl von Vertrauen entwickelt. Und was sich dann auch in som Pakt äußern kann...

c) Eine engmaschige Betreuung anstelle einer stationären Behandlung.
Ein junges völlig verweintes Mädchen wird von einer Arbeitskollegin in die Krisenambulanz gebracht. Das Mädchen erscheint dem Berater suizidal. Als Hintergrundinformation wird die Trennung der Pflegeeltern und die damit für die Klientin verbundene Überforderung, eine Stütze der verlassenen Adoptivmutter zu sein, mitgeteilt. Biographische Fakten untermauern die Deutung der Krise auf dem Hintergrund traumatischer Beziehungsabbrüche. Eine vom Krisenberater vorgeschlagene Aufnahme in einer stationären Kriseneinrichtung oder einer anderen Institution wird von der Klientin abgelehnt. Das Gespräch unter Hinzuziehung des Hintergrundarztes bewirkt eine gewisse Entlastung, die eine engmaschige

Betreuung - verstanden als Gefährdungsbegrenzung anstelle einer stationären Aufnahme - ermöglicht.

Die engmaschige Betreuung stellt natürlich auch ein Risiko bei suizidgefährdeten Klienten dar. Zu fragen ist, wie sich die Krisenberater versichern, daß der Klient die Zeit bis zum nächsten Kontakt auch durchsteht. Im Interview wird vor allem das Strukturelement hervorgehoben, sowohl als diagnostisches Kriterium als auch als interventives Mittel.

Ich versuch' das Gespräch auch zu strukturieren. Also was ist, was ist jetzt morgen. Gehen se arbeiten oder nicht, oder wie sieht das aus. Wie sehen ihre Kontakte aus. Es muß strukturiert sein, was in der Zwischenzeit passiert, es muß klar sein, warum er kommt, was dann passiert, also daß man auch merkt, der hat also ein Ziel. Er kann davon reden, daß er morgen kommt...Wenn er da ein Verhältnis, 'n Zugang zu hat, dann kriegt man sone Klarheit einfach hin.

Erklärt wird die Wirkung dieser Intervention durch zwei Kompomenten: das Entstehen einer Perspektive und das Angebot einer verläßlichen Bindung:

Und da ist auch endlich wieder ne positive Struktur da für denjenigen, wo vorher in der Regel alles negativ gefärbt, zusammengebrochen ist. Und da ist jetzt jemand da, der macht einen guten Eindruck. Und der bietet dem bis zum nächsten Tag nen Pakt an. Und da kann er sich dran festbeißen.

In diesem Kontext wird das Beziehungsangebot als therapeutisches Mittel, als ein zentrales Element der handlungsleitenden Prinzipien begriffen.

d) Ein Freund hilft die Nacht zu überbrücken.
Die Klientin ist der Beraterin gut bekannt, da diese den im gleichen Haus liegenden Treffpunkt besucht. Die Klientin hat panikartige Ängste und suizidale Wünsche. Sie scheint die Berliner stationären Krisen- und Psychiatrieeinrichtungen recht gut zu kennen und möchte in eine bestimmte Einrichtung, da man sie dort ohne die Verpflichtung einer Medikamenteneinnahme aufnehmen würde. Leider ist aber für die kommende Nacht kein Bett frei. Die Krisenberaterin beschreibt die Versuche, sie anders unterzubringen, was aber immer an die Bedingung einer medikamentösen Behandlung geknüpft wird und somit scheitert. Schließlich findet sich ein Freund, der sie für die Nacht aufnimmt.

Der Wunsch der Klientin, keine Medikamente einnehmen zu müssen, findet das Verständnis der Krisenberaterin. Damit bewegt sie sich außerhalb traditioneller psychiatrischer Behandlungsvorstellungen. Sie selbst scheint sich aber der

Billigung ihres Vorgehens von seiten der Kollegen sicher zu sein, denn der Fallbericht zeigt in diesem Punkt keine Legitimationsversuche auf. Zu fragen bleibt, wieweit in anderen Aspekten der psychiatrischen Behandlungsvorstellungen Differenzen zum traditionellen psychiatrischen Denken bestehen und wie sich das auf das Verhältnis zu den zuständigen psychiatrischen Einrichtungen auswirkt. Aus dem Abschlußbericht ist bekannt, daß die Krisenambulanz in das regionale psychiatrische Netz nur begrenzt integriert ist (Bergold u. Zaumseil, 1989).

Ohne die gute Kenntnis der Klientin, die die Krisenberaterin wohl ermutigt hat, der Selbsteinschätzung der Klientin zu ihren noch vorhandenen Möglichkeiten der Eigenkontrolle zu vertrauen und ihren Wünschen entgegenzukommen, hätte die Krisenberaterin vielleicht auf einer Klinikeinweisung bestanden. Die persönliche Bekanntheit ist demnach ein wichtiger Faktor bei der Risikoeinschätzung.

Noch ein weiterer Aspekt ist zu diskutieren: In diesem Fall wird deutlich, daß das private Netz als Überbrückungsalternative gilt. Wie auch aus einer Äußerung im Interview hervorgeht, wird soziale Einbindung als ein wesentlicher Faktor der Begrenzung einer Gefährdung gesehen.

Bei manchen ist es (das Geben einer Struktur) nicht erforderlich, weil die, weil die irgendwo sozial eingebunden sind.

e) Die Familienverhältnisse stehen einer stationären Aufnahme entgegen.
Der Krisenberater und der Hintergrundarzt machen gemeinsam einen Hausbesuch. Sie treffen eine "aufgelöste" Frau an. Sie beschreiben sie als apathisch, depressiv und suizidal. Der Vorschlag einer stationären Aufnahme in eine Psychotherapieabteilung findet zunächst die prinzipielle Zustimmung der Klientin. Sie wendet aber ein, daß sie weder ihren kranken Vater noch ihren Mann mit dem drogenabhängigen Sohn alleine lassen kann. So richten sich die Aktivitäten der Krisenberater auf die Herstellung der entsprechenden Bedingungen, die eine Herauslösung der Frau aus ihrer Familie möglich machen sollen.

Hier fungiert das Angebot einer Aufnahme der Klientin in eine Psychotherapiestation als dringend empfundene Entlastung. Auch durch die Kenntnis weiterer Beispiele wird deutlich, daß die Krisenberater als Mitarbeiter einer ambulanten Einrichtung durchaus für stationäre - allerdings keine psychiatrische - Aufnahme plädieren. Sie unterhalten auch zu einer stationären Kriseneinrichtung im Nachbarbezirk enge Kooperationskontakte (Möller u. Schürmann, 1989). Die Betonung des Ambulanzstatus - schon allein durch die Namensgebung hervorgehoben - bedeutet aber nicht "ambulante Behandlung um jeden Preis ". Die

Krisenambulanz versteht sich eher als ein Angebot an Menschen, denen mit einem ambulanten Angebot weiter geholfen werden kann.

f) Eine Zwangseinweisung läßt sich nicht umgehen.
Die Krisenberater werden in ein Allgemeinkrankenhaus zu einer Frau gerufen, die einen Suizidversuch unternommen hat. Sie ist nach Einschätzung der Krisenberater weiterhin suizidal. Sie will auch keine Hilfe und möchte sofort das Krankenhaus verlassen. Die Beschreibung ihrer Lebenssituation wird von den Krisenberatern als "ein Bündel von Belastungen" zusammengefaßt, was wohl impliziert, daß eine schnelle Entlastung nicht in Aussicht ist. Eine Zwangseinweisung scheint ihnen und dem behandelnden Arzt unumgänglich.

Im Protokoll wird die Zwangseinweisung mit der vorliegenden Ambivalenz der Klientin legitimiert, die "der Entschiedenheit der Krisenberater bedurfte". Es soll hier nicht die getroffene Entscheidung in Frage gestellt werden, sondern hervorgehoben werden, daß eine Zwangseinweisung, einen Menschen gegen seinen Willen in die Psychiatrie einzuweisen, zu den schwierigsten Entscheidungen der Krisenberater gehören. Diese Entscheidung bedarf einer guten Legitimation. Hier wird damit argumentiert, daß "sie unsere Entschiedenheit mit einer äußeren Schale von Widerstand akzeptiert hat". Es wird also auf das heimliche Einverständnis hingewiesen, das sie einem offenen Einverständnis fast gleich setzen. Zugleich wird die Entscheidung des Krisenberaters positiv konnontiert mit dem Begriff der Entschiedenheit. Diese Diktion macht nur nochmal das Legitimationsbedürfnis deutlich.

Hervorzuheben ist noch die Art der Einweisung. Die Krisenberater fahren die Frau in die zuständige psychiatrische Klinik und unterstützen damit die Frau in dieser schwierigen Situation, was auf eine fürsorgliche und sich zu der Entscheidung bekennende Haltung hinweist.

Wichtig für ihre Entscheidung scheint auch die Tatsache zu sein, daß die Berater keine tragfähige Beziehung zur Patientin herstellen konnten und diese sich offenbar nicht als Klientin im Sinne einer der professionellen Hilfe bedürftigen Person dargestellt hat. Die Zugänglichkeit des Gegenübers wird damit zu einem wichtigen diagnostischen Mittel für die Krisenberater.

5.3.3. Gefährdung, Be- und Entlastung als tragende Konzepte

Wie bereits dargestellt, spielt bei der Bearbeitung der Gefährdung die Einschätzung der suizidalen Gefährdung, der Aufbau einer Struktur zur Reduzierung der Suizidalität, die Entlastung als Ziele der Bearbeitung und die Herstellung eines schützenden Kontextes eine leitende Rolle.

Gefährdung kann in diesem Kontext auch als die Tragbarkeit oder Nichttragbarkeit eines Menschen im ambulanten Setting definiert werden. Sie kann auch angesehen werden als eine Definition der Risikobereitschaft eines Beraters. Der Ambulanzstatus wird, wie aus dem Interview hervorgeht, als schwierige Bedingung erlebt:

Aber da kommt immer das Problem, daß das hier ne Ambulanz iss, ne. Daß es darum noch schwieriger iss, Gefährdung abzuschätzen und einzuschränken. Weil du auch nicht den Rahmen hast, nachher zu kucken, was passiert nach ner bestimmten Zeit.

Die Risikobereitschaft steht m.E. in Abhängigkeit von Persönlichkeit, kollegialer Stützung und beruflicher Erfahrung, den Wünschen des Klienten und seiner sozialen Einbindung.

In der Literatur wird die Gefährdung als ein individuelles und nicht als ein interaktives oder institutionelles Problem definiert, und es wird z.B. auf das Risikomodell bei der Einschätzung der Suizidalität verwiesen (z.B. bei Reimer, 1986). Das Eingehen eines Risikos ist immer mit Angst verbunden, und es ist deshalb zu fragen, warum ein Krisenberater dies tut. Der eine Grund wäre, daß keine Alternativen zur Verfügung stehen, beispielsweise keine Betten frei sind in einer stationären Kriseneinrichtung und/oder der Klient sich gegen eine stationäre Aufnahme sträubt, eine Zwangsunterbringung aber unangemessen erscheint. Der andere Grund kann in der Überzeugung begründet sein, den Klienten nicht aus seinen alltäglichen Kontakten durch eine stationäre Aufnahme herauszureißen und die Krise so auch besser bewältigen zu können und möglicherweise eine Stigmatisierung zu vermeiden. Ein dritter Grund könnte sein, daß zwar die stationäre Aufnahme zur Absicherung des Suizidrisikos beiträgt, aber das Suizidrisiko nach dem stationären Aufenthalt am höchsten ist (Finzen, 1984), also nur ein begrenzter Nutzen in der stationären Lösung liegt.

Zum Verständnis der Krise werden die Belastungen der Klienten aufgezählt. Hier scheint das Konzept "Belastung" Hintergrund zu sein, das eine Überforderung signalisiert. Hier zeigt ihr Krisenverständnis mit dem Belastungskonzept eine Nähe zum Stresskonzept. Angeführt wird das kritische Lebensereignis, das nicht mehr bewältigt werden kann (Tod von Angehörigen, Partnertrennung, Verlust des Arbeitsplatzes, Rückzug des Therapeuten, Wechsel der Wohnung), ein aktueller nicht mehr bewältigbarer Konflikt (Streit mit der Mitbewohnerin in einem Altenheim) oder auch eine die Bewältigungsressourcen auf lange Sicht überfordernde Lebenssituation (der pflegebedürftige Vater und der heroinabhängige Sohn) auf dem Hintergrund persönlicher Störungen. Dies ist eine Konzeptualisierung, die innere und äußere Bedingungen enthält, aber einen deutlichen Situationsbezug hat. Hier stehen sie in Übereinstimmung mit Halpern, der ein Individuum in einer Krise definiert als "eine Person, die eine gegebene Situation als extrem bedrohend wertet und die aufgrund der sekundären Einschätzung, keine Möglichkeit sieht, diese Situation zu bewältigen" (zitiert n. Balzer, 1981, S.170). Eine Klassifikation des Krisentyps ist ohne Belang für die Begründung der Bearbeitung. Auch wird nicht explizit darauf eingegangen, ob die Krise als etwas Gesundes mit hohem Krankheitsrisiko angesehen wird oder als ein Stadium einer Erkrankung. Bei einer Empfehlung für Psychotherapie und die Unterbringung in eine psychiatrische Klinik dürfte von der letzteren Vorstellung ausgegangen werden. Wesentlich ist hier das Verständnis der Krise als Notfall.

Im Rahmen der Begleitforschung (Bergold u. Zaumseil, 1989, S.44 f.) sind die Professionellen im Bezirk nach ihrem Krisenkonzept befragt worden. Dabei zeigt die Beantwortung der Fragen von den Krisenambulanzmitarbeitern ein psychosoziales Krisenverständnis auf. Im Verhältnis zu anderen Institutionen bevorzugen die Krisenmitarbeiter Konzepte, die den Zufall betonen (Jeder Mensch kann beim Zusammentreffen mehrerer unglücklicher Ereignisse in eine behandlungsbedürftige Krise geraten), die das kritische Lebensereignis und den Verlust hervorheben (Krisen entstehen eher durch äußere Ereignisse und Krisen werden meist durch Verlusterlebnisse verursacht). Weniger stark ausgeprägt ist die Sicht, daß Krisen durch eine Zuspitzung der Symptomatik einer psychischen Krankheit zustande kommen. Sie bevorzugen hier also eine Sichtweise, die weniger am medizinischen Kontext als viel mehr am psychosozialen Krisenverständnis orientiert ist und in Einklang mit der Idee einer kurzfristen nicht-medikamentösen Behandlung steht, die aber auch nicht notwendig mit Psychotherapie verbunden ist im Sinne einer Notwendigkeit zu strukturellen Veränderungen der Persönlichkeit. Aufgrund ihres praktischen Vorgehens wird deutlich, daß ein weit gefaßtes Krisenverständnis besteht. Weiteres wird im 6.Kapitel ausgeführt.

5.4. Verstehen der Gründe einer suizidalen Handlung

5.4.1. Bedeutung der Begründung im Bearbeitungsprozeß

Im Unterschied zur Ausgangssituation bei den anderen Bearbeitungstypen ist der Krisenberater bereits vor Beginn des Gespräches über den Beratungsanlaß informiert. Er wird von einem Arzt eines Allgemeinkrankenhauses an das Bett eines Postsuizidalen mit dem Auftrag gerufen, einen Vorschlag für die weitere Versorgung des betreffenden Patienten zu machen. Dabei stehen ihm drei mögliche Empfehlungen offen: Die Überweisung in eine psychiatrische Klinik/Abteilung oder in eine stationäre Kriseneinrichtung o.ä., die Entlassung nach Hause mit/ohne einem Angebot einer ambulanten Nachbetreuung und der weitere Verbleib im Krankenhaus zur vertieften Abklärung, was aber eigentlich nur aus medizinischen Gründen möglich ist und somit nur dann eine Alternative darstellt, wenn die Ärzte eine medizinische Begründung finden können bzw. eine gegeben wird.

Um diese Empfehlungen aussprechen zu können, muß der Krisenberater den Klienten in Hinblick auf das Wiederholungsrisiko, auf behandlungsrelevante Störungen und seine Motivation zur Inspruchnahme von Hilfe beurteilen. Der Krisenberater verfolgt zusätzlich zu diesen diagnostischen Aufgaben noch interventive. Somit ist das zu führende Gespräch durch verschiedene Momente geprägt: durch diagnostische, problemklärende, kathartische und motivationale. Am Anfang des Gesprächs steht aber bei den Krisenberatern das Bemühen, den Hintergrund der suizidalen Handlung zu verstehen, um den gestellten Anforderungen gerecht werden zu können.

Als wesentliches Element des Hintergrundes wird ein aktuelles psychosoziales Ereignis gesehen, dessen suizidale Verarbeitung dem Leser durch Angabe von Personmerkmalen, Biographie oder Lebenssituation verständlich gemacht wird. Als aktuelle Ereignisse werden häufig Trennungen, Kontaktabbrüche, Verluste und Situationen des Scheiterns genannt. Nicht immer wird aber ein Ereignis als im Vordergrund stehend gesehen, sondern auch eine desolate Lebenssituation, die nicht mehr hingenommen werden kann, oder eine psychische Befindlichkeit, die nicht mehr ertragen wird. Die Krisenberater sprechen an einer Stelle dann auch von "einem Bündel von Belastungen" oder von jemandem, der "seit Wochen zuspitzend in einer Krise" ist. In der psychiatrischen Literatur spricht man auch von Bagatelltraumen (Möller u.a.,1982). Dieser Begriff minimiert den situativen

Aspekt und lenkt den Blick auf tieferliegende Ursachen. Es scheint aber, daß die Krisenberater den Suizidversuch mehr als Ausdruck einer ernsten Krise verstehen denn als Ausdruck einer Krankheit.

Entscheidender Ansatzpunkt für die Gewinnung der notwendigen Informationen ist die Begründung des Suizidversuches aus Sicht des Klienten. Seine Begründung - auch eine Bagatellisierung wird als eine solche gefaßt - ist ein Orientierungspunkt für weitere Bearbeitungsschritte.

Natürlich ist die Explikation der Begründung nicht einziges Thema des Gesprächs. So fragen die Berater, wie die suizidale Handlung durchgeführt wurde, wie das Befinden des Klienten derzeit ist und ob er noch weitere suizidale Absichten hat.

Die vom Krisenberater erlebte größere oder geringere Zugänglichkeit des Klienten und die gelungene oder wenig gelungene Nachvollziehbarkeit der Begründung der Klienten sind Orientierungspunkte für den Krisenberater bei seinem weiteren Vorgehen. Die Krisenberater äußern sich über die erlebte behinderte Zugänglichkeit des Klienten wie folgt: "Er hatte sein Rollo runtergelassen" oder "Ich konnte nicht so richtig mitfühlen." Das gelungene oder mißlungene Nachvollziehen der suizidalen Krise wird wie folgt verbal ausgedrückt: "Ich konnte das nicht so ganz nachvollziehen" oder "Obwohl sie keine weitere Behandlung brauchte, läßt mich aufhorchen, daß ..." oder " Ich hatte Verständnis ..." Interessant ist hierbei, daß wiederum das Erleben des Krisenberaters als Begründung seines diagnostischen Urteils und damit der weiteren Handlungen herangezogen wird. Dies ist verstehbar auf dem Hintergrund eines diagnostischen Vorgehens, das ganz auf diagnostische Instrumente wie Tests, standardisierte Interviews, Checklisten u.ä. verzichtet.

Die Vereinbarungen oder Angebote, die am Ende des Gesprächs mit dem Klienten getroffen werden, beruhen auf unterschiedlichen Einschätzungen des Klienten. Liegt weiterhin eine erhebliche suizidale Gefährdung vor, so kommt es zur einer Gefährdungsbearbeitung (z.B. stationäre Aufnahme). Liegt keine akute Suizidalität mehr vor, bestehen aber noch professionell zu bearbeitende Problemlagen, so wird das Angebot einer weiterführenden Beratung in der Krisenambulanz oder in anderen Einrichtungen gemacht (Bearbeitung eines Problems). Besteht eine Ablehnung bezüglich der Hilfsangebote, so treten die Berater in eine Bearbeitung der Motivationslage des Klienten ein (Bearbeitung einer ablehnenden Haltung gegenüber professioneller Hilfe). Es kommt aber auch vor, daß der Krisenberater mit dem Klienten die Auffassung teilt, daß sich seine Situation nach dem Suizidversuch grundlegend verbessert oder entschärft hat und keine weitere professionelle Hilfe notwendig ist.

5.4.2. Beispiele

Im folgenden sollen anhand von Beispielen wieder die Bearbeitungsvarianten aufgezeigt werden, die der Berater in Abhängigkeit von unterschiedlichen Begründungen beschreibt.

a) Die Wahrnehmung des Krisenberater als Spezialist für stationäre Einweisungen. Die Ärzte sprechen von einem Suizidversuch; die Frau, an deren Krankenbett die Krisenberater gerufen werden, spricht von einem Zusammenbruch. Sie könne sich auch an gar nichts mehr erinnern. Im weiteren Gespräch kommen aber Bruchstücke der belastenden Situation zum Vorschein. Der Krisenberater erklärt den Kollegen die ausweichende Haltung der Klientin aus der Annahme der Frau, der Krisenberater sei "ein Spezialist für stationäre Einweisungen."

Im Interview äußern sich die Krisenberater zur Wahrnehmung ihrer Person von den postsuizidalen Klienten im Krankenhaus wie folgt:

Wir sind bei denen (den Klienten) sicherlich 'n Teil der Institution, der Maschinerie ...

Sie glauben, daß die Klienten meinen, daß die Krisenberater im Auftrag der Ärzte abklären sollen, ob sie nach Hause können.

Die Leute reden mit uns, weil se halt denken, daß wir irgendwo die Eintrittskarte sind für die Freiheit. Daß wir dafür da sind, ob sie raus dürfen oder nicht. Und ich glaube auch, daß die das so von den Ärzten mitgeteilt kriegen.

Die Krisenberater sehen, daß das einen wesentlichen Einfluß auf die Beratungssituation hat.

Also, daß insofern da auch keine freie Beratungssituation stattfindet. Sondern die eigentlich so ihre Antworten auch 'n bißchen in die Richtung geben wollen, 'ne. Und oft sind das Leute, die wollen einfach nach Hause. Die wollen von nix was hören...

Im obigen Beispiel wird diese von den Krisenberatern getroffene Einschätzung auch deutlich in welcher Rolle sie von den Klienten gesehen werden und daß das für den Beratungsprozeß abträglich ist, wenn die Klienten "nur nach Hause wollen" und der Krisenberater als Gefährdung der Erfüllung dieses Wunsches erlebt wird. Im Interview wird diese Situation nur beklagt, und es bleiben Veränderungsvorstellungen aus. Das Interesse der Klinik an der Übernahme der diagnostischen Aufgabe durch die Krisenberater wird als bestimmend für deren Inanspruchnahme gesehen, und sie sehen sich selbst daher machtlos, diese Aufgabe ggf. zurückzustellen.

b) Es war doch nur ein Kurzschluß.
Ein Fünzigjähriger spricht von einem Kurzschluß. Er wisse auch gar nicht, wie es dazu gekommen sei. Dem Krisenberater gelingt es nicht, weiterführende Information aus dem Klienten "herauszubekommen". Er empfindet ihn dann auch als "verstockt" und bietet ein Gespräch zu einem späteren Zeitpunkt an, was möglich ist, da der Klient noch im Krankenhaus bleiben muß.

Eine junge türkische Frau meint, es habe sich gar nicht um einen Suizidversuch gehandelt, sie wollte sich mit den Tabletten nur beruhigen, worum es ihr jetzt auch geht. Sie wünscht sich eine Kur.

Die von den Krisenberatern wahrgenommene Distanzierung der Klienten von ihrem Suizidversuch wird von ihnen unterschiedlich gedeutet: als Abwehr, als Ausdruck von Scham und als Versuch den Berater zu beruhigen, um eine Einweisung in eine Klinik zu vermeiden. Diese Bagatellisierung setzt bei ihnen unterschiedliche Gefühle frei - auch ärgerliche - und erfordert unterschiedliche Umgangsweisen, um einen Zugang zum Klienten zu finden. Übereinstimmend mit anderen psychosozialen Experten werten sie die abwiegelnde Haltung der Klienten nicht als Ausdruck überwundener Suizidalität. Dies zu tun, wird auch als eminenter Fehler in der Behandlung von Postsuizidalen angesehen (Reimer, 1986). Die Krisenberater versuchen sich von den Bagatellisierungsbemühungen der Klienten nicht verführen zu lassen und bemühen sich, mehr über die Hintergründe der Situation vor dem Suizidversuch zu erfahren, um sich selbst ein Bild zu machen.

Postsuizidale für potentiell hilfsbedürftig zu halten, beruht auf zwei Argumenten. Zum einen wird aufgrund der Ergebnisse verschiedener katamnestischer Untersuchungen die Rezidivrate für hoch gehalten (20 - 30 % innerhalb von zehn Jahren nach einem Suizidversuch). Zum anderen werden die Postsuizidalen für eine Risikopopulation gehalten mit einer hohen Prävalenzrate schwererer psychischer Störungen (Möller u.a., 1982). Im Interview wird auch die Wichtigkeit einer präventiven Haltung dieser Klientengruppe gegenüber hervorgehoben.

Ich versuch' da auf jeden Fall noch nen Folgetermin zu machen, weil ich das halt auch nicht glaube (den Suizidversuch als ausschließlich situatives Ereignis).

c) Die Krisenberaterin läßt ihr ein Faltblatt da.
Auf eine dreifache Belastung hin (Krankheit, Bruch mit der Mutter, heftigem Streit mit dem Ehemann) nimmt eine Frau Beruhigungstabletten. Im Krankenhaus versichert sie der Krisenberaterin, daß sie es nie wieder tun würde. Sie meint, daß sich alles wieder eingerenkt habe, schließlich sei sie mit ihrem Mann schon 2O Jahre glücklich verheiratet. Bei der Krisenberaterin scheint ein Stück Skepsis zu bleiben über die rasche Wendung, und sie läßt ihr "ein Faltblatt da", ein Angebot für eine weitere Inanspruchnahme der Krisenambulanz.

Die Beratung von Postsuizidalen ist - wie oben gerade ausgeführt - von einer präventiven Haltung getragen: der Verhinderung weiterer Suizidversuche und der Vermeidung einer Chronifizierung psychischer Störungen. Im obigen Beispiel - und davon finden sich in den Protokollen mehrere - wird versucht, mit der Frau in Kontakt zu bleiben und ihr die Möglichkeit für eine Inanspruchnahme professioneller Hilfe offen zu halten. In der Literatur wird die geringe Inanspruchnahmerate von professioneller Hilfe von Postsuizidalen beklagt (Möller u.a., 1978). Hinzu kommt noch, daß von den Wenigen, die tatsächlich eine ambulante Nachbetreuung in Anspruch nehmen, wiederum etwa 40 % nur 1-2 Therapiesitzungen haben oder anders ausgedrückt, "daß nur 24% der ursprünglich überwiesenen Patienten eine Nachbetreuung von mehr als 2 Stunden erhalten haben " (Möller u. Geiger, 1982). Die Krisenberater beklagen die geringe Inanspruchnahme, gerade auch weil sie in den Erstkontakt sehr viel Kraft investieren.

Also,ich find', das ist was sehr total viel Kraft und Energie braucht...Ja, man muß ne ganze Menge aufwenden, um diese Anfangssituation zu gestalten. Um Kontakt herzustellen auch... und hast oft das Ergebnis, daß die Leute nach dem Gespräch gehen und sich nicht wieder melden. Das ist ein eklatantes Mißverhältnis.

Wie oben im Beispiel schon deutlich wurde, versuchen die Krisenberater, mit dem Klienten einen Folgetermin auszumachen und ihm ein Faltblatt mitzugeben. Möller u.a. (1982) versuchen, ebenso wie die Krisenambulanz, den Postsuizidalen im Krankenhaus eine Broschüre über die vorgesehene Nachbetreuungseinrichtung mitzugeben. Außerdem geben sie ihnen noch einen kurzen Brief mit, in dem nochmals auf die Notwendigkeit und Zielsetzung dieser Nachbetreuung hingewiesen wird" (ebd. S.11O). Wenn der Termin nicht wahrgenommen wird, schicken sie wiederum einen Brief gleichen Inhalts. Mit diesen Maßnahmen haben sie erfolgreich die Inanspruchnahme erhöht.

d) Das einzige, was mich aufhorchen läßt.
Eine andere Frau hat mehrere körperliche Krankheiten nicht mehr ertragen wollen, sei so "down gewesen", daß sie eine "Kurzschlußhandlung" vollzogen habe. Dann habe sie sich aber wegen ihrer Familie "zusammengerissen" und die Feuerwehr geholt. Bei einem nächsten Gespräch berichtet sie, daß es ihr ganz gut gehe und sie bei ihrem Arzt endlich eine andere medikamentöse Behandlung erreicht habe. Weitere Kontakte werden ihr angeboten.

Auch bei einem jungen Mädchen scheint der Suizidversuch ihre Angehörigen auf ihre isolierte Stellung in der Familie aufmerksam gemacht und eine Veränderung bewirkt zu haben. Der Krisenberater kommentiert ihre Versicherung mit dem Satz: "Das einzige, was mich noch aufhorchen läßt...". Er bietet ihr weitere Gespräch zur Stabilisierung ihrer Situation an, da mit dem Tod ihrer Mutter, als sie 8 Jahre alt war, der Beginn eines Asthmaleidens verbunden war.

Die Zweifel an einer schnellen Veränderung beruhen einerseits auf der Absicht, nicht einer folgenreichen Bagatellisierung aufzusitzen und andererseits auf der Überzeugung, daß eine tiefgreifende Veränderung Zeit oder einer gründlichen Bearbeitung bedarf. Kamm (1977) weist darauf hin, daß sich Therapeuten, die gelernt haben, daß Therapie und damit Veränderung mehrere Monate oder Jahre bedarf, dazu neigen, schnelle und frühe Veränderungen "als Flucht in die Gesundheit" zu betrachten. Bei den Krisenberatern darf wohl davon ausgegangen werden, daß sie auch kurzfristige Veränderungen für möglich und wirksam halten, dennoch bedarf die Frage der Klärung, ob z.B. die mit einer dramatischen Handlung hervorgerufene Unterstützung durch Angehörige auch dem Alltag standhält oder die Entscheidung, seine Probleme in Angriff zu nehmen, woraus neuer Lebensmut entstanden ist, auch nicht wieder ins Wanken gerät.

e) Da war ich tüchtig am Kämpfen.
Mit dieser Zeile endet ein Protokoll, in dem die Krisenberaterin beschreibt, wie es ihr gelingt, daß sich eine türkische junge Ehefrau öffnet und ihre Enttäuschung über ihre Ehe ausspricht, die mit vielen Erwartungen nach einer siebenjährigen Verlobungs- und Wartezeit begonnen wurde. Sie beschreibt die Mühen ihres Engagements mit den Worten: "Da war ich tüchtig am Kämpfen."

Das Sprechen über Hintergründe ist mit Emotionen verbunden, und die Ermutigung, sich mit ihnen zu konfrontieren, dürfte nicht nur mit kurzfristiger Entlastung verbunden sein, sondern auch mit therapeutischen Effekten. Für eine Reihe suizidaler Handlungen werden übereinstimmend von mehreren Autoren eine narzißtische Kränkung verbunden mit Wut- und Haßgefühlen, die eigentlich gegen einen signifikanten Anderen gerichtet sind, als mögliche Erklärungshypothese genannt. (Reimer, 1986, Sullivan Everstine u. Everstine, 1985). Somit wird der Ausdruck dieser Gefühle als Fortschritt in der Behandlung gewertet. Das Erreichen des Ziels, den Klienten zum Ausdruck negativer Gefühle, insbesondere von Wut und Gekränktsein zu ermutigen, wird von der Krisenberaterin als eine konfrontierende Tätigkeit beschrieben, getragen von einem therapeutischen Engagement.

f) Ich soll ihm Lebensmut geben.
Ein Mann mit einer schweren Kopfverletzung, die er sich selbst beigebracht hat, veranlaßt, daß die Krisenberaterin zu ihm ins Krankenhaus kommt. Er möchte "daß sie ihm Lebensmut gibt". Die Krisenberaterin kann aber seine suizidale Handlung als Reaktion auf eine desolate Lebenssituation recht gut verstehen und sieht sich einer paradoxen Situation gegenüber. Am Ende des Gesprächs fühlt der Patient nach Einschätzung der Krisenberaterin neuen Lebensmut.

Die Krisenberaterin vermutet, daß die Veränderung durch die mit dem Gespräch verbundene Zuwendung in Zusammenhang steht. "Er sei erfreut, daß sich jemand mit ihm unterhält." Hier wird Zuwendung als wichtiges therapeutisches Agens benannt, und zwar als tatsächlich empfundenes Mitgefühl, das diese Qualität der Zuwendung ermöglicht. Diese Konzeption ist nicht weiter verwunderlich, da darauf beispielsweise in der Gesprächspsychotherapie auch hingewiesen wird. Interessant ist aber, daß die Krisenberaterin die Veränderung mehr mit ihrer Zuwendung denn mit der Haltung des Klienten (er wollte Lebensmut zugesprochen bekommen) in Zusammenhang bringt. Diese Sichtweise steht im Zusammenhang mit den in den gesamten Protokollen deutlich werdende Einstellung, den Berater als Handelnden und als den wesentlichen Agenten der Veränderung zu begreifen und nicht den Klienten. Diese Sichtweise ist Ausdruck eines professionellen Selbstverständnisses, bei dem der Berater/Therapeut die Veränderungsprozesse zielgerichtet bewirkt.

g) Die ich ansonsten nicht ganz nachvollziehen kann.
Ein junger Mann hatte sich in "autoaggressiver Absicht" verletzt. Die Begründung, die er nennt - hier in Berlin "wehe ein rauherer Wind" als in Westdeutschland -, erscheint dem Krisenberater zu vage. Er bringt im Protokoll seine Gedanken über mögliche Hintergründe zu Papier, die ihm die Autoaggressivität des Klienten verständlich machen.

In dem aufgeführten Beispiel ist die Zugänglichkeit zum Klienten nur teilweise gegeben. Er findet den Klienten "ein bißchen komisch". Die Nachvollziehbarkeit der suizidalen Handlung aufgrund der Begründung des Klienten ist dem Krisenberater nicht möglich. Folglich beginnt er eigene Hypothesen zu bilden. Eine gemeinsame Definition von Problemlagen ist zum gegebenen Zeitpunkt auch nicht herstellbar. Die folgenden Gespräche sind geprägt durch das Suchen nach erklärenden Hintergründen, wobei der Klient nach Meinung des Beraters eine Erklärung aus dem biologischen Kontext einer psychologischen vorzieht.

h) Und nun komme ich.
Ein junges Mädchen stellt ihre suizidale Handlung in Beziehung zum Einschalten professioneller Hilfe auf Initiative ihres Vaters. Im Protokoll ist dies "Ansinnen" mit folgender Zeile festgehalten: "Der hat mir schon zweimal den Sozialpsychiatrischen Dienst auf den Hals gehetzt." Diesen Angriff kommentiert die Krisenberaterin im Protokoll mit den Worten: "Und nun komme ich." Die Klientin läßt sich dennoch auf ein Gespräch ein, und es ist ein Hintergrund herstellbar, auf dem die suizidale Handlung Kontur gewinnt (nicht bestandene Abschlußprüfung, zunehmender Rückzug usw.).

Der Hauptteil der Bearbeitungsanstrengungen der Beraterin scheint sich auf die Herstellung einer Motivation zur Inanspruchnahme professioneller Hilfe zu richten, obwohl sie ihre Bemühungen selbst skeptisch beurteilt.

i) Sie will eigentlich leben, nur so nicht.
Der verlassene Ehemann droht seiner Frau, ihr die beiden Kinder wegzunehmen, wenn sie die Scheidung einreicht. Sie will "eigentlich leben, nur so nicht." Der Krisenberater veranlaßt eine Unterbringung auf einer Krisenstation, da er sie nicht ins familiäre Konfliktfeld sogleich zurückschicken möchte.

j) Eine Frau ist vom Ehemann und Kind verlassen worden und steht "ganz allein da". Sie erscheint weiterhin suizidal und eine weitere stationäre Behandlung wird notwendig.

In den erwähnten Beispielen sind die Klienten aus Sicht der Krisenberater durchaus zugänglich und ihre suizidale Handlung wird nachvollziehbar auf dem mitgeteilten Hintergrund. Die Krisenberater konstatieren aber eine fortbestehende Suizidalität oder sehen eine Notwendigkeit zu einer Herausnahme aus dem Konfliktfeld, um einem Rezidiv vorzubeugen.

5.4.3. Die Verbindung von diagnostischen und interventiven Zielen

Wie am Anfang ausgeführt, ist der Krisenberater bei der Begründungsbearbeitung primär daran interessiert, den Hintergrund, d.h. die auslösende Situation und die

Bedeutung, die diese für den Klienten hatte, zu verstehen, um die Suizidalität einschätzen und eine zu bearbeitende Problematik eingrenzen zu können. Die Explorierung des Hintergrundes geschieht also in diagnostischer Absicht. Wie anhand von einigen Beispielen zu vermuten ist, hat die Exploration zugleich auch therapeutische Wirkung. Die vom Berater vorgenommene Klärung und kognitive Bewertung der Situation, die zum Suizidversuch geführt hat, kann auch beim Klienten Einsichten auslösen. In den Beispielen wurde auch deutlich, daß die Gespräche nicht nur von diagnostischer Absicht, sondern auch von interventiven und motivationalen Momenten getragen werden. Die Vermischung tritt in je unterschiedlichem Ausmaß bei allen Bearbeitungstypen auf. Die Krisenberater glauben nicht, daß eine Trennung der diagnostischen von den interventiven Aufgaben möglich ist. Der interventive Teil kann aber aus bestimmten Gründen vorenthalten werden.

Ich finde, das kann man nicht trennen. Manchmal, wenn ich merke, daß zum Beispiel jemand an ner bestimmten Stelle also ziemlich Druck hat. Nen Bedarf hat und ich aber merke, ich nehme ihm den Druck oder Bedarf, um zu lindern. Wenn ich jetzt einsteige, das wär' schlecht. Und deshalb trenn' ich dann da für mich und mach's aus therapeutischen Gründen deutlich in der Situation.

Diagnostik wird hier vor allem als ein Verstehensprozeß interpretiert, frei von der Verwendung äußerer Mittel wie Tests u.ä. Verstehen kann hier als ein Prozeß abgebildet werden, bei dem verschiedene Datenquellen zusammengefügt werden und sich zu einem Eindruck verdichten, dessen gefühlsmäßige Qualität für den Berater wichtig ist. Die Datenquellen haben einen ganz unterschiedlichen Status: die "objektive" Information über die Lebenssituation des Klienten, seine "subjektive" Sichtweise auf die Gründe für seine suizidale Handlung, den Eindruck, den der Klient auf den Berater macht, die Interaktionsmöglichkeiten mit ihm (als Zugänglichkeit definiert), seine Ansprechbarkeit auf interventive Anstrengungen des Krisenberaters und ggf. auch Information von Angehörigen. Wie dieser Integrationsprozeß aufgrund welcher Prozesse abläuft, darüber ist weder aus den Protokollen noch aus dem Interview etwas zu erfahren. Es ist zu vermuten, daß sich die Krisenberater darüber auch keine Rechenschaft ablegen, da dies ja auch ein alltäglicher Prozeß ist: Wir integrieren ständig Informationen aus den unterschiedlichsten Quellen.

Die Kategorien mittels derer diagnostische Aussagen gemacht werden, scheinen eher alltagssprachlich gefaßt zu werden. Erinnert sei beispielsweise an die Aussage des Krisenberaters, der Klient sei "etwas komisch". Im Rahmen der Begleitforschung mußten jedem Klienten eine diagnostische Einordnung nach den ICD-Gruppen getroffen werden im Sinne einer Krankheitszuordnung. Diese Zuordnung wird von den Forschern als mit einer hohen Unsicherheit verbunden gesehen. Tatsächlich fehlen auch 39% der Diagnosen. Die Autoren erklären sich das mit dem hohen Handlungsdruck der Krisenmitarbeiter und einem fehlenden diagnostischen Training. Aus den Gesprächen mit den Krisenberatern wurde auch deutlich, daß sie diese Art der Diagnosestellung auch als weitgehend irrelevant für ihre Arbeit ansehen. Dennoch fällen die Krisenberater ständig diagnostische Urteile, die für ihre Handlungen bestimmend sind, aber auch wohl wenig expliziert sind. Auch in der Krisenliteratur spielt die Reflexion diagnostischer Prozesse kaum eine Rolle. Im Mittelpunkt stehen eher Überlegungen zur Versorgungsgestaltung, der Entwicklung einer Krisentheorie und dem interventiven Vorgehen.

5.5. Bearbeitung eines Problems

5.5.1. Beschreibung

Diese Bearbeitungsform ist am besten anhand der Normalform beraterischen Handelns zu beschreiben, wie diese etwa von Kallmeyer entwickelt wurde (in Breuer, 1989, S.7 f.). Anhand der Analyse von aufgezeichneten Beratungsgesprächen wurde sie herausgearbeitet. Sie enthält sowohl die Aufgaben des Beraters als auch die des Ratsuchenden. Im folgenden soll die Normalform in gekürzter Fassung dargestellt werden:

- Einsetzen des Ratgebers als Instanz (durch den Ratsuchenden und Ratgeber).
- Problempräsentation (v.a. Aufgabe des Ratsuchenden) mit den Teilaspekten
  Aufdecken der Problemkonstitution,
  Zuschreiben von Lösungsbeteiligung.
- Feststellung des Sachverhalts und Redefinition des Problems (als Aufgabe des Ratgebers).
- Akzeptieren des redefinierten Problems (durch den Ratsuchenden).
- Lösungsentwicklung (v.a. als Aufgabe des Ratgebers) mit den Komponenten
  Aufzeigen und Prüfen von Lösungsmöglichkeiten,
  Lösungsvorschlag,
- Lösungsverarbeitung (durch den Ratsuchenden) mit den Teilaspekten:
  Akzeptabilitätsprüfung,
  Entwicklung einer Handlungsperspektive.

- Entlastung und Honorierung des Ratgebers (durch den Ratsuchenden).

Mit den Protokollen liegt aber nur eine Sichtweise auf Beratung vor, nämlich die der Krisenberater. Somit ist keine Aussage über die Problempräsentation, wie sie der Klient vorgenommen hat, möglich, sondern diese wird aus der Perspektive des Krisenberaters wiedergegeben, und zwar nur die Teile, die dieser für wesentlich zum Verständnis hält. Zu fragen ist also, wie der Krisenberater die Probleme der Klienten beschreibt. Bei Kallmeyer nimmt der Krisenberater eine Redefinition des Problems vor. Redefinieren auch die Krisenberater das vom Klienten eingebrachte Problem bzw. ist dies im Text auffindbar? Wie sieht dies ggf. aus? Welche Funktion hat es im Text? Aufgrund der Begrenzung der Gesprächskontakte ist anzunehmen, daß die Krisenberater die vorgebrachten Probleme selber nur begrenzt bearbeiten im Sinne einer Lösungsentwicklung. Sie werden häufig eine Behandlungempfehlung geben, also eine Weitervermittlungsberatung vornehmen.

Aus der Sicht der Krisenberater gibt es eine Reihe von Klienten, die Probleme einbringen mit der Hoffnung auf eine Lösung. Diese Klienten werden als nicht gefährdet eingestuft. Die Protokolle zeigen sehr unterschiedliche Probleme auf. Gegenstand der Probleme kann die eigene körperliche Befindlichkeit sein in Form von Schlafstörungen und Kopfschmerzen. Gegenstände sind auch störende Verhaltensweisen, Beziehungsprobleme und die mit Trennungen verbundenen Kränkungen, konkrete Lebensbewältigungsschwierigkeiten, Einsamkeit, emotionale Probleme wie Depression, Schuldgefühle und Angst, sexuelle Probleme oder auch nur die Feststellung "alles sei so durcheinander" und dieses bedürfe der Klärung.

In den Protokollen wird eine sehr begrenzte Anzahl von Teilen der Problembeschreibung zur Kennzeichnung des Problemgegenstandes mitgeteilt. Diese scheinen ausreichend, um die Kollegen über die getroffenen Bearbeitungs- oder Behandlungsvorstellungen zu informieren. Potentielle Stücke sind der Problemhintergrund, die Bewertung des Problems, eventuell die Behandlungsgeschichte und erste Lösungs-und Zielvorstellungen. Diese sollen im folgenden erläutert werden.

Ein wichtiger Teil ist der Problemhintergrund, den der Berater, als Information des Klienten gekennzeichnet, den Kollegen mitteilt. Unklar bleibt dabei, wieweit die Explorationsarbeit des Krisenberaters zur Eruierung des Hintergrundes beigetragen hat, da ja nur das Ergebnis in den Protokollen mitgeteilt wird. Es fällt auf, daß die Probleme mit unterschiedlichen Kontexten verbunden werden und somit ihren Erklärungswert erhalten. Dieser Vorgang der Verbindung von Problemgegenstand mit dem Problemhintergrund wird mit dem Begriff der Kontextualisierung im folgenden belegt. Die Kontexte können wie folgt klassifiziert werden: Der personbezogene Kontext umfaßt einen persönlichen Mangel, einen spezifischen Persönlichkeitszug oder eine andere Lebensvorstellung o.ä. Im biographischen Kontext bezieht man sich auf frühere Erfahrungen und Familienkonstellationen u.a. (z.B. auf ein konkurrentes Geschwisterverhältnis). Der Bezug auf konkrete Ereignisse (Tod des Partners z.B.) ist dem situativen Kontext zuzuordnen. Einige Klienten stellen ihre Probleme in den Kontext einer schwierigen Partnerbeziehung bzw. in den Kontext von Erziehungsproblemen (Beziehungskontext). Es wird auch auf schwierige Lebenslagen verwiesen, z.B. finanzielle Probleme, die eine Belastung bedeuten (Lebenswelt-Kontext). Überraschend ist, daß einige Klienten ihre Probleme auch in einen medizinischen Kontext zu stellen scheinen und trotzdem die Krisenambulanz aufsuchen, also mit dem Angebot eines im weitesten Sinne psychologischen Kontextes rechnen müssen. Verständlich wird dies, wenn dem Klienten die Inanspruchnahme der Krisenambulanz von einer anderen Institution nahegelegt wird und der Klient diesen Kontext nicht vollständig ausschließen will oder aber der Klient, die mit einer somatischen Störung verbundene Befindlichkeit behandelt haben möchte.

In einigen Problembeschreibungen fehlt jedoch jeder erklärende Kontext. Dies kann dann aber auch Anlaß für die Inanspruchnahme von Beratung sein. Die Berater beziehen sich in ihren Protokollen auf Klienten, die "sich verstehen" wollen.

Die Mitteilung der Bewertung des Problems fehlt selten und legitimiert den Einsatz des Krisenberaters aufgrund eines bestehenden Leidendrucks. Dies scheint notwendig zu sein, da ja kein Notfall vorliegt. Beispielsweise wird geschildert, daß eine Frau auf die erheblichen negativen sozialen Folgen, die ihr unangemessenes Verhalten mit sich bringt, verweist. Eine andere Frau teilt mit, daß ihr die morgige Klinikaufnahme (Suchtstation) Angst macht. Eine Ehefrau stellt klar, daß sich ihr Mann zu ändern habe, sonst verläßt sie ihn usw. Im Interview werden die Krisenberater gefragt, warum sie sich für diese Art von Problemen zuständig sehen und wieweit sie sich dafür zuständig sehen. Die meisten Krisenberater fühlen sich für diese Art von Problemen auch zuständig - zumindest für die Klärung der Problemlage und eine entsprechende qualifizierte Weitervermittlung. Nur ein Berater sieht in der Bearbeitung ein Legitimationsproblem. Das kann daraus geschlossen werden, daß er zur Rechtfertigung der Bearbeitung von "Alltagsproblemen (in Abhebung von Krisen) die Konstruktion des vorgeschobenen

Problems einführt:

Ich versteh' das meistens erstmal so als Wink mit 'm Zaunpfahl. Als Test. Mal gucken, wie er (der Krisenberater) darauf eingeht. Von meinem Verständnis her, daß derjenige vieleicht noch andere Probleme hat.

Als weiteres Argument wird angeführt: wenn auch der Krisenberater keine Krise konstatieren kann, so kann der Klient das Problem jedoch als Krise erleben, und es ergibt sich daher eine Bearbeitungsberechtigung.

Die Behandlungsgeschichte ist häufig Teil der Problembeschreibung. Da diese die Lösungsmöglichkeiten des Beraters einengen kann, weil beispielsweise schon soviel versucht wurde, kann die Mitteilung der Behandlungsgeschichte auch als Erklärung der sonst nicht nachzuvollziehenden Behandlungsempfehlung verstanden werden. So wird eine junge Frau nicht in eine Therapie geschickt - eine abgeschlossene Therapie hat sie bereits absolviert -, sondern es werden ihr mehrere Gespräche in der Krisenambulanz angeboten, obwohl die Krisenberaterin selbst unsicher ist, "was sie der Klientin anzubieten hat."

Nur einige Klienten scheinen Lösungsvorstellungen (z.B. eine psychologische Behandlung anstelle einer medikamentösen) oder Zielvorstellungen (z.B. Klarheit zu bekommen) zu haben. In der Regel werden keine Ziel- und Lösungsvorstellungen der Klienten von den Krisenberatern mitgeteilt. Das mag daran liegen, daß sich die Zielvorstellungen möglicherweise von selbst verstehen: Jemand der z.B. wegen Ängste die Krisenambulanz in Anspruch nimmt, möchte diese wieder loswerden. Nach Kallmeyer (ebd.) ist dies auch nicht Aufgabe der Klienten. Im Interview heben die Krisenberater hervor, daß die meisten Klienten keine Vorstellungen darüber haben, wie das Problem zu lösen ist.

...die Leute eben auch 'n Anliegen schon mit hineinlegen und sagen, sie wollen das und das machen. Das ist aber bei den meisten erstmal nicht der Fall.

Die Beschreibung des Klientenproblems nimmt im Text einen breiteren Raum ein als die Ausführungen des Krisenberaters zum Problemverständnis oder zur Problemredefinition, wie es Kallmeyer (ebd.) ausdrückt. In diesem Zusammenhang ist unter "Redefinition" eine erneute und damit abweichende Kontextualisierung gemeint. Vier Erklärungsmöglichkeiten ergeben sich, die alle zutreffend sind, wie die Beispiele belegen. Erstens: Die Art des dargestellten Problems hat ausreichend Begründungskraft für die Lösungsentwicklung. Zweitens: Im Erstgespräch finden noch keine Redefinitionen statt bzw. nur vorläufig und andeutungsweise. Dies wird auch durch eine Aussage im Interview gestützt:

Im Erstgespräch (kannst du) das gesamte Problem gar nicht erfassen...

Drittens: Mittels einer Diagnose im Sinne der Zuordnung eines Problems zu einer Klasse von Problemen z.b. als Beziehungskrise erfolgt die Redefinition, die demzufolge mit wenig Text auskommt. Aufgrund eines geteilten Klassifikationssystems erübrigen sich weitere Ausführungen. Viertens: Aus der Art der Empfehlung ist die Redefinition zu erschließen. So ist beispielsweise mit der Entscheidung für eine Feministische Therapie auch implizit eine Definition des Problems erfolgt: Das Problem ist als ein "Frauenproblem" anzusehen.

Vorgenommene Redefinitionen sind unterschiedlich spezifisch innerhalb ihres Kontextes. Der Krisenberater kann das Problem einem bestimmten erklärenden Kontext zuweisen, z.b. als Beziehungsproblem (Kontextualisierung), und es damit nicht näher definieren. Er kann das Problem spezifischer definieren, beispielsweise im Sinne einer Persönlichkeitsdiagnose (z.B. als Durchsetzungsproblem) oder im Sinne einer an Krankheitsbildern orientierten Diagnose (z.B. als Depression). Er kann auch das Problem in einen bestimmten Lösungskontext stellen, z.B. als Therapie-Problem. Schließlich kann er das Problem als lösbar oder unlösbar definieren.

Häufig hört aber mit der Zuweisung des Problems zu einer umfassenden Kategorie auch die Bearbeitung auf. Erst in nachfolgenden Gesprächen wird eine Redefinition "ausgearbeitet" und "überprüft". Die aufgestellten Hypothesen über Zusammenhänge werden komplexer oder aber verändert. Die aus den Hypothesen abgeleiteten Veränderungsvorstellungen und notwendig zu vollziehenden Handlungen werden in ihrer Wirksamkeit und Praktikabilität vom Krisenberater eingeschätzt.

Die Kontextualisierung des Problems bestimmt den Behandlungsvorschlag bzw. die Entscheidung, ob der Krisenberater das Problem selber lösen will. Wenn der Krisenberater sich dazu entschließt, muß er Überlegungen zur konkreten Lösungsentwicklung anstellen und das Problem nicht nur einem Kontext der Behandlung zuweisen.

Bei den Krisenberatern herrscht Einverständnis darüber, daß sie für eine Weitervermittlungsberatung zuständig sind. Sie nehmen sich dafür Zeit, meist mehrere Termine. Sie begründen das mit verschiedenen Argumenten:

Im Erstgespräch kannst du das gesamte Problem gar nicht erfassen. Um irgend -

wie so ne Vertrauensebene aufbauen zu können, grade bei solchen Leuten, denk' ich, ist das einfach auch wichtig und erforderlich, daß die überhaupt Mut haben, dann woanders hinzugehen.

Über den nächsten Schritt der Akzeptanzherstellung für die Redefinition des Problems bzw. die daraus abgeleiteten Behandlungsvorstellungen wird wenig berichtet. Es ist eher die Ausnahme, wenn der Krisenberater z.b. darüber klagt, daß die Klientin "auf die medizinische Linie festgelegt" ist. Dafür sind verschiedene Erklärungen denkbar: Es gibt keine Komplikationen, da die Berater z.B. die Redefinitionen für sich behalten und die daraus abgeleiteten Behandlungsvorstellungen aus anderen Gründen für den Klienten akzeptabel sind. Eine weitere Überlegung bezieht sich auf die Tatsache, daß die Protokolle diese Art von Information kaum enthalten, da diese eher ergebnisorientiert und weniger prozeßorientiert geschrieben sind. Oder aber die Klienten haben ihre abweichende Meinung noch für sich behalten, da sie noch keine Auseinandersetzung riskieren wollen und es ihnen ja sowieso freigestellt ist, ob sie der Behandlungsempfehlung folgen. Möglicherweise sind auch die Redefinitionen noch zu allgemein gehalten, als daß sie eine Ablehnung hervorrufen könnten.

Einige Protokolle der Erstgespräche enthalten Information über Lösungsvorschläge der Krisenberater und über deren Aufnahme und Verarbeitung beim Klienten. Häufig geschieht dies aber erst - falls der Klient zu weiteren Gesprächen eingeladen wird - in nachfolgenden Terminen. Am Ende jedes Erstgesprächs werden aber vom Krisenberater Vorschläge für eine weitere Bearbeitung mitgeteilt und sei es nur, daß die Klärung des Problems noch mehr Zeit in Anspruch nimmt, also ein weiterer Termin erforderlich ist.

Zusammenfassend ist festzustellen, daß in den Protokollen die Problemschilderung einen breiten Raum einnimmt. Wichtigster Bearbeitungsschritt ist die Redefinition des Problems, die als Kontextualisierung erfolgt.

5.5.2. Beispiele

Im folgenden werden wieder Beispiele zur Illustration der Bearbeitung der Problemstellung gegeben.

a) Der Krisenberater vermutet eine Selbstwertproblematik.
Eine junge Frau ist in einer Beziehungskrise, wie sich der Krisenberater ausdrückt. Sie klagt über sexuelle Probleme und Schuldgefühle, "weil sie ihren Freund am Leben hindert." Der Krisenberater teilt seinen Kollegen mit, daß er eine "massive Selbstwertproblematik " dahinter vermutet. Er vereinbart weitere Gespräche.

Eine Frau leidet unter den negativen sozialen Folgen, die ihre ständigen Wutanfälle bewirken. Sie möchte den Ursachen auf den Grund gehen. Der Krisenberater vermutet Angst und eine Selbstwertproblematik und bietet ihr weitere Gespräche an.

In den vorgestellten Beispielen kommen die Klienten mit einer vagen Vorstellung, daß es sich um etwas "Psychologisches" handle. Eine nähere Bestimmung scheinen sie aber aus Sicht des Krisenberaters nicht vorzunehmen. In diesen Beispielen weist der Krisenberater ihre Probleme dem persönlichen Kontext zu und bestimmt das Problem für die Kollegen noch näher. Er bietet weitere Gespräche an, wobei offen bleibt, ob noch eine Weiterempfehlung bei späteren Terminen erfolgt.

b) Der Krisenberater empfiehlt.
Eine junge Frau berichtet aufgebracht von familiären Konflikten, die seit dem Tod ihrer Mutter aufgebrochen seien. Seitdem fügt sie sich auch selbst Schmerzen zu. Der Krisenberater bietet ihr an, über Therapiemöglichkeiten zu sprechen.

Bei einer jungen Frau mit einer Vielzahl von Problemen und einer umfangreichen Behandlungsgeschichte finden die Krisenberater, daß "ein Frauenprojekt angesagt sei".

Bei einer Frau mit Trennungsproblemen, die über die erlittenen Kränkungen nicht hinweg kommt und mit ihrer Einsamkeit zu kämpfen hat, empfiehlt der Krisenberater eine bestimmte Selbsthilfegruppe.

In den Protokollen fehlt bei diesen Fällen ein Hinweis auf eine Redefinition von seiten des Krisenberaters. In der Darstellung der Protokolle wird hier die Behandlungsentscheidung auf den Kontext der Erklärung in der Problembeschreibung bezogen bzw. dieser scheint für den Berichtenden zum Verständnis seiner Empfehlung ausreichend. Aber auch eine andere Erklärung für das Fehlen einer Mitteilung einer Redefinition ist möglich: Die Klienten kommen schon mit der Vorstellung, daß eine Psychotherapie/Gespräche helfen können, sie aber nur nicht wissen, "wie und was." Dem Krisenberater scheint diese Behandlungsvorstellung auch angemessen und es bedarf keiner weiteren Erklärungen. Eine Problembearbeitung soll ja erst später - in der nachfolgenden Behandlung - erfolgen. Erst dann wäre eine Ausgestaltung der Deutung erforderlich. In nachfolgenden Protokollen sind auch mehr Äußerungen der Krisenberater zur Deutung des Problems der Klienten zu finden als in Erstgesprächsprotokolle.

c) Es stellt sich kein klares Bild her.
Ein junger Mann hat seit eineinhalb Jahren massive Ängste und eine vielfältige Behandlungsgeschichte. Die letzte behandelnde Ärztin deutet seine Ängste als endogene Depression. Der Krisenberater sieht aber auch Bezüge zu seiner Lebensgeschichte als Ausländer und einem Unfall. Für den Berater stellt sich "kein klares Bild" her. Er kommt schließlich dem Wunsch des Klienten nach, eine Alternative zur medikamentösen Behandlung aufzuzeigen.

Der Klient stellt selbst mehrere Bezüge her, die den Krisenberater veranlassen, eine Präferenz zu treffen.

d) Eine gewisse Verärgerung bleibt.
Eine Frau mit Schlafstörungen und Ängsten ruft an. Im Laufe des Gesprächs wird deutlich, daß sie tablettenabhängig ist und die Schlafstörungen mit dem Absetzen der Tabletten in Zusammenhang stehen. Klientin und Berater können sich auf eine professionell begleitete Entzugsbehandlung einigen. Eine gewisse Verärgerung des Krisenberaters wird in dem Protokoll sichtbar, da die Anruferin sich einer psychologischen Kontextualisierung ihrer körperlichen Beschwerden und Ängsten zu entziehen scheint.

e) Der Krisenberater macht einen Lösungsvorschlag.
Ein Mann ruft bei der Krisenambulanz an. Er hat erneut eine Straftat begangen, so daß er Angst hat, daß seine Bewährung aufgehoben wird und er in den "Knast" muß. Der Krisenberater drängt ihn, seine Bewährungshelferin anzurufen. Kurz vor seiner Gerichtsverhandlung erscheint er sehr aufgeregt wieder in der Krisenambulanz. Es stellt sich heraus, daß er die Bewährungshelferin immer noch nicht angerufen hat. Der Krisenberater stellt die telefonische Verbindung zur ihr her. Einige Tage später ruft er mit einem neuen aktuellen Problem an, da seine Bewährungshelferin erst später am Tage zu sprechen sei. Der Krisenberater gibt ihm "paar kleine Tips" und verweist ihn auf seine Helferin.

Eine Frau, die seit 20 Jahren Alkoholikerin ist, liegt im Krankenhaus und will nach Hause. Der Ehemann will sie aber nicht mehr aufnehmen. Nach einem langen Gespräch mit dem vom Arzt herbeigerufenen Krisenberater ruft sie schließlich nochmals ihren Mann an. Sie darf nach Hause kommen. Der Krisenberater bringt sie mit dem Taxi heim. Wenige Tage später wird der Sohn vom Vater zur Krisenambulanz geschickt.

Eine Frau vermutet, daß ihr Mann ein Verhältnis hat, er streitet aber alles ab. Sie ist "nervlich fertig". Der Krisenberater macht ihr einen konkreten Lösungsvorschlag, wie sie mit ihrer Unsicherheit umgehen kann und verweist sie auf eine Selbsthilfegruppe.

In den geschilderten Fällen versucht der Krisenberater selbst zu einer Lösungsentwicklung beizutragen und macht auch Verhaltensvorschläge, die einen Schritt in die gewünschte Richtung darstellen sollen. In den Beispielen handelt es sich nicht um weitreichende Probleme, sondern es wird auf sehr eng umgrenzte Probleme fokussiert. Folglich ist es denkbar, daß es innerhalb eines Termines zur Abwicklung einer Problembearbeitung kommen kann. Klienten treten, wie aus den Beispielen deutlich wird, an die Krisenambulanz auch mit begrenzten Problemstellungen heran, wobei aber dem Krisenberater deutlich ist, daß damit keine weiterreichende Aspekte der Problematik angesprochen ist.

f) Es gibt keine Lösung.
Ein Mann ruft an und schildert sein Problem als ein unlösbares, da weder sein Konfliktpartner noch er sich werden ändern können. Bei ihm handle es sich um eine "Hörigkeit". Die Krisenberaterin versucht keine andere Definition und stimmt mit dem Anrufer in der Einschätzung der Unlösbarkeit des Problems überein.

5.5.3. Weitervermittlungsberatung

Im folgenden soll auf einen Aspekt die Analyse zentriert werden: auf die Weitervermittlungsberatung.

Wie schon aus den Beispielen und dem Interview deutlich wird, machen die Krisenberater bei diesen Bearbeitungstyp hauptsächlich eine Weitervermittlungsberatung. Sie nehmen sich dafür Zeit, um sich "ein klares Bild" von dem Problem zu machen und um über die Herstellung einer Vertrauensbeziehung zu sichern, daß der Klient die Weiterempfehlung auch umsetzt. Dabei fällt auf, daß die Krisenberater zurückhaltend in ihren Deutungen und Zusammenhangserklärungen den Kollegen gegenüber sind. Dies macht zwei Dinge deutlich. Erstens spricht daraus ein gewisser Vorbehalt der traditionellen Diagnostik gegenüber. Diese scheint wenig Relevanz für ihre Entscheidungsprozesse zu haben. Zweitens scheint die Aufgabe der Weitervermittlung und deren Begründung - und darum geht es ja hauptsächlich in den Protokollen - mit einer Kontextualisierung, wie sie in den Beispielen deutlich wurde, auszukommen. Dabei darf allerdings nicht übersehen werden, daß das Stellen eines Problemgegenstandes in einen erklärenden Kontext weitreichende Konsequenzen für den weiteren Bearbeitungs- und Verstehensprozeß hat. Es ist unmittelbar einleuchtend, daß es einen großen Unterschied macht, ob man den "Druck im Kopf" als ein medizinisches Problem oder als ein Lernproblem versteht oder ob man die Depression im Kontext früherer Geschwisterproblematik oder als Ausdruck einer Paardynamik sieht. Somit stellt jede

Kontextualisierung eine bestimmte Definition eines Problems dar. Die in den Protokollen geschilderten Kontextualisierungen können als ersten Schritt in einem Verstehens-und Deutungsprozeß gesehen werden, der dann z.B. in der Formulierung eines Fokus münden könnte. Fokussierungen i.S. von Klüwer (1970) und seiner Projektgruppe "Fokaltherapie" am Sigmund Freud Institut in Frankfurt stellen eine Integration verschiedener Angebote des Patienten dar, beruhend auf den aus den Erstgesprächen und der diagnostischen Untersuchung abgeleiteten Hypothesen. Der Fokus dient als Orientierungshilfe für die Behandlungsphase und wird dem Analysanden so nicht mitgeteilt.

Die aufgrund der Protokolle getroffene Einschätzung einer weitgehend auf die Kontextualisierung begrenzten Deutungsarbeit der Krisenberater seinen Kollegen gegenüber wird verständlich durch die Aufgabenstellung der Krisenambulanz: Im Erstgespräch (Gesprächen) sind Behandlungsentscheidungen zu treffen unter der Prämisse eines bestenfalls nur kurzfristigen Engagements. Für die zur Entscheidung anstehenden institutionellen Alternativen - Psychotherapie/ einige Gespräche in der Krisenambulanz/ Selbsthilfegruppe/ stationäre Behandlung usw. - scheinen sie mit den vorgenommenen Kontextualisierungen als Begründung auszukommen.

Kritisch anzufragen bleibt - und dies mit der gebotenen Vorläufigkeit aufgrund der Beschränkung des Materials -, ob die Krisenberater bezüglich einer Lösungsperspektive nicht zu sehr in institutionellen Kategorien denken und zu wenig in auf das Problem zugeschnittenen Zielen. De Shazer (1989) beispielsweise stellt die Forderung auf, daß "der Therapeut das Problem so konstruieren muß, daß ein Ziel oder eine Zukunftsvision auftaucht" (S.131). Auf dem Hintergrund dieser Forderung könnte nochmals überlegt werden, wie die Weitervermittlungsberatung noch optimaler zu gestalten ist und welche Kriterien für eine bestimmte Empfehlung ausschlaggebend sind. Dabei dürfte die angemessene Kontextualisierung nur eine Voraussetzung für die Entscheidung über eine bestimmte Behandlung sein. Allerdings darf nicht vergessen werden, daß die Vorstellungen des Klienten und seine Erwartungen bezüglich des vorgeschlagenen Weges - wie sich auch in den Protokollen zeigte - dabei eine wesentliche Rolle spielt.

5.6. Bearbeitung eines Auftrages

5.6.1. Beschreibung

Die Bearbeitung eines Auftrages ist immer nur Teil der Gesamtbearbeitung, stellt aber einen klar erkennbaren eigenen Arbeitsschritt dar. Institutionen wie das Allgemeinkrankenhaus, insbesondere die Notaufnahme, die Polizei und Einrichtungen wie Heime bitten die Krisenambulanz um ihre Mithilfe, indem sie diese zu sich rufen oder einen Klienten "vorbeischicken". Der Sozialpsychiatrische Dienst nimmt die Krisenambulanz nach Dienstschluß für Krisenintervention in Anspruch, die er während seiner Öffnungszeit sonst selbst durchführt. Aber auch Nachbarn und Mitbewohner und Ehepartner führen der Krisenambulanz einen in ihren Augen hilfsbedürftigen oder veränderungsbedürftigen Menschen zu. Welche Aufgaben bei der letzteren Personengruppe für die Krisenbearbeiter anstehen, darüber ist schon in der Bearbeitung eines Anliegens berichtet worden. Im folgenden soll aber von der Inanspruchnahme von Institutionen die Rede sein.

Bei der Inanspruchnahme durch Institutionen gehen dem konkreten Hilferuf schon Kooperationsabsprachen voraus, womit eine generelle Legitimation gegeben ist. Die Inanspruchnahme scheint eher von einem Entgegenkommen der Krisenambulanz gekennzeichnet zu sein als von einer reservierten Haltung. Beispielsweise wird selbst im Falle eines aufgrund seines Alkoholkonsums nicht gesprächsfähigen Mannes dieser nicht zurückgewiesen noch dem Krankenhaus, das ihn vorbei geschickt hatte, ein Vorwurf gemacht. Es ist zu vermuten, daß ihre entgegenkommende Haltung auch mit ihrer neuen Stellung im Bezirk zu tun hat. Dieser Eindruck wird noch durch eine andere Untersuchung (Möller u. Schürmann, 1990) gestützt, in der deutlich wird, daß die Krankenhäuser, insbesondere das Jüdische Krankenhaus und eine bestimmte Polizeidienststelle, wichtige Kooperationspartner für die Krisenambulanz sind, und sie versuchen, den Wünschen der Auftragggeber weitgehend zu entsprechen. Inzwischen aber scheint sich die Krisenambulanz mit fortschreitender Konsolidierung mehr abzugrenzen bzw. Kritik an bestimmten Formen der Inanspruchnahme zu haben, wie im Interview zum Ausdruck kommt. Auf diese Kritik wird noch eingegangen.

Dem Einbezug der Krisenambulanz muß - von seiten der anderen Institutionen - eine erste Definition des Problems als ein psychologisch/psychiatrisches bzw. als eines, bei dem die Krisenambulanz hilfreich sein kann, vorausgegangen sein.

Außerdem muß derjenige, um deren Interesse die Einschaltung erfolgt, als hilfsbedürftig definiert werden bzw. sich selbst als hilfs- und/oder behandlungsbedürftig darstellen.

Die Hinzuziehung der Krisenambulanz hat verschiedene Gründe. Der Sozialpsychiatrische Dienst sieht die Krisenambulanz als ihre ergänzende Einrichtung für Notfälle nach Dienstschluß. Die Krisenambulanz akzeptiert die zeitliche Komplementarität und sieht darin auch ihre Funktion für andere Institutionen. Allerdings glauben sie, daß diese Offenheit die Bequemlichkeit anderer Institutionen unterstüzt.

Wenn halt die Zeit fortgeschritten ist, dann sind wir dran.

Ein anderer Grund besteht darin, daß die Institution sich für einen Klienten nicht zuständig sieht, jemanden weiterleiten möchte, da er bei ihnen falsch plaziert ist. Dieser Fall tritt z.B. ein, wenn jemand medizinische Hilfe sucht, diese aber nicht angemessen scheint, da kein medizinisch behandelbares Problem vorliegt. So wurde eine Frau mit der Feuerwehr in eine Klinik wegen akuter Schwindelanfälle eingeliefert. Es stellte sich aber kein organischer Befund heraus. Als die Frau wieder nach Hause gehen sollte, warf sie sich auf den Boden. "Sie wolle nicht gehen, sie könne nicht mehr weiter." Da die Handlungsmöglichkeiten der Ärzte erschöpft waren, wurde die Krisenambulanz eingeschaltet.

Die Krisenambulanz wird auch in ihrer Funktion als ergänzender Dienst genutzt. Insbesondere wird sie von einer außerbezirklichen stationären Kriseneinrichtung in dieser Funktion genutzt. Diese Inanspruchnahme wird von der Krisenambulanz begrüßt:

..was ohne Probleme läuft. Wenn die Leute ambulant weitervermitteln wollen, schicken sie die zum Gespräch her und das läuft ohne Probleme. Also, wo die uns quasi 'n Auftrag geben auch... Uns Leute ankündigen.

Das Jüdische Krankenhaus überträgt den Krisenambulanzberatern konsiliarische Aufgaben. Sie werden zu postsuizidalen Patienten gerufen, wie bereits geschildert. Dies sehen die Krisenambulanzmitarbeiter auch als ihre Aufgabe an und übernehmen in diesem Zusammenhang diagnostische und interventive Aufgaben.

Dasselbe Krankenhaus ruft sie auch dann, wenn die Klienten nicht mit einem behördlichen Dienst reden wollen, weil sie z.B. nicht als "Fall" aktenkundig werden wollen. Gegen diese Inanspruchnahme äußert ein Krisenberater Bedenken:

...damit se nicht jemand anders einschalten müssen. Also, wenn dann eben gesagt wird, wir denken, Sie haben da sicherlich die besten, die besseren Möglichkeiten, weil Sie sind eben kein Amt und Sie haben da eigentlich so die günstigeren Karten für den Klienten. Und auf der einen Seite schmeichelt das ja, weil das zwar, weil das ja ne Wertschätzung ist. Aber auf der anderen Seite denk' ich ist das nicht unbedingt das, was so Sinn der Übung ist.

Die Polizei nimmt die Krisenambulanz in für sie "unklaren" Fällen in Anspruch (Möller u. Schürmann, 1990). Liegt ein psychiatrisches Problem vor, so wird eher der Sozialpsychiatrische Dienst bzw. die zuständige Psychiatrie in Anspruch genommen. Der Krisenambulanz werden eher verzweifelte, aufgeregte Menschen zugeführt, die u.U. nicht wissen, wo sie die nächste Nacht zubringen sollen, oder die Krisenmitarbeiter werden zu einem "Familiendrama" hinzugezogen.

Häufig scheint die Einbeziehung für die Krisenmitarbeiter selbstverständlich und der Auftrag klar und nachvollziehbar zu sein, da in den Protokollen nur soviel darüber zu erfahren ist, daß ein Anruf erfolgte und sie mit/ohne Taxi losgeeilt sind. Nur in Fällen mit weniger formalisierten Absprachen ist in den Protokollen mehr über die Ausgangssituation, über den Auftrag und die Auftragserfüllung nachzulesen.

Die Ausgangssituation gestaltet sich sehr unterschiedlich, je nachdem, ob die Krisenambulanzmitarbeiter in eine Institution gerufen werden, von der Polizei in eine Wohnung gebracht oder die Polizei ihnen jemanden bringt. Die Herstellung einer beraterischen Situation ist am einfachsten in der Krisenambulanz möglich. Da muß nicht erst nach einem Raum gesucht werden, wo der Bettnachbar nicht unfreiwilliger Zeuge des Gespräches wird, oder der Ehemann muß nicht beim Abwasch unterbrochen und der Fernseher ausgestellt werden. Auch müssen die Krisenberater nicht vom Arzt vorgestellt und das Einverständnis für ein Gespräch eingeholt werden. Auch dürfte der Druck, eine effiziente Krisenberatung unter den Augen einer anderen nichtpsychosozialen Institution durchzuführen, groß sein.

Nun haben nicht nur Institutionen konkrete Wünsche an die Tätigkeit der Krisenambulanzmitarbeiter, sondern auch die zu beratenden Menschen und die Krisenberater selbst hegen bestimmte Vorstellungen über die zu erfolgende Behandlung. Hier liegt denn auch ein potentielles Konfliktfeld, wie schon aus vorangehenden Ausführungen über die konsiliarische Tätigkeit der Berater bei Postsuizidalen deutlich wurde. Während die Institution eine Abklärung wünscht, wie weiter mit dem Patienten verfahren wird, möchten viele Patienten nur schnell nach Hause und wollen von einer Beratung nichts wissen, während die Krisenberater sich hier in einer präventiven Funktion sehen und eine Nachbetreuung für diese Klientengruppe anstreben. Wenn es zu widersprechenden Erwartungen der drei beteiligten Gruppen kommt, so ist zu fragen, ob die Krisenambulanz allen drei Seiten entsprechen kann und ob sie sich auch eventuell gegen die Wünsche der Institution entscheiden können. Im Interview sind sich die Krisenberater nicht einig, wie groß ihr Spielraum ist.

Also, wir müssen eigentlich ständig das Bestreben auch haben, diesen Aufträgen, zum Beispiel der Ärzte des J.Krankenhauses gerecht zu werden, sondern - denn wenn wir da zehnmal hintereinander irgendwas tun, was denen zuwider ist, dann ist es gegessen.

Dagegen hält ein anderer Krisenberater:

Ich seh das auch, daß das so ne Gefährdung sein kann, aber ich halte die eher für gering. Weil ich sehe, daß wir für das Krankenhaus ne ganze Menge eigentlich nutzen.

Die Frage, wieweit sie sich unabhängig von den Wünschen anderer Institutionen sehen und sich auch leisten können, Aufträge zu verweigern oder sie in ihrem Sinne zu verändern, ist auch Grundlage eines zweiten Problems: Die Auseinandersetzung mit dem Bild, das die vermittelnde Institution vom Klienten hat. So teilt z.B. das Krankenhaus eine Diagnose oder Einschätzung des Problemhintergrundes mit. Dadurch entsteht ein Bild, zu dem sie auch u.U. wieder Stellung beziehen müssen. Dies ist ebenso für die Bearbeitung bestimmend wie die Art des Auftrags.

5.6.2. Beispiele

Im folgenden sollen einige Beispiele aufgeführt werden, bei denen die Krisenmitarbeiter sich mit dem Einfluß auseinandersetzen, den das von der Institution gezeichnete Bild und die Art des Auftrags auf sie hat.

a) Der Treffpunktmitarbeiter meint, Herr C. müsse in die Klinik.
Die im gleichen Hause befindliche Kontakt- und Begegnungstätte, die vor allem von Menschen mit Psychiatrieerfahrungen besucht wird, ruft die Krisenambulanz mit der Bitte an, Herrn B. zuhause aufzusuchen. Er "sei heute in der Öffnungszeit psychotisch gewesen.... Das Leben sei für ihn nicht mehr lebenswert." Der

Treffpunktmitarbeiter meint, daß Herr B. unbedingt in die psychiatrische Klinik müsse. Der Krisenmitarbeiter und der herbeigerufene Hintergrundpsychiater suchen Herrn B. zuhause auf, der schon vom Treffpunktmitarbeiter über den Besuch informiert ist. Nach einem längeren Gespräch geht Herr B. freiwillig in die psychiatrische Klinik.

Der Auftrag der hilfesuchenden Institution ist sehr klar und für den Krisenmitarbeiter auch handlungsbestimmend. Er scheint an der Richtigkeit der Einschätzung nicht zu zweifeln, denn er zieht sofort den Hintergrundarzt hinzu. Nur dieser kann eine Unterbringung veranlassen. Die eben beschriebene komplikationslose Auftragsabwicklung zwischen beiden Institutionen ist auf dem Hintergrund einer engen Zusammenarbeit zu verstehen.

b) Sie kann im Krankenhaus nicht aufgenommen werden.
Eine Ärztin aus der Aufnahmestation eines Allgemeinkrankenhauses ruft an. Frau C. ist mit einer Überweisung vom Hausarzt an sie verwiesen worden. Sie kann aber nicht aufgenommen werden, da weder die Versicherungsvoraussetzungen gegeben sind noch die akute Alkoholvergiftung als ausreichende Indikation angesehen wird. Der Krisenberater schlägt eine Unterbringung in einem Frauenhaus wegen des prügelnden Ehemannes und eine ambulante Betreuung in der Krisenambulanz vor. Die Ärztin bespricht dies mit der Patientin, die sich aber anders entscheidet. Den morgigen Termin in der Krisenambulanz will sie aber wahrnehmen. Der Freund, bei dem sie untergekommen ist, sagt aber am nächsten Tag das vereinbarte Gespräch ab, weil sie wieder getrunken hat und nicht kommen will. Der Krisenberater macht ihn auf Suchtberatungsstellen aufmerksam und bekundet seine weitere Gesprächsbereitschaft.

Medizinische Einrichtungen sind häufig die erste Anlaufstelle für Menschen mit psychischen Problemen (Zintl-Wiegand u.a., 1980). Somit sind Kooperationsvereinbarungen zwischen medizinischen Institutionen und der Krisenambulanz nicht nur wünschenswert, sondern auch geboten. Je enger sich diese Zusammenarbeit gestaltet, desto besser kann auf beiden Seiten bestimmt werden, wann und wie Hilfe notwendig ist. Es hat den Anschein, daß Krankenhäuser bevorzugt dann psychosoziale Hilfe einschalten, wenn sie einen Patienten nicht oder nicht länger aufnehmen können, sie ihn aber als hilfsbedürftig ansehen.

c) Die Polizei bringt eine Frau.
Die Polizei bringt eine "alkoholisierte, weinende, junge Frau. Weil sie nicht mehr weiter wußte, hat sich in einen Hausflur gelegt." Nachdem sie eine starke Tasse Kaffee bekommen hat, kann sich die Krisenberaterin "ganz gut mit ihr unterhalten". Bevor sie so verzweifelt war, hatte sie den Notarzt und ihren Arzt angerufen. Der Notarzt hatte keine Adresse, die er anfahren konnte und der Arzt bat sie, vorbei zu kommen, was sie aber nicht schaffte. Sie hatte keine Schlafmöglichkeit

mehr, da ihr Freund sie aus der Wohnung geworfen hatte. Sie erzählt der Beraterin von ihrer langen Trinkerkarriere. Schließlich gelingt es der Krisenberaterin ihren Vater einzuschalten, der die vor Müdigkeit bald einschlafende Frau zu sich nach Hause holt. Es wurde ein weiteres Treffen vereinbart.

Auch hier wird deutlich, daß die Frau zuerst versucht hat, medizinische Hilfe einzuholen. Erst auf den Hilferuf von Hausbewohnern hin wird die Polizei eingeschaltet, die wiederum der Krisenambulanz die Verantwortung übergibt. Die Kooperation mit der Polizei führt der Krisenambulanz Klienten zu, mit denen sie sonst nie Kontakt gehabt hätte. Interessant ist hier, daß - nachdem keine professionelle Hilfe mehr aktivierbar ist - auf das soziale Netz zurückgegriffen wird.

d) Einsatz im Seniorenheim.
Auf den "Hilferuf des Nachtdienstes eines Seniorenheims" kommt es zu einem "Einsatz" des Krisenberaters, der mit dem Begriff "Einsatz" den Notfallaspekt hervorhebt. Es wurde ihm ein "ärztliches Bulletin" vorgelegt, das ein Bild einer erheblichen persönlichen Problematik bei einer alten Frau zeichnete. Erst danach wurde er zu der alten Frau gebracht, die Streit mit ihrer Zimmermitbewohnerin hatte und damit drohte, sich umzubringen. Dem Krisenberater gelingt es, bei der Frau eine Entlastung herbeizuführen. Er schaltet aber am nächsten Tag den Sozialpsychiatrischen Dienst ein.

Interessant ist dieser Fall, weil hier besonders deutlich wird, daß sich die Krisenberater mit dem Bild, das die Institution von dem als hilfsbedürftig bezeichneten Menschen zeichnet, auseinandersetzen müssen. Die ärztliche Information scheint als besonders relevant von der Institution betrachtet zu werden. Hingegen erhält der Krisenberater keine oder nur wenig Information über die soziale Einbindung der Frau in das Heim, über ihre Beziehung zu ihrer Zimmermitbewohnerin, über mögliche Veränderungsvorstellung der Institution durch Verlegung der Frau in ein anderes Zimmer usw. Das Bild, das die Institution von der Klientin zeichnet, steht ganz im persönlichen Kontext, wird als individuelle Störung betrachtet und soll als solche behandelt werden. Der Krisenberater schwankt zwischen zwei Betrachtungsweisen der Krisensituation. Einerseits definiert er sie als aktuellen Beziehungskonflikt, der bei räumlicher Trennung der Konfliktpartner ausgeräumt wäre, andererseits kann er sich der ärztlichen Sichtweise nicht verschließen. Hier soll nicht darüber geurteilt werden, was die "richtige" Entscheidung ist. Wichtiger ist die Aufmerksamkeit auf den Punkt zu richten, daß das "ärztliche Bulletin" einen Einfluß auf das weitere Vorgehen hat.

e) Eine Krankenschwester ruft an.
Der Krisenberater wird in ein Krankenhaus gerufen, da "sie eine Frau da hätten, deren Mutter im Beisein dieser Frau gestern plötzlich verstorben sei, außerdem habe sie massiven Trouble mit ihrem Sohn. Sie sei heute zusammengebrochen, von ihrer Schwester ins Krankenhaus gebracht worden und würde jetzt die Realität als Tochter ihrer Mutter leugnen."

Die Bearbeitung dieser Krisensituation ist schon früher beschrieben worden. Hier geht es aber um die vom Krankenhaus vorgegebene Problemdefinition. Es fällt auf, daß eine doppelte Problemdefinition geleistet wird, als ob die Krisensituation nicht ausreichend wäre für die Inanspruchnahme der Krisenambulanz. Es wird noch ein Erziehungsproblem nachgeschoben - so wirkt es jedenfalls. Die erste Problemdefinition ist als Verleugnung der Realität des Todes der Mutter gekennzeichnet.

Der Berater nimmt beide Problemdefinitonen auf: das Erziehungsproblem, wie er schreibt, um erstmal einen Kontakt zu der Klientin herzustellen und das Problem der Verleugnung, das er letztendlich aufheben kann. Der Krisenberater stellt den Auftrag nicht in Frage, noch stellt er im Protokoll Überlegungen an, wie das medizinische Pflegepersonal darin beraten werden könnte, solche Gespräche selbst zu führen. In der Krisenliteratur spielt gerade bei Caplan der Aspekt der Befähigung anderer Professionen durch die Übernahme von Konsultationsaufgaben seitens der Krisenberater eine wichtige Rolle (Caplan, 1970). In diesem Fall wäre die Möglichkeit einer "consultee-centered case consultation" gegeben, die eine Hilfestellung bei persönlichkeits- oder qualifikationsbezogenen Problemen des anderen Professionellen darstellt.

f) Wir sprechen uns draußen noch mit der Polizei ab.
"Anruf von der Polizei. Es geht um eine Meldung von Nachbarn, die auf ihrem Nebenbalkon eine Frau seit sieben Nächten nächtigen haben sehen, und da es heute so kalt ist, sich Sorgen machen." Die Krisenberater treffen vor dem Haus die Polizei. Der Nachbar kommt noch hinzu. Plötzlich geht die betreffende Frau an ihnen vorbei. Die Krisenberaterin versucht mit ihr Kontakt aufzunehmen, jedoch ohne Erfolg. Sie kommen dann noch mit dem geschiedenen Ehemann, der in der betreffenden Wohnung wohnt, ins Gespräch. Die besagte Frau kehrt bald zurück. Der Polizist sagt ihr dann, daß sie nicht draußen schlafen könne, sonst müsse er sie zwangseinweisen. Sie packt ihre Sachen und fährt im Taxi weg. Das Protokoll endet mit den Sätzen: "Wir besprechen uns draußen noch mit der Polizei, daß für eine Zwangseinweisung Frau A. noch klar genug war und wir erstmal nichts machen konnten."

Dieses Fallbeispiel macht nicht nur die enge Kooperation zwischen Polizei und

Krisenambulanz deutlich, sondern auch die Schwierigkeit, die aus der Unsicherheit erwächst, ob die Situation angemessen beurteilt und entsprechend verantwortungsvoll gehandelt wurde. In dem Beispiel wird ein wenig die vorgenommene Aufgabenteilung deutlich: die Krisenambulanz versucht Kontakt herzustellen und das Problem psychologisch zu bearbeiten und die Polizei dem Ordnungsaspekt Würdigung zu verschaffen.

Im folgenden sollen die zentralen Aspekte dieser Bearbeitungsform nochmals aufgezeigt und diskutiert werden.

5.6.3. Die Krisenambulanz im Netz institutioneller Aufträge

Die Krisenambulanz ist eine hoch vernetzte Institution, die ein Großteil ihrer Klientel von anderen Institutionen überwiesen bekommt bzw. von diesen zum Klienten gerufen wird. Dies bedeutet, wie dieser Abschnitt zeigt, daß sie sich mit den institutionellen Aufträgen und dem Bild, das die vermittelnde Institution vom Klienten entwirft, auseinandersetzen muß. Dabei entstehen zwei Fragenkomplexe:
  Wieweit ist es der Krisenambulanz möglich, auf die Zuweisung von Klienten, d.h. auf den Selektionsprozeß selbst und auf die Überweisungsformen Einfluß zu nehmen? Es ist eine Frage der Kooperation mit der überweisenden Institution.
  Wo bestehen Wünsche und wieweit ist es der Krisenambulanz möglich, sich vom Auftrag und dem entworfenen Bild der überweisenden Institution zu distanzieren, den Auftrag sogar zu verweigern oder ein völlig anderes Bild zu entwerfen, das u.U. Konsequenzen für die Institution selbst hat? Dies ist eine Frage der Bestimmung der Arbeitsaufgaben der eigenen Institution und eine Frage der eigenen Autonomie.
  Diese Fragen werden im medizinischen Kontext seit Einführung der Psychosomatik in die Organmedizin immer wieder diskutiert und unterschiedlich beantwortet. Die verschiedenen Formen wie Konsultationsmodell, Liaisondienst und vollständige Integration der psychosozialen Fachkräfte in eine organmedizinische Abteilung sind Ausdruck von Präferenzen zu mehr Kooperation oder mehr Autonomie verbunden mit den entsprechenden Vor- und Nachteilen.
  Zunächst soll nochmal anhand des Interviews herausgearbeitet werden, in welchen Fällen die Krisenambulanzmitarbeiter sich gerne von den Aufträgen distanzieren würden, und anschließend soll aufgezeigt werden, wieweit sie sich dieses auch

zutrauen bzw. mit welchen Argumenten eine mangelnde Auseinandersetzung gerechtfertigt wird.

Als besonders problematisch werden bestimmte Aufträge des Sozialpsychiatrischen Dienstes gewertet: Erstens, wenn sie jemanden einweisen sollen:

Also, wo ne klare inhaltliche Vorgabe besteht von wegen, ja fahrt da mal hin. Der muß eingewiesen werden. Denk' das ist immer so die Problematik... Weil, das ist jetzt vielleicht die Einschätzung von irgendjemanden, und wer weiß, von wann.

Zweitens, wenn die jemanden aufsuchen sollen, der davon nicht in Kenntnis gesetzt ist:

Aber andererseits besonders problematisch wird es für mich, wenn jemand als Angehöriger oder als Verwandter oder als Nachbar sich meldet beim Sozialpsychiatrischen Dienst und dieser dann sagt, guckt mal nach. Der Betreffende ist überhaupt nicht informiert. Guckt mal nach...Das geht zu weit. Das Problem ist dann halt, daß so mehr oder weniger ohne jede Legitimation da antanzen...."Wie sag' ich's meinem Kinde".

Hier erlebt sich die Krisenambulanz als Erfüllungsgehilfe einer übermächtig empfundenen Institution für Aufgaben, in denen der Kontrollaspekt einer solchen Tätigkeit deutlich wird. Mit Bedenken, den Datenschutz auf diese Weise zu verletzten, wird gegen die Übernahme der zweiten Aufgabe argumentiert.

Nicht näher genannte weitere Institutionen werden kritisiert, weil sie schwierige Klienten an die Krisenambulanz abzuschieben versuchen. Sie erleben sich dann als Mülleimer und Ausputzer des Bezirks. Die Klienten werden charakterisiert als

Leute, die immer weitergeschickt werden und irgendwann dann bei uns landen. Sie sind keinem so fest zuzurechnen... Daß Leute so schwierig sind, Konstellationen so schwierig sind, daß sie einfach für die institutionellen Bearbeitungsmuster nicht zu passen scheinen...Halt Klienten, die fallen durch alle Raster bzw. ist dann einfach ne drei, vier, fünfache Betreuung und es wird dann halt weitergereicht.

Diese Klienten versuchen sie wieder an die Stellen zurückzuverweisen, bei denen diese bereits schon in Betreuung sind.

Die Übernahme von Konsiliaraufgaben bei den Postsuizidalen führt ihrer Meinung nach zu einer Beratungssituation, die sie in ihrem eigenen präventiven Auftrag beeinträchtigt, wie bereits ausgeführt wurde.

Insgesamt sehen sich die Krisenberater als - noch - relativ ohnmächtig an, sich gegen unliebsame Aufträge und Überweisungen zur Wehr zu setzen. Sie fühlen sich als Institution noch zu wenig etabliert, um sich nachdrücklich abzugrenzen. Ein Weg wird in Fortbildungen und ein weiterer in gemeinsamen Diskussionen in der Psychosozialen Arbeitsgemeinschaft gesehen. Die erste Form wird wegen des Zeitmangels als wenig realisierbar angesehen und die zweite Form als noch nicht möglich.

Wenn man dann über die Psychosoziale Arbeitsgemeinschaft sozusagen nen bißchen was steuern könnte. Wär ne Möglichkeit. Aber soweit sind wir bei weitem nicht. Da mußte Fortbildung machen oder irgendwie detaillierter zurückmelden.

Ein Alternative, die jedoch von den Krisenmitarbeitern nicht gesehen worden ist, ist die, ihre Arbeit und ihr Konzept transparenter zu gestalten, so daß darüber anderen deutlicher würde, wo die Krisenambulanz sich zuständig fühlt und wo dies nicht möglich oder gewollt ist. Dies könnte zu einer Diskussion im Bezirk führen, die die Krisenversorgung als Aufgabe aller mehr ins Blickfeld führt. Eine andere Lösung könnte sich aus dem - von ihnen in neueren Anträgen formulierten - Personalaustauschmodell ergeben, da dadurch die Möglichkeit zum interinstitutionellen Austausch vor Ort und am Fall gegeben ist.

6. Das Handlungskonzept: Charakterisierung, Bedingungen und Bewertung

6.1. Einleitung

In diesem Kapitel sollen zentrale Merkmale des Konzeptes der Krisenambulanz dargestellt, ihre wesentlichsten Bedingungen aufgezeigt, Kriterien zur Konzeptbewertung entwickelt und erste Einschätzungen getroffen werden.

In ersten Kapitel sind bereits grundlegende Überlegungen zur Konstruktion des Handlungskonzeptes aufgeführt worden. An dieser Stelle sollen einige Punkte in Erinnerung gebracht werden.

- Das Konzept wird als ein den Beratern gemeinsames angesehen.
- Es wird mittels fünf Merkmalen beschrieben: die weitgefaßte Zuständigkeit, die zeitlich begrenzten Angebote, die lebensweltliche Orientierung, die Situationsbezogenheit der Intervention, die Einbindung in die Region über Klienten.
- Die Konstruktion des Handlungskonzeptes kann als Ergebnis einer Triangulation betrachtet werden.
- Ein Merkmal des Konzeptes kann wiederum als Bedingungsfaktor des anderen Merkmals fungieren.
- Die Bewertungskriterien sind in Auseinandersetzung mit dem Material entwickelt worden. Sie beruhen auf der Bewertung der Konsequenzen und sind deshalb nicht vorgegeben.

Jeder Abschnitt ist nach den gleichen Gliederungspunkten strukturiert, die bereits in der Überschrift genannt sind. Allerdings kommen im ersten Abschnitt die Gliederungsgesichtspunkte "Historische Gründe der weitgefaßten Zuständigkeit" und "Grenzen der weitgefaßten Zuständigkeit" hinzu.

6.2. Weitgefaßte Zuständigkeit

6.2.1 Charakterisierung

Im folgenden soll die weitgefaßte Zuständigkeit charakterisiert werden. Ich möchte aber sogleich vorwegnehmen, daß diese weite Zuständigkeit durch bestimmte Strategien auch eine Begrenzung erfährt und dadurch eine sehr spezielle und verdeckte Selektion besteht, die den Zugang zur und den Verbleib in der Einrichtung betrifft. Dies wird am Ende dieses Abschnittes weiter ausgeführt.

In einer der Selbstdarstellungen der Krisenambulanz (1988) wird das Konzept einer weitgefaßten Zuständigkeit bereits deutlich, in dem sie einen großen Personenkreis als ihre Klientel definieren: Menschen mit psychosozialen Problemen, mit psychotischen Krisen, Notfälle und suizidale und parasuizidale Menschen. Durch die Ergebnisse der empirischen Rekonstruktion der subjektiven Sichtweise auf ihre Beratung zeigte es sich, daß sie ihre Zuständigkeit noch breiter definieren, indem sie weitere Gruppen von Klienten einschließen und nur in geringem Ausmaß beim Zugang zur Institution Selektion betreiben. Durch das Prinzip der Selbstbestimmung der Inanspruchnahme wird jedem Klienten, unabhängig davon, ob er in einer Krise ist, Beratung gewährt. Aus Fallbeispielen zur Darstellung der beiden Bearbeitungstypen "Anliegensbearbeitung und "Problembearbeitung" wird auch deutlich, daß die Krisenmitarbeiter es als ihre Aufgabe ansehen, Menschen zu beraten, die zwar Hilfe erwarten, aber nicht unbedingt in einer akuten Krise sind. Das Indikationskriterium ist nicht allein ein irgendwie gearteter Krisenzustand, sondern es spielen auch noch andere Faktoren eine Rolle wie z.B. die Bitte einer stationären Kriseneinrichtung, einem ihrer Klienten bis zur beginnenden Therapie Hilfe zu gewähren, oder das Angebot mehrerer Gesprächskontakte an einen motivierten Klienten, der zum ersten Mal in seinem Leben beginnt, über sich nachzudenken, oder das Gespräch mit einem ratsuchenden Klienten, der Hilfe für ein Lebensproblem sucht, wie auch der Klient mit chronischen psychosomatischen Störungen, der immer wieder medizinische Hilfe sucht und im Zusammenhang mit der von den Ärzten empfohlenen Beratung in der Krisenambulanz beginnt, seine Beschwerden anders zu deuten (letztes Beispiel siehe Krause Jacob, 1991).

Wie schon in einem vorherigen Kapitel aufgeführt, wird aus der Basisdokumentation der Klassifikation der Anlässe deutlich, wie unterschiedlich die Klientel ist:

- Suizidalität bei 19%,
- Lebensprobleme bei 16%,
- Suchtpatienten bei 15%,
- Patienten mit Angst und in Erregung bei 15%,
- akute psychiatrische Krankheitsbilder endogener und organischer Art bei 10%,
- depressive Stimmungen bei 7%,

- Sorge Angehöriger bei 7%,
- nicht benannt bei 6%,
- besondere Krisen bei 4%,
- Alter bei 2%.

Durch die Art des interinstitutionellen und telefonischen Zugangs zur Krisenambulanz erreichen vor allem folgende Klienten die Krisenambulanz:

- Postsuizidale des Jüdischen Krankenhauses.
- Medizinische Hilfesuchende der Rettungsstelle (Suizidale, verwirrte Menschen, angetrunkene Menschen, Psychosomatiker mit einer akuten Symptomatik).
- Chronisch psychisch Kranke von M32.
- Psychisch Kranke eines Polizeiabschnittes.
- Menschen in psychosozialen Krisen einer Krisenstation, die im ambulanten Setting tragbar sind.
- Menschen, die telefonisch Kontakt herstellen können :(Informationssuchende, Ratsuchende, Menschen in psychosozialen Krisen).
- Menschen, die auf Eigeninitiative die Krisenambulanz aufsuchen bzw. von ihren Angehörigen gebracht werden (unterschiedliche Klientel).

6.2.2. Bedingungen

Die erste Frage bezieht sich auf die Herstellung der weitgefaßten Zuständigkeit. Wie haben die Mitarbeiter den Zugang zur Krisenambulanz gestaltet? Wem erleichtern sie damit den Zugang? Unternehmen sie größere Anstrengungen, um bestimmte Menschen zu erreichen?

Die aktive Umsetzung geschieht durch drei Strategien:

a. durch den institutionellen Rahmen,
b. durch interinstitutionelle Kooperation,
c. durch Mobilität der Mitarbeiter.

Der Zugang wird durch aktive Strategien der Mitarbeiter bestimmt, allerdings wird er auch durch andere Faktoren bedingt, die der direkten oder einfachen Einflußnahme der Institution entzogen sind. Dazu zählen institutionelle Merkmale der Institution, auf die die Mitarbeiter keinen Einfluß hatten oder haben; die regionale Versorgungsstruktur, die Zuweisungen und Überweisungen eröffnen oder verschließen und dem potentiellen Klienten Alternativen bieten oder nicht bieten kann; die Sicht der anderen Institutionen auf die Krisenambulanz und deren Akzeptanz bzw. fehlende Akzeptanz und die Sicht der Klienten auf diese Institution usw. In diesem Rahmen kann offen bleiben, welche Faktoren bestimmender für den Zugang sind.

a. Der institutionelle Rahmen

Der institutionelle Rahmen der Krisenambulanz, oder anders ausgedrückt, die während des Untersuchungszeitraumes feststehenden Merkmale dieser Institution, sind so gestaltet, daß diese als niedrigschwellig bezeichnet werden können. Der Begriff der Niedrigschwelligkeit bezieht sich hier auf die Eingangsschwelle zur Institution, die so gestaltet ist, daß dem potentiellen Klienten ein leichter Zugang zur Institution ermöglicht wird. Diese Niedrigschwelligkeit stellt sich über verschiedene Merkmale der Institution und des Konzeptes her und soll in diesem Zusammenhang als eine aktive Entscheidung der Institution gewertet werden, die Ausdruck dafür ist, daß eine breite Klientel erreicht werden soll. Allerdings muß der existierende institutionelle Rahmen als das Ergebnis eines Aushandlungsprozesses in der Entstehungsphase gesehen werden, der nicht nur den erklärten Willen der daran beteiligten Mitarbeiter ausdrückt. Somit gilt die vorangestellte Sichtweise, den institutionellen Rahmen als Ausdruck einer Entscheidung der Mitarbeiter zu sehen, wer Zugang zur Krisenambulanz haben soll, nur bedingt.

Merkmale der Niedrigschwelligkeit sind:

- telefonischer Zugang als wenig verpflichtender Zugang,
- Öffnungszeiten bis in die Nacht und am Wochenende,
- kostenlose Beratung,
- Selbstbestimmungsrecht der Inanspruchnahme,
- Krise als weiter Indikationsbereich,
- regionale Bekanntheit,
- Status einer nicht-staatlichen Einrichtung ohne Aktenführung und Hoheitsrecht,
- keine Eingangsbedingungen (Anmeldungen, Vorgespräch u.ä.),
- keine Wartezeiten.

Die Einschätzung der Krisenambulanz als eine niedrigschwellige Einrichtung bedeutet natürlich nicht, daß sie tatsächlich für alle Gruppen gleich niedrigschwellig ist. Menschen, die potentielle Klienten der Krisenambulanz sein könnten wie z.B. Ausländer und alte Menschen nehmen diese nur wenig in Anspruch (Bergold u.Zaumseil,1989). Für diese Menschen bedürfte es weiterer Maßnahmen wie z.B. die Einstellung eines ausländischen Mitarbeiters, damit auch für sie eine Niedrigschwelligkeit besteht. Hingegen gibt es wieder andere Klientengruppen wie die Besucher der im selben Haus untergebrachten Kontakt- und Begegnungsstätte, für die die Krisenambulanz durch ihre extrem einfache Erreichbarkeit (sie brauchen nur die Treppe hoch zu gehen) und die Bekanntheit der Mitarbeiter eine sehr niedrigschwellige Institution ist. Damit sind weitere Merkmale von Niedrigschwelligkeit genannt: die örtliche Nähe und die Bekanntheit und Akzeptanz der Berater. Die Nähe und Bekanntheit ist je nach Klientel als Zugangsbedingung mehr oder weniger bedeutsam.

b. Interinstitutionelle Kooperation
Da etwa die Hälfte der Klientel die Krisenambulanz aufgrund von Zuweisungen in Anspruch nimmt - dies gilt zumindestens für den Untersuchungszeitraum -, entscheiden auch interinstitutionelle Kontakte, wer die Krisenambulanz erreicht (Bergold u. Zaumseil, 1989, S.27). Die Krisenambulanz hat vielfältige Kooperationskontakte, die aktiv von der Krisenambulanz getragen werden (Holz, 1990). Sie bemüht sich auf diesem Wege, Klienten zu erreichen. Aus einer Graphik des Endberichts (ebd. S. 27) wird deutlich, daß zwischen 1987 und 1988 folgende drei Institutionen die meisten Klienten an die Krisenambulanz zugewiesen haben: Jüdisches Krankenhaus (114 Menschen), Polizei (53) und die Krisenstation Moabit (52). Damit wird über interinstitutionelle Kontakte einem bestimmten Personenkreis der Zugang zur Krisenambulanz erleichtert: den Postsuizidalen, Menschen in psychosozialen Krisen, die nach Meinung der Krise Moabit im ambulanten Setting tragbar sind und Menschen in einer/einem Krise/Notfall eines bestimmten Polizeibereichs, die nicht eingewiesen werden müssen. Diese Institutionen haben ein unterschiedliches Interesse an einer Kooperation mit der Krisenambulanz, genauso wie dieser Kontakt aus bestimmten Gründen aktiv von der Krisenambulanz gesucht und gepflegt wird. Hier wird auch eine Entscheidung der Krisenambulanz deutlich, die Zugangsbedingungen für deren Klientel niedrigschwellig zu gestalten.

In einem Interview, das im Rahmen der Begleitforschung mit einer Krisenmitarbeiterin über deren interinstitutionelle Kontakte geführt wurde, wurde durch die Wertigkeit, die die Mitarbeiterin den mit ihnen kooperierenden Institutionen gab, folgendes deutlich: An den ersten drei Stellen ihrer Bewertung der Wichtigkeit interinstitutioneller Kontakte steht das Jüdische Krankenhaus mit der inneren Abteilung und der Rettungsstelle, die Kontakt- und Begegnungsstätte M32 und die Krise Moabit. Damit wird folgender Klientel der Zugang erleichtert: den Besuchern der Rettungsstelle (suizidale Menschen, verwirrte und angetrunkene Menschen, Menschen, die dort nicht aufgenommmen werden können, die wohl häufig mit akuten psychosomatischen Beschwerden, hauptsächlich wohl mit einer

Angstsymptomatik (siehe Krause Jacob, 1990) kommen), den Postsuizidalen auf der Station, den chronisch psychisch Kranken, sofern sie zu den Besuchern der Kontakt- und Begegnungstätte gehören und den Menschen mit psychosozialen Krisen von der Krise Moabit, sofern sie im ambulanten Setting zu betreuen sind. Einschränkend muß hinzugefügt werden, daß die Erstnennungen natürlich noch andere Gründe haben können als die Entscheidung, sich für eine bestimmte Klientel zu engagieren.

Es wurde aber auch deutlich, daß es eine Klientel gibt, die aufgrund schwieriger oder unbefriedigender Kontaktgestaltung den Zugang über professionelle Empfehlung/Überweisung nur schwer findet, obwohl eine Zusammenarbeit aufgrund konzeptueller Vorgaben als erstrebenswert angesehen wird: die Klientel des Sozialpsychiatrischen Dienstes, da hier eine "schwierige Zusammenarbeit" besteht (Interview, Begleitforschung) - jedenfalls zum Zeitpunkt der vorliegenden Untersuchung, die Klientel der zuständigen Nervenklinik, und die Klientel der Nervenärzte im Bezirk (sofern sie nicht über andere Zugänge die Krisenambulanz aufsuchen). Natürlich gibt es noch eine Reihe weiterer Institutionen, mit denen die Krisenambulanz aus unterschiedlichen Gründen nicht oder nur wenig kooperiert, diese sollen hier aber nicht im einzelnen aufgezählt werden.

c. Mobilität

Die Herstellung eines breiten Zugangs geschieht natürlich auch durch die Mobilität der Mitarbeiter, durch deren aufsuchende Tätigkeit. Die Krisenambulanzmitarbeiter suchen vor allem Klienten im Jüdischen Krankenhaus und Klienten zu Hause aufgrund eines Hilferufes der Polizei auf. Außerdem machen sie einen Hausbesuch aufgrund eines Hilferufes von Selbstmeldern oder von Angehörigen bei akuter Selbst- oder Fremdgefährdung (siehe empirische Ergebnisse).

6.2.3 Historische Gründe

Wie aus der bereits geschilderten Entstehungsgeschichte der Krisenambulanz deutlich wird, bestand ursprünglich die Vorstellung, primär für psychosoziale und suizidale Krisen und nicht für psychiatrische Notfälle zuständig zu sein. Dies entspricht auch den ursprünglichen Vorstellungen von Lindemann und Caplan und beruht auf der vorangegangenen Arbeit mehrerer Gründungsmitglieder. Im Verlauf der Aushandlungsgeschichte wurde die Zuständigkeit erweitert und die Krisenambulanz als Ergänzung des Sozialpsychiatrischen Dienstes konzipiert. Damit war offiziell eine Verschiebung der Prioritätensetzung gewollt. Der Anspruch auf eine weitgefaßte Zuständigkeit kann als Kompromiß zwischen offiziellem Auftrag und inoffizieller Prioritätensetzung angesehen werden. Offen im Rahmen dieser Arbeit muß bleiben, warum die Krisenmitarbeiter nicht Abschied von ihrer "alten" Konzeption genommen und sich stärker als Notfallinterventionsstelle definiert haben. Hier könnten Konzeptunsicherheiten, aber auch Schwierigkeiten mit den Vernetzungskontakten zum psychiatrischen Versorgungssystem sowie Präferenzen für den anderen Schwerpunkt eine Rolle gespielt haben.

6.2.4 Grenzen der weitgefaßten Zuständigkeit

Eine weitere Frage bezieht sich auf die Grenzen der breiten Zuständigkeit. Die Krisenmitarbeiter treffen aktiv Selektionsentscheidungen, die den Zugang betreffen, indem sie Klienten abweisen, bestimmte interinstitutionelle Kontakte nicht aufnehmen/aufrechterhalten oder ihre Mobilität einschränken. Wie bereits in der Rekonstruktion dargestellt, erklären sich die Krisenberater für bestimmte Klientengruppen nicht zuständig bzw. möchten sie nicht von denen als zuständig angesehen werden: für bestimmte Alkoholkranken, für andere Suchtkranke, für die "Nerver"; die schon von vielen Professionellen ohne rechten Erfolg betreut werden; für die von anderen Institutionen abgeschobenen Klienten; für Klienten, zu denen die Krisenambulanz vom Sozialpsychiatrischen Dienst geschickt wird, die aber nicht informiert sind.

Weitere Grenzen ergeben sich aus der bewußten Entscheidung eines Verzichts auf Öffentlichkeitsarbeit.

Dadurch, daß nicht mit bestimmten Teilen eines Versorgungssystems (z.B. dem medizinschen) kooperiert wird, ergeben sich weitere Zugangsbarrieren. So wird nur mit dem Jüdischen Krankenhaus, nicht aber mit dem RVK (Rudolph-Virchow-Krankenhaus) oder anderen Krankenhäusern des Bezirks intensiv kooperiert. So bestehen auch keine intensiven Kontakte zu Einrichtungen für Ausländer, alte Menschen und Kinder- und Jugendliche.

Wie bereits oben ausgeführt, gibt es auch eine eingeschränkte Mobilität, die als Einschränkung des ursprünglichen Konzepts zu verstehen ist.

Während des Untersuchungszeitraumes fand auch eine Verkürzung des Zeitangebots statt. Die Krisenambulanz schloß an einem Tag in der Woche. Wie sich dies auf die Inanspruchnahme auswirkt, kann in diesem Rahmen aber nicht festgestellt werden. Dennoch hängt der Erfolg ihrer Bemühungen nicht von ihnen allein ab, sondern von ihrer Akzeptanz im Bezirk, und auch die Vorstellungen der anderen, welche Klientel für die Krisenambulanz geeignet ist, spielen eine Rolle. So ist z.B. ein Polizeiabschnitt der Meinung, daß die Krisenambulanz nicht für die "klaren Fälle" zuständig sei. Gemeint sind Menschen in einer akuten psychotischen Krise, die direkt in die zuständige Nervenklinik gefahren werden, oder "alte Kunden", die sich an die Polizei mit "Verfolgungssorgen" wenden und nach einem Gespräch beruhigt nach Hause gehen. Sie nehmen die Krisenambulanz eher für "unklare Fälle" in Anspruch, die einerseits nicht eingewiesen werden können, bei denen andererseits aber "irgendetwas aus einer menschlichen Sicht heraus passieren muß" (Möller u. Schürmann, 1989).

Die ihrem Anspruch nach weitgefaßte Zuständigkeit wird durch die eben beschriebenen Strategien und durch eine begrenzte Nutzung der Krisenambulanz von seiten bestimmter Institutionen eingeschränkt.

Dadurch wird die weitgefaßte Zuständigkeit partiell eingeschränkt.

Die partielle Einschränkung dient der Verhinderung einer Überforderung durch zu viele Klienten, denn die potentielle Klientel der Krisenambulanz ist sehr groß, wenn man auch noch Kinder und Jugendlichen einbezieht. Diese nehmen die Krisenambulanz aber kaum in Anspruch (Bergold u. Zaumseil, 1989), was auch nicht gefördert wird und vermutlich von den Mitarbeitern auch nicht gewünscht wird. Eine Einbeziehung dieser Klientel dürfte bei bestehender personeller Begrenzung auch gar nicht möglich sein. Der Anspruch einer weitgefaßten Zuständigkeit bedarf also besonderer Strategien, damit die Mitarbeiter sich nicht überfordern.

Eine übliche Steuerung des Klientenzulaufs geschieht durch Wartelisten, um derartigen Überforderungssituationen vorzubeugen. Dieses Steuerungsmittel widerspricht aber den Prinzipien einer Krisenintervention. Ein weiteres Steuerungsmittel dürfte das der Regulierung der Verweildauer durch Steuerung der Intensität und Dauer der Behandlungskontakte sein: weniger Klienten, intensivere Behandlungskontakte und umgekehrt. Wesentliche Steuerungsmittel sind die oben bereits genannten: keine Öffentlichkeitsarbeit, partielle interinstitutionelle Kontakte (wobei die Krisenambulanz schon sehr viele hat) und begrenzte Mobilität. Das Konzept einer weitgefaßten Zuständigkeit kann also erhalten bleiben, wenn einer extensiven Nutzung vorgebeugt wird.

6.2.5. Bewertung

Es gibt unterschiedliche Kriterien der Bewertung, die je nach Standort anders ausfallen. Gefragt werden kann, ob die weitgefaßte partielle Zuständigkeit

- dem gesundheitspolitischen Auftrag,
- den Interessen der Mitarbeiter,
- den Wünschen der Klienten,
- den Vorstellungen anderer Institutionen in der Region,
- den regionalen Erfordernissen entspricht.

Dem gesundheitspolitischen Auftrag entsprechend hat die Krisenambulanz als Ergänzung zum Sozialpsychiatrischen Dienst zu dienen und soll damit für eine Krisen-Klientel zur Verfügung stehen, die der Leiter dieser Einrichtung wie folgt charakterisiert: "Klienten, die von anderen gemeldet werden und die ohne Kenntnis der Betroffenen und der Situation aufgesucht werden müssen". Hier wird der Sozialpsychiatrische Dienst vor allem in seiner Kontrollfunktion angesprochen. Dann gibt es eine Klientel, die von anderen Einrichtungen in die Sprechstunde geschickt wird. Schließlich gibt es eine dritte Gruppe, chronisch psychisch Kranke, die die Mitarbeiter schon lange kennen, und wo andere (Mitarbeiter anderer Institutionen oder Bekannte u.ä.) diese ansprechen, weil sie glauben, daß "wieder was los geht." (Interview, Begleitforschung). Insbesondere für die erste Gruppe dürfte der Sozialpsychiatrische Dienst die Krisenambulanz einsetzen wollen und zwar zu Zeiten, wo sie selbst nicht verfügbar sind. Gerade aber mit diesem Auftrag haben die Krisenberater Schwierigkeiten, da sie keine Ordndungsfunktion im Bezirk übernehmen wollen, wie in dem mit ihnen geführten Interview deutlich wurde.

Zu den Interessen der Mitarbeiter ist bereits schon gesagt worden, daß sie anfangs mehr an der Versorgung von Menschen mit psychosozialen Krisen interessiert waren (eingeschlossen parasuizidale Menschen) und daß die dann ausgehandelte Zuständigkeit aus ihrer Sicht einen Kompromiß darstellt. Eine Wandlung ist trotzdem eingetreten, weil sich ihr Interesse auch auf die Klientel der Kontakt- und Beratungsstätte erstreckt, die psychisch chronisch Kranken, zu denen zum Teil ein persönliches Verhältnis entstanden ist.

Ob die Bewohner dieses Stadtteils es schätzen, bei Krisen eine Anlaufstelle zu haben, darüber ist natürlich aufgrund der mangelnden Datenlage keine Aussage möglich. Im Rahmen der Begleitforschung hatte eine Untersuchung die Sicht der Nutzer zum Forschungsgegenstand gemacht, wonach die untersuchten Nutzer (solche mit psychosozialen Krisen, denn die anderen sind nicht in die Untersuchung einbezogen worden) diese dann aufsuchten, wenn sie "unter Druck" waren (Abschlußbericht 1989, Teil Krause Jacob S.54). Von diesen Nutzern wird die Krisenambulanz als eine Institution mit breiter und unspezifischer Indikation gesehen, was ihrem Bedürfnis entspricht.

Aus einer der Untersuchung (Fragebogen) der Begleitforschung sind Hinweise zu entnehmen, wie andere Institutionen in der Region die Zuständigkeit der Krisenambulanz sehen (Bergold u. Zaumseil, 1989, S.49 ff). Zu der Feststellung: "Die Krisenambulanz ist nur für wenige Patientengruppen geeignet" sollten Einschätzungen abgegeben werden. 15,5% lehnten diese Äußerung ab, 41,7% waren unentschieden und 42,9% stimmten dem zu. Von außen gesehen wird die Krisenambulanz eher für eine Institution mit begrenzter Zuständigkeit gehalten. Allerdings sind sich viele Antworter auch unsicher, wie sie die Krisenambulanz in dieser Hinsicht einschätzen sollen. Aufgrund einer Faktorenanalyse konnte herausgefunden werden, daß Personen, die ein längerfristiges Beratungskonzept befürworten, zu der Meinung tendieren, die Krisenambulanz sei für die meisten Klientengruppen nicht geeignet (S.50). Was also die Krisenberater von den anderen in der Zuständigkeitsdefinition unterscheidet, ist die Auffassung, daß es sinnvolle und notwendige kurzfristige Beratungsaufgaben bei einer breiten Klientel gibt, die über den eng definierten Notfall hinausgehen. Eine positive Bewertung müßte demnach an den Nachweis gekoppelt sein, daß ein kurzfristiges Angebot für viele Klienten hilfreich ist. Diese Frage wird später nochmals aufgegriffen und positiv beantwortet.

Auf dem Hintergrund der Kenntnis der Literatur und der dort vorgestellten Kriseneinrichtungen hatten nur die "Pioniere" den Anspruch einer flächendeckenden (alle potentiellen Klienten der Region) und umfassenden (sowohl für Menschen mit psychiatrischen Störungen als auch mit psychosozialen Problemen) Zuständigkeit im Rahmen einer Gemeinde, wobei die Kriseninterventionseinrichtung als Teil eines Community Mental Health Centers zu denken war. Den Anspruch umfassend und flächendeckend zu versorgen, erhebt heutzutage keine der mir bekannten Einrichtungen. Die Tendenz geht eher dahin, die Zuständigkeit der Krisenintenventions- oder Notfalleinrichtung für eine spezielle Klientel zu definieren und somit realistische Ziele aufzustellen. Man kann nach dieser Überlegung vermutlich zwischen den folgenden Möglichkeiten wählen:

- für eine weitgefaßte Zuständigkeit, partiell eingeschränkt;
- für eine flächendeckende Zuständigkeit für eine eng definierte Gruppe (z.B. für

die chronisch psychisch Kranken);
- für eine weitgefaßte Zuständigkeit auf dem Hintergrund entsprechender personeller Ausstattung.

Nach dieser Einteilung entspricht die Krisenambulanz dem ersten Modell.

6.3. Zeitlich begrenzte Angebote

6.3.1. Charakterisierung

Die Krisenambulanz ist zwar eine niedrigschwellige Einrichtung, aber nur in bezug auf den Zugang, nicht in bezug auf den Verbleib in der Institution in Form von längerfristigen Kontakten. Sie hat eine Reihe zeitlich und von der Zielstellung her begrenzter Aufgaben übernommen, die im folgenden nochmals kurz geschildert werden sollen, da ihre Beschreibung bereits im Kapitel 5 ausführlich erfolgte.

Weitervermittlungsberatung
Hier handelt es sich im Gegensatz zur Anliegensbearbeitung um Klienten mit komplexen, schlecht strukturierten Problemlagen. Schlecht strukturierte Probleme sind dadurch gekennzeichnet, daß der Zielzustand und der Lösungsweg anfänglich allenfalls vage bekannt sind (Dörner, 1979, S.13f., in Heiner, 1988). Auch können nicht nur Ziele und Wege unklar sein, sondern auch die Beschaffenheit des Problems selbst. Deshalb geht es bei der Weitervermittlungsberatung primär um die Klärung der Beschaffenheit des Problems (siehe auch Kontextualisierung) und um die Entwicklung von Zielen und Wegen als Behandlungsvorschläge.

Qualifizierte Gabe von Information
Die Krisenambulanz wird von Menschen mit Fragen nach Behandlungs-und Kontaktmöglichkeiten in Anspruch genommen. Dabei geht es nicht nur um die Nennung von Angeboten, sondern auch um die Klärung, um "was es sich in etwa handelt". Die Erfüllung dieser Aufgaben geschieht in der Regel am Telefon, in einem einmaligen Gespräch.

Hilfe bei alltäglichen Problemen
Vor allem am Telefon werden die Krisenberater um Hilfe und Rat bei alltäglichen Problemen gebeten. Diesem Wunsch wird auch nachgekommen. Manchmal ist er auch mit dem Versuch einer Neudefinition des Problems verbunden.

Hilfe bei kontaktsuchenden Anrufern
Hier besteht die Hilfe vor allem im aktiven Zuhören.

Krisenintervention bei chronisch psychisch Kranken der Kontakt- und Begegnungsstätte
Die Krisenberater verstehen sich als Anlaufstelle für die Besucher der im selben Haus untergebrachten Kontakt- und Begegnungsstätte. Sie können hier wirksame Hilfe leisten, vor allem bedingt durch die gegenseitige Bekanntheit von Berater und Besucher und durch den ständigen Austausch zwischen den Professionellen der beiden Einrichtungen. Die Hilfe kann auch die Herstellung der Einsicht in die Notwendigkeit eines stationären Aufenthaltes in einer psychiatrischen Klinik oder Krisenstation beinhalten.

Krisenintervention bei psychosozialen Krisen
Diese Interventionsform umfaßt entlastende Gespräche, das Angebot von engmaschigen Kontakten, den Einbezug von Angehörigen usw. Sie wird bei Menschen, die zwar in einer Krise, aber noch im ambulanten Setting tragbar sind, durchgeführt.

Inanspruchnahmemotivierung
Diese Form der Bearbeitung findet bei jenen Menschen statt, die von anderen als hilfsbedürftig und behandlungsbedürftig angesehen werden, die selbst aber Widerstände haben. Bei ihnen versuchen die Krisenberater eine Motivation zur Inanspruchnachme von professioneller Hilfe zu entwickeln.

Indikationsstellung bei Postsuizidalen
Bei Postsuizidalen, die in einem Allgemeinkrankenhaus von den Krisenberatern aufgesucht werden, gehört es zu der primären Aufgabe, eine Behandlungsindikation zu treffen, die auf der Einschätzung fortbestehender Suizidalität beruht.

Hilfe zur Lösung von Problemen
Bei einigen Klienten entschließen sich die Krisenberater selbst zur Lösung von Problemen und Schwierigkeiten im Rahmen ihres zeitlichen Möglichkeiten beizutragen, dies in der Regel durch mehrmalige Gespräche.

Notfallintervention
Hier werden die Berater zu Klienten gerufen, die sich in der Situation einer akuter Selbst-oder Fremdgefährdung befinden. In der Regel müssen sie entscheiden, ob eine Unterbringung in einer stationären Einrichtung notwendig ist und ggf. den ärztlichen Hintergrunddienst einschalten. Die alternativen Handlungsmöglichkeiten sind abhängig davon, ob es den Beratern gelingt, einen tragfähigen Kontakt herzustellen, der aber durch die Fremdheit der handelnden Personen erschwert wird.

Vermittlung
Hier besteht die Aufgabe vor allem darin, die Klienten an die für sie adäquate Einrichtung zu vermitteln. Die Arbeit der Berater besteht schwerpunktmäßig in der Kontaktaufnahme zu der entsprechenden Einrichtung.

Überbrückungshilfe
Hier fungiert die Krisenambulanz bei Klienten anderer Institutionen als Hilfe bei der Überbrückung, bis andere Hilfen (wieder) einsetzen oder sie selbst wieder verfügbar sind. Beispielsweise läßt eine Krisenstation ihre Klienten von der Krisenambulanz solange betreuen, bis diese einen Platz in einer ambulanten Therapie erhalten haben. Oder einige Menschen nehmen die Krisenambulanz in Anspruch, wenn ihr Therapeut/Arzt nicht erreichbar ist bzw. werden von diesen auf die Krisenambulanz verwiesen.

6.3.2. Bedingungen

a. Modellvereinbarung
Die Kurzfristigkeit der Interventionen gilt als eines der wesentlichsten Definitionskriterien der Krisenintervention, auch wenn sie nicht für alle Kriseninterventionseinrichtungen zutrifft. Die Legitimation ist mit einem Verständnis von Krisen als kurzfristiges Geschehen gegeben. In den Modellvereinbarungen ist die Kurzfristigkeit als wesentliches Merkmal der Krisenambulanz vereinbart worden.

b. Vorhandensein regionaler Versorgungsangebote
Die faktische Umsetzung des zeitlich begrenzten Angebots konnte durch die inzwischen vorhandenen regionalen Versorgungsangebote sowie auch durch die vielfältigen Kooperationskontakte der Krisenambulanz gelingen. Denn die Kurzfristigkeit kann nur im Rahmen weiterführender Angebote möglich sein.

c. Interinstitutionelle Kontakte
Die interinstitutionelle Kooperation macht es möglich, die Klienten wieder "abgeben" zu können.

d. Lebensweltliche Orientierung
Die lebensweltliche Orientierung als theoretischer Bezugsrahmen macht es den Mitarbeitern möglich, sich zunächst auf die Erfassung der aktuellen Lebenssituation sowie die Sicht der Klienten auf diese als wesentliche Bezugspunkte ggf. unter Einschluß relevanter biographischer Bezüge zu beschränken.

6.3.3. Bewertung

Bei einer Bewertung dieses Konzeptbestandteiles des zeitlich begrenzten Angebotes soll an die Einschätzung von Professionellen angeknüpft werden, die an einer Befragung mittels Fragebogen der Begleitforschung teilgenommen haben. Etwa die Hälfte von ihnen glaubt, daß das zeitbegrenzte Angebot der Krisenambulanz nur für wenige Klientengruppen angemessen ist. Ich vermute, daß diese hier vielleicht an jene Klienten gedacht haben, bei denen ein abgeschlossener Bearbeitungsprozeß möglich ist. Diese Klienten sind vor allem dem Vorfeld psychotherapeutischer, psychosomatischer und psychiatrischer Versorgung zuzurechnen. Tatsächlich sind hier auch die "abgeschlossenen" Beratungen, die nicht als Baustein eines längerfristigen Hilfeprozesses zu denken sind, vorherrschend, wie die Hilfe bei Alltagsproblemen, Informationsgabe, Hilfe bei kontaktsuchenden Anrufern und die Krisenintervention bei psychosozialen Krisen. Bei der Einschätzung der Angemessenheit eines zeitlich begrenzten Beratungsangebots wird aber nicht der Aspekt gesehen, daß die Krisenambulanz notwendige Teilbearbeitungen vornimmt, wie oben durch die Nennung der verschiedenen Aufgaben aufgezeigt werden konnte. Diese sind mehr im Bereich der sekundären und tertiären Versorgung zu finden. Sie betreffen sehr unterschiedliche Klientengruppen wie beispielsweise die chronisch psychisch Kranken in einer Krise, die Postsuizidalen und Suizidalen, die chronisch psychosomatisch und neurotisch Gestörten.

Auf dem Hintergrund von Teilbearbeitungen ist kritisch anzufragen, ob der mit der Teilbearbeitung verbundene Institutions- und Beraterwechsel nicht zu viele negative Konsequenzen für die Klienten hat. Allerdings darf bei einer kritischen Betrachtung dieses Aspektes nicht vergessen werden, daß ein Teil der Klienten ohne das Angebot der Krisenambulanz sonst nicht versorgt worden würde.

Der Forderung nach Kontinuität liegt die Annahme zugrunde, daß es sicher unproblematischer wäre, den gesamten Bearbeitungsprozeß in einer Hand zu lassen. Die negativen Konsequenzen können darin bestehen, daß

- im Überweisungs- und Vermittlungsprozeß Klienten "verloren" gehen,
- die Fremdheit der neuerlichen Professionellen dem Hilfeprozeß schaden bzw. ihn behindern könnte,
- viel Zeit für interinstitutionelle Kontakte aufgewendet wird, die eher dem Klienten zugute kommen könnte,
- neue Institutionen die Probleme wieder anders kontextualisieren und damit zu einer Irritation der Klienten beitragen,
- Klienten die Institutionen gegeneinander ausspielen können und somit ihrer eigenen Veränderung im Wege stehen,
- jede Institution bestimmte Bearbeitungsschritte (z.B. Exploration der Lebensgeschichte) wiederholt und somit zu einer Demotivierung des Klienten beiträgt.

Die aufgezeigten negativen Konsequenzen sind desto gravierender, je weniger die Institutionen miteinander kooperieren. In den Fällen, in denen sie abwertend miteinander umgehen, können sie damit noch die Probleme der Klienten verschärfen, anstatt zu einer Lösung beizutragen.

Neben diesen negativen Konsequenzen gibt es aber noch einige positive:

- Der Klient hat die Chance, von anderen Helfern positiver gesehen zu werden und Hilfs/Beziehungsangebote zu erhalten, die für ihn entwicklungsfördernder sind.
- Bestimmte Klienten hätten von sich aus niemals die Institution aufgesucht, die für sie hilfreich sein kann.

Für unterschiedliche Klientengruppen sind diese Beraterwechsel von unterschiedlicher Bedeutsamkeit. Hier muß vor allem an die chronisch psychisch Kranken und die Notfälle gedacht werden, bei denen es schwer ist, einen Kontakt herzustellen. Diese sind von einem Helferwechsel besonders negativ betroffen, da jede erneute Kontaktaufnahme mit neuen Barrieren verbunden ist und die Vielzahl der Helfer Unstimmigkeiten bewirken können. Auch kann es zu einer Unklarheit in bezug auf Verantwortung kommen. Diese Gefahr sieht eine Beraterin von der

Kontakt-und Begegnungsstätte, daß jemand "zwischen ganz verschiedenen Vorgehensweisen dadurch zerrieben" werden kann. So betont auch Steinhardt (1989, S.41), daß

"neben der Einführung einer langfristigen Therapie und der Akzentuierung psychosozialer Rehabilitation die Bereitstellung einer kontinuierlichen Bezugsperson das herausragende Merkmal in einem Versorgungssystem für chronisch psychisch Kranke" ist.

Aber auch andere Klientengruppen haben mit einem Berater- und Institutionswechsel Probleme. So können die schlecht motivierten Klienten bei einem Institutionswechsel "verloren" gehen. Gedacht ist hier vor allem an einen Teil der Postsuizidalen. Auf diese Problematik ist schon an anderer Stelle eingegangen worden. Auch alte Menschen tun sich mit erneuten Kontaktaufnahmen schwer. Die Gruppe der Mehrfachhilfesuchenden, die sog. "Nerver", gibt es nur, da es diesen Institutionswechsel gibt. Auch wäre es natürlich wünschenswert, daß Menschen mit entsprechend langfristigen Behandlungswünschen gleich die für sie "richtige" Institution aufsuchen könnten und damit eine Weiterempfehlungsberatung überflüssig ist.

Auf diesem Hintergrund hängt die Bewertung der Krisenambulanz auch davon ab, wie gut sie diesen Wechsel handhaben kann: wie gut sie Menschen, die weiterführende Hilfe brauchen, in das Versorgungssystem integrieren kann und wie gut sie Notfallhilfe leistet und dabei die professionellen Bezugspersonen einbinden kann. Ob ihr das gelungen ist, darüber liegen keine Daten im Rahmen dieser Untersuchung vor.

Es liegt nahe zu überlegen, ob die Krisenambulanz diese Teilaufgaben nur übernehmen konnte, da es Defizite und Mängel im gesamten Versorgungsangebot gibt. Begründung für diese Überlegungen könnten folgende sein:

- Das Versorgungssystem ist unübersichtlich, so daß potentielle Nutzer Information brauchen.
- Das allgemeinmedizinische ist vom psychosozialen Versorgungssystem getrennt, so daß es kein eigenes psychosoziales Angebot hat und Professionelle benötigt, die die Konsiliaraufgaben wahrnehmen.
- Die Kenntnis der Mediziner von psychosozialen Angeboten ist unzureichend, so daß ein Vermittlungsbedarf besteht.
- Das psychiatrische ambulante Versorgungssystem kann zu bestimmten Zeiten nichts anbieten, so daß die Krisenambulanz Notfallhilfe leisten muß.
- Der Sozialpsychiatrische Dienst muß Ordnungsfunktionen übernehmen, so daß es einer Institution bedarf, die dies nicht tut, und die auch aus diesem Grund von bestimmten Klienten aufgesucht wird.

- Das psychosoziale ist vom psychiatrischen Versorgungssystem getrennt und muß deshalb Vermittlungsarbeit leisten.

Ein Interviewpartner aus der Begleitforschung äußerte seine Hoffnungen, die er mit der Etablierung der Krisenambulanz verbindet, wie folgt:

"Ideal wäre, wenn wir uns mit der Krisenambulanz zusammen verändern, daß wir sie als kritischen Hefekuchen auch haben und daß wir mehr zu einer patientenorientierten, datenschützenden, vorsichtigen Umgangsweise, irgendwo zu so einer gemeinsamen Verantwortlichkeit für die Region entwickeln... Die Krisenambulanz kann nur...Sinn machen, wenn sie nicht als isolierter Dienst mit ner besonderen Qualität, sondern wenn er auch verändernd auf alle andern mit einwirkt."

Unter diesem Aspekt verändert sich der Bewertungsaspekt. Wichtig wird, wie gut sie die Institutionen "zusammenbringt" und innovativ wirkt. Zur Integration liegen schon Antworten aus dem Abschlußbericht vor. Hier wird deutlich, daß es ihr noch nicht in der gerade beschriebenen Weise gelungen ist, zur Integration beizutragen. Allerdings darf dabei nicht vergessen werden, daß das immer auch ein Prozeß der Gegenseitigkeit ist. Die nach dem Abschluß der Modellphase beginnende Vernetzung mit mehreren Institutionen im Bezirk dürfte erst die Voraussetzung schaffen, um diese Ansprüche umsetzen zu können.

6.4. Lebensweltliche Orientierung

6.4.1. Charakterisierung

In den Protokollen der Krisenberater sind zu drei Bereichen Erklärungen zu finden: zu bestimmten Störungen oder Problemen der Klienten, zu Behandlungsverweigerungen bzw. zur skeptischen Haltung der Klienten gegenüber professioneller Hilfe und zu spontanen Veränderungsprozessen. Die lebensweltliche Orientierung als Kennzeichnung der Erklärungsgrundlage für die wahrgenommenen Störungen und Problemen der Klienten gilt nur für diesen ersten Bereich.

Wird hingegen eine Störung/Auffälligkeit als Krankheit definiert, z.B. als Abhängigkeit, und es besteht kein Anlaß für eine Intervention seitens der Krisenberater, so bedarf diese Störung aus Sicht der Krisenberater in den Protokollen keiner weiteren Erklärung. Auch Behandlungsverweigerungen bzw. Skepsis gegenüber professioneller Hilfe werden häufig im Rückgriff auf andere Konzepte, z.B. durch psychoanalytische Konzepte, mit Scham bei Postsuizidalen und mit Angst vor Einweisung in die Psychiatrie erklärt sowie mit Beziehungsstörungen (z.B. als Mißtrauen).

Auch "spontane" Veränderungsprozesse, die im Erstkontakt auftreten, werden primär auf kathartische Prozesse sowie auf die Strukturierung der Situation und Neubewertungen zurückgeführt. Weitere sehr kurzfristige Veränderungen werden eher mit Veränderungen im sozialen Unterstützungsnetz in Zusammenhang gebracht.

Die Lebenswelt ist die Welt des Alltags.

"Sie ist da, wird hingenommen und in das Handeln in irgendeiner Weise einbezogen - mag dies bewußt oder unbewußt geschehen, mag dies in der Form der Umdeutung oder Ignorierung von Bedingungen geschehen" (Abels u.a., 1977, S.8).

Verstehen in lebensweltlichen Bezügen geschieht also durch eine Akzentuierung der Bedeutung von Lebenszusammenhängen, in denen jemand steht, die z.B. als unzureichende soziale Einbindung, als Mangel an der Befriedigung von Basisbedürfnissen wie Geld, Wohnung und Arbeit und andererseits als ständige Überforderung durch Alltagsanforderungen thematisiert werden. Auch umfaßt das Verstehen in lebensweltlichen Bezügen auch deren Veränderungen bzw. deren Antizipation in Form von Verlusten, Beziehungsabbrüchen und Situationen des Scheiterns. Tatsächlich sind viele Klienten der Krisenambulanz sozial schlecht eingebunden (Endbericht, S.5f.). Es werden natürlich auch biographische Bezüge hergestellt, die die Relevanz bestimmter Situationen/Lebenslagen erhellen. Der Bezug auf Persönlichkeitsdefizite (z.B. Selbstwertmangel) sowie psychische Krankheit (z.B. Schizophrenie) hat eher die Funktion eines Zusatzkonzeptes, als daß er wesentlich für das Verstehen wären.

Im Rahmen der Begleitforschung (S.44 ff) sind die unterschiedlichen Krisenkonzepte der Professionellen im Bezirk untersucht worden. Wie schon im Abschnitt "Gefährdungsbearbeitung" beschrieben, kann das Krisenmodell der Krisenmitarbeiter als ein mehr psychosoziales Krisenkonzept und auch als ein Zufallskonzept bezeichnet werden. Psychosoziales Krisenmodell meint, daß Krisen vor allem im Zusammenhang mit sozialen Problemen gesehen werden. Verlust und äußere Ereignisse werden als Verursacher der Krise angesehen. Das

Zufallskonzept meint, daß jeder Mensch beim Zusammentreffen mehrerer unglücklicher Ereignisse in eine behandlungsbedüftige Krise geraten kann. Beide dort erhobenen Anschauungen sind kompatibel mit der hier festgestellten lebensweltlichen Orientierung. Die anderen faktorenanalytisch eruierten Modellvorstellungen stehen mehr im Kontrast zu dieser Orientierung: das psychotherapeutische Krisenkonzept (wo auf dem Hintergrund von einer labilen psychischen Organisation verschiedene Lebensereignisse, vornehmlich Verluste zur Dekompensation führen. Dieses Konzept wird verbunden mit der Ansicht, daß eine Intervention nicht sofort stattfinden muß), das medizinisch-psychiatrische Krisenmodell (Zuspitzung einer psychischen Krankheit) und das Behandlungskonzept (als Ausdruck einer zugrundeliegenden Problematik, die einer längeren Behandlung bedarf). Interessanterweise zeigen aber auch die Ergebnisse der Untersuchung, daß keine Institution ein ausschließliches Modell hat, so auch nicht die Krisenambulanz. Auch andere Erklärungsmodelle werden herangezogen.

Die vorgenommenen Erklärungen der Krisenambulanz sind aber eher als Andeutungen denn als elaborierte Konzepte zu charakterisieren. Dies wurde bereits im Abschnitt "Problembearbeitung" erläutert. Da wurde festgestellt, daß im Erstgespräch mit der Zuweisung zu einer umfassenden Kategorie auch die Bearbeitung aufhört. Erst in nachfolgenden Gesprächen - sofern diese stattfinden - kommt es dann zu Ausarbeitungen und damit auch zu expliziteren Erklärungshypothesen. Deshalb wurde in diesem Zusammenhang auch von Kontextualisieren gesprochen - der Zuweisung des Problems zu einem erklärenden Kontext. Man kann also von einer lebensweltlichen Kontextualisierung sprechen.

6.4.2. Bedingungen

a. Integrationskonzept

Die Tatsache, daß die Krisenberater sich nicht allein auf eine Krisentheorie als Erklärungsmodell beziehen, liegt darin begründet, daß sie es nicht nur mit Menschen in Krisensituationen zu tun haben. Somit brauchen sie ein umfassenderes Erklärungsmodell. Auf der anderen Seite - wie eben bereits ausgeführt - bedürfen sie nicht eines besonders elaborierten Störungsmodells aufgrund der Kurzfristigkeit der Kontakte und der begrenzten Zielstellung. Sie brauchen ein Rahmenkonzept, das die Vielzahl der unterschiedlichen Probleme/Störungen erfassen und auch als Integrationskonzept für die unterschiedlichen Orientierungen der Mitarbeiter dienen kann. Dies bietet das Lebensweltkonzept.

b. Zeitlich begrenzte Aufgabenübernahme
Das Lebensweltkonzept als Orientierungsrahmen zu verwenden, bedeutet, am Alltag der Klienten anzusetzen und somit eine einfache Verständigung zu ermöglichen, die unter der Bedingung der Kurzfristigkeit notwendig ist. Allerdings teilen nicht alle Klienten die Auffassung der sozialen Entstehung einer Störung, sondern bevorzugen auch ein medizinisches oder biologisches Krankheitsmodell, insbesondere auch bei psychosomatischen Störungen. Hier beginnt dann jeweils die Aushandlung mit dem Klienten und - aus kritischer Sicht gesehen - auch seine Zurichtung.

c. Sozialwissenschaftliche Orientierung der Berater
Die Berater sind von ihrer beruflichen Sozialisation her sozialwissenschaftlich orientiert und z.T. auch mit Gemeindepsychologie vertraut, in deren Rahmen dem lebensweltlichen Ansatz eine hohe Relevanz zukommt (siehe z.B. Faltermaier, 1987). Eine Bevorzugung eines sozialwissenschaftlichen Denkansatzes vor z.B. einem medizinschen Krankheitkonzept liegt demnach nahe.

6.4.3. Bewertung

Eine Bewertung soll hier zunächst bezüglich des Aspekts hin erfolgen, wieweit das Konzept im Diskurs mit den Klienten selbst und anderen Institutionen hilfreich ist. Dabei wird vorausgesetzt, daß Übereinstimmungen in der Definition von Störungen bzw. Problemen und deren Erklärung zur kooperativen Zusammenarbeit mit anderen Institutionen beiträgt und im Kontakt mit dem Klienten unerläßlich ist.
  Gmür u.a. (1984) haben die Zugangsprobleme von Unterschichtfamilien zu Beratungseinrichtungen herausgearbeitet. Eine dieser Zugangsbarrieren ist mit folgendem Argument gekennzeichnet: "Unterschichtfamilien entscheiden sich gegen Beratung, weil sie einen Problembegriff verwenden, der Alltagsprobleme ausklammert. Beratung ist, wenn überhaupt, erst ab einem bestimmten "Schwere"grad und bei "zerrütteten Familienverhältnissen" eine sinnvolle und notwendige Hilfe" (S.151). Diese Zugangsbarriere könnte durch die lebensweltliche Orientierung, die den Alltag ernst nimmt und die Probleme in dessen Kontext zu

begreifen versucht, abgebaut werden. Eine lebensweltliche Orientierung entspricht außerdem noch am ehesten den Alltagsvorstellungen von der Entstehung von Störungen bzw. Problemen neben vereinfachten psychoanalytischen Vorstellungen. Insofern dürfte das Konzept nicht auf Mißbehagen und Ablehnung bei den Klienten stoßen. In den Protokollen ist auch wenig über divergierende Erklärungsvorstellungen zu lesen.

Wie sieht es nun mit der Akzeptanz des lebensweltlichen Konzepts bei Institutionen aus? Therapeutische Institutionen dürften eher das oben dargestellte "Behandlungskonzept" favorisieren. Da aber wenig direkte Kommunikation zwischen diesen Institutionen vorkommt, werden Diskrepanzen nicht weiter zu Buche schlagen. Anders müßte es mit den Institutionen des psychiatrischen Bereichs sein. Hier ist anzunehmen, daß sie eher das oben beschriebene "medizinisch-psychiatrische Krisenmodell" favorisieren. Die Ergebnisse im Endbericht bestätigen diese Einschätzung aber nicht. Am ehesten entspricht diesen Vorstellungen noch die Polizei. Diese ziehen konsequenterweise die Krisenambulanz auch nicht bei "klaren" Fällen, d.h. beim Auftreten akuter psychiatrischer Störungen hinzu. Trotz der Häufigkeit der Inanspruchnahme gibt es auf der inhaltlichen Ebene keine Auseinandersetzungen, wie die/das Störung/Problem zu deuten ist. Damit entfallen auch potentielle Unstimmigkeiten.

Die lebensweltliche Orientierung ist mehr ein Erklärungs- denn ein Behandlungskonzept. Es hat aber auch insofern Behandlungskonsequenzen, als man mit dieser Orientierung mehr zu zeitlich begrenzter Beratung, sozialer Unterstützung und Krisenintervention neigt und weniger langfristige Therapien, insbesondere die klassische psychoanalytische Therapie und medikamentöse Behandlung empfiehlt. Aus der Basisdokumentation (Endbericht S.26f.) ist auch zu entnehmen, daß die Krisenambulanz ihre Klienten eher an Beratungsstellen überweist (N=72) als an Psychotherapeuten (N=16) und eher an die stationäre Kriseneinrichtung (N=45) als an die psychiatrische Klinik (N=30). Natürlich dürfte die lebensweltliche Orientierung nur ein Faktor für das Verweisungsverhalten sein. Aber das Verweisungsverhalten steht nicht in Kontrast zu der oben beschriebenen Orientierung.

Faltermaier (1987) kommt zu der Einschätzung, daß heute noch eine Dominanz des "medizinischen Modells", einer mehr organbiologischen Ätiologie von Störungen und Erkrankungen, relativ ungebrochen verbunden mit dem kurativen Behandlungsmodell besteht. Bestenfalls erhält psychische Krankheit einen Doppelcharakter:

"Sie ist einerseits eine Form und ein Ausdruck psychischen Leidens, das lebensgeschichtlich und in Auseinandersetzung mit der sozialen Umwelt entstanden ist, und sie ist andererseits eine Form abweichenden Verhaltens, das die gesellschaftlichen Normalitätsvorstellungen verletzt, deshalb mit einem Krankheitsetikett versehen und stigmatisiert wird, was entsprechend negative Rückwirkungen auf die Selbstdefinition des Individuums hat" (ebd. S.8).

Auf diesem Hintergrund kann die lebensweltliche Orientierung als ein Fortschritt gewertet werden, da hier eine präventive Orientierung möglich ist. Leider sind die Erkenntnisse über die soziale Entstehung psychischen Leidens, auf die sich die Praktiker stützen könnten, noch nicht umfassend genug. In diesem Forschungsfeld sind aber auch nicht so schnell Ergebnisse aufgrund der Komplexität des Forschungsgegenstandes zu erwarten.

6.5. Die Situationsbezogenheit

6.5.1. Charakterisierung der Situationsbezogenheit

Situationsbezogenheit meint, daß die Handlungen von professionellen Helfern durch viele spezifische Situations-Mittel-Ziel-Einheiten beschrieben werden können. Thommen, Amman und v.Cranach (1988) sprechen von Algorithmen (nach Brockhaus, 1977, ursprünglich: Rechenverfahren, das in genau festgesetzen Schritten vorgeht). Sie gehen davon aus, daß Handlungswissen in Form von Algorithmen gespeichert wird. Dies ermöglicht dem Handelnden, in einer gegebenen Situation ein Mittel zu ergreifen, das verspricht, zu einem vorgefaßten Ziel zu führen. Dabei unterscheiden sich die Therapieformen u.a. darin, ob das Handlungswissen reich oder arm an spezifischen bzw. allgemeinen Handlungsanweisungen ist. Anhand der Rekonstruktion wird deutlich, daß viele solcher spezifischen Situations-Mittel-Ziel-Algorithmen (siehe nächster Abschnitt) zu finden sind. Dies meint, anders ausgedrückt, daß Mittelwahl und Zielformulierungen eng an die Wahrnehmung der derzeitigen Situation des Klienten gebunden sind. Je differenzierter die Situation des Klienten wahrgenommen und als Spezifikum behandelt wird, desto vielfältiger wird die Ziel- und Mittelwahl, und umgekehrt.

Dies steht ganz im Gegensatz zu einem wenig situationsspezifischen Behandlungsansatz, wie sie etwa die Gesprächspsychotherapie bietet. Hier gibt es klare Vorstellungen über die Haltung des Therapeuten, die situationsunabhängig realisiert werden soll. Folglich ist auch eine situationsbezogene Sichtweise auf die Klientel nicht von entscheidender Wichtigkeit. Auch die Ziele sind relativ situationsunabhängig formuliert wie beispielsweise: "Der Klient sollte sich mit seinem Erleben, seinem Selbst auseinandersetzen" (siehe ebd.,S.76).

Die Situationsbezogenheit ist in einigen Konzepten der Krisenliteratur wiederzufinden. Diese Konzepte favorisieren nicht allgemeine Behandlungsvorstellungen, die unabhängig von dem spezifischen Problem und der Klientel bestehen, sondern die Vorgehensweisen werden in Abhängigkeit von der Situation definiert (Krisenintervention als spezifisches Vorgehen bei spezifischen Krisen).

Anstelle von allgemeinen Prinzipien spielt für die Mitarbeiter der Krisenambulanz situationsspezifisches Handlungswissen eine zentrale Rolle bei der Bewältigung der Arbeit. Dies ist aber i.d.R. nicht leicht für den Berater explizierbar. Deshalb ist in den Veröffentlichungen der Krisenberater relativ wenig über ihre beraterischen Vorgehensweisen nachzulesen. In ihrer veröffentlichten Selbstdarstellung (1988) erfolgt sie in Form von Fallberichten, was auch als Hinweis für die Richtigkeit der vorliegenden Einschätzung gewertet werden kann.

Aus dieser Orientierung heraus ist auch die geringe Relevanz von Diagnosen zu erklären, da der situationsspezifische Ansatz einem krankheitsbezogenen Behandlungsansatz widerspricht. Die geringe Bedeutung der Diagnosen für die Berater wird auch in der Basisdokumentation deutlich (Bergold u. Zaumseil, 1989, S.13). So wird bei 39% der Erstgespräche keine Diagnose erstellt. Hinter der unterschiedlichen Kategorisierung der Klientel verbergen sich unterschiedliche Diagnosegruppen. So sind unter den Fremdetikettierten sowohl Postsuizidale, Menschen mit einer Alkohol-Abhängigkeit, Schizophrene, neurotische und suizidale Menschen zu finden. Oder unter den Postsuizidalen finden sich auch die unterschiedlichsten Diagnosegruppen. Behandlungsvorstellungen liegen also quer zu den Diagnosegruppen.

6.5.2. Beispiele für spezifische Algorithmen

Im folgenden sollen einige dieser spezifischen Situations-Mittel-Ziel-Algorithmen, die in der hier gewählten Formulierung als Wissenshintergrund gespeichert sein könnten, aus den Rekonstruktionen versprachlicht werden. Alle Algorithmen aufzuführen erscheint zu umfassend, auch können sie aus den Beschreibungen der Bearbeitungsformen entnommen werden. Sie stellen in gewisser Weise eine Wiederholung dar. Zur Veranschaulichung der Einschätzung dieses Konzeptbestandteiles der Situationsbezogenheit sollen dennoch einige Algorithmen aufgeführt werden. Die dargestellten Algorithmen haben eine unterschiedliche Reichweite, sind also mehr oder weniger spezifisch, insgesamt aber stark an die Wahrnehmung der Situation einschießlich der Wahrnehmung des Klienten gebunden und an die Attribuierung seiner Schwierigkeiten. Zuerst werden die mit größerer Reichweite dann die, die an einen bestimmten Bearbeitungstyp gebunden sind, aufgeführt.

Algorithmen mit größerer Reichweite
- Achte darauf, in welcher Situation jemand ist, wie sein Erleben in dieser Situation ist und in welchen institutionellen Zusammenhängen er derzeit steht.
- Achte auf die eigene Befindlichkeit, sie gibt dir Hinweise über das Beziehungsverhältnis zwischen dir und dem Klienten.
- Achte darauf, welche Rolle der Klient dir im Gesamt der Helfer zuweisen will.

Zur Anliegensbearbeitung
- Hat jemand ein konkretes Anliegen, so versuche dieses beispielsweise durch Information, mittels aktivem Zuhören, praktischer Hilfe, Ratgeben usw. zu erfüllen.
- Denke daran, daß es auch vorgeschobene Anliegen gibt. Mache dies daran fest, ob jemand die Krisenambulanz aufsucht, nur um etwas zu erfragen, über das er bereits gut informiert ist.
- Lehne unakzeptable Anliegen - zum Beipiel der Wunsch von Alkoholikern nach längerfristigen Kontakten - ab. Tue dies freundlich, aber bestimmt.
- Überprüfe, ob das Anliegen als adäquate Lösung eines bestimmten Problems angesehen werden kann.
- Lehne unakzeptable Anliegen ab, versuche aber ein neues Problem zu definieren, wenn du glaubst, daß der Klient dringend Hilfe braucht.

Bearbeitung einer ablehnenden Haltung gegenüber professioneller Hilfe
- Der wichtigste erste Schritt mit dieser Klientel ist die Kontaktherstellung. Setze dafür unterschiedliche Strategien ein (ausgeführt unter 5.2).
- Versuche mit Klienten, die dringend Hilfe benötigen, in Kontakt zu bleiben, und sei es über das Einschalten anderer Institutionen.

- Mache einen Hausbesuch, wenn eine akute Selbst/Fremdgefährdung vorliegt und der Betroffene nicht anders erreicht werden kann.
- Beziehe bei drohender Zwangseinweisung den Hintergrundarzt mit ein.

Bearbeitung einer Gefährdung
- Schätzt du jemand als suizidal ein, so achte genau auf deine Ängste, ob sie sich im Laufe des Gesprächs verändern. Wenn sie dies nicht tun, mußt du für einen schützenden Kontext sorgen.
Setze die Mittel der Strukturierung, Eröffnung von Perspektiven usw. ein.
- Scheue dich nicht, auch mal ein Versprechen abzunehmen oder einen Pakt zu schließen, wenn du den Eindruck hast, daß dieses Vorgehen hilfreich ist und zu einer Bindung beiträgt.
- Gib aber die Verantwortung wieder an den Klienten zurück. Du kannst sie ihm nicht abnehmen.
- Bei Menschen in psychosozialen Krisen versuche eine Entlastung herbeizuführen. Stelle erst einen Kontakt her und taste dich schrittweise an die Problematik heran.
- Nimm dir ausreichend Zeit für ein entlastendes Gespräch. Dies ist eine der wichtigsten Voraussetzungen für sein Gelingen.
- Zentriere dich auf das "Hier und Jetzt".
- Biete dich als verläßliches Gegenüber an.
- Setze als Entlastung Gespräche und praktische Hilfe ein. Ziehe auch ggf. Angehörige hinzu und biete eine engmaschige Betreuung an.
- Versuche möglichst eine Einweisung zu umgehen. Wenn eine Einweisung nicht zu umgehen ist, leite sie aber ein. Suche eine geeignete Institution. Beachte auch die Wünsche des Betroffenen, soweit sie realisierbar sind.

Verstehen der Gründe einer suizidalen Handlung
- Versuche die Gründe, die zu der suizidalen Handlung geführt haben, zu erfahren.
- Lasse dich bei Postsuizidalen nicht von Bagatellisierungen beeindrucken. Versuche an sie heranzukommen. Wenn das nicht möglich ist, halte dies für ein bedenkliches Zeichen.
- Kläre, in welcher Funktion dich der Klient im Krankenhaus wahrnimmt (z.B. als Spezialist für Einweisungen).
- Versuche einen Folgetermin zu vereinbaren bzw. eröffne die Möglichkeit zu einer weiteren Inanspruchnahme.

- Ermutige den Klienten zur Auseinandersetzung mit seiner Situation und den damit verbundenen negativen und belastenden Gefühlen.

Bearbeitung eines Problems
- Laß dir Zeit mit der Explorierung von Problemen, die einer längerfristigen Bearbeitung bedürfen. Warte mit dem Aussprechen von Weiterbehandlungsempfehlungen wenigstens bis nach dem zweiten Kontakt.
- Baue erst eine Vertrauensbeziehung auf, bevor du jemanden weiterschickst.
- Versuche eine gemeinsame Sichtweise auf das Problem herzustellen.
- Achte darauf, welche Hilfen die Klienten bereits in Anspruch genommen haben oder was ihnen bereits geraten wurde, damit du Enttäuschungen vorbeugst.
- Wenn es möglich ist, mache auch Lösungsvorschläge.

Bearbeitung eines Auftrages
- Versuche dem Auftrag nachzukommen, wenn er akzeptabel ist und die auftraggebende Institution ein wichtiger Kooperationspartner ist.
- Grenze dich aber gegenüber unannehmbaren Aufträgen ab.
- Schicke auch abgeschobene Klienten wieder an die vermittelnde Institution zurück.
- Stimme dich mit den anderen Helfern, die auch an der Fallbearbeitung teilhaben, ab.
- Setze dich mit der Einschätzung anderer Institutionen auseinander. Manche Sichtweisen kannst du schnell akzeptieren, bei manchen ist es notwendig, einen Vorbehalt zu haben.

6.5.3. Bedingungen

a. Sehr unterschiedliche Klientengruppen
Die Vielzahl der unterschiedlichen Klientengruppen verlangen natürlich auch nach einem unterschiedlichem Umgehen mit ihren unterschiedlichen Störungen im Rahmen einer lebensweltlichen Orientierung.

b. Das Fehlen von langfristigen Angeboten
Die Krisenambulanz ist eine Einrichtung mit einem kurzfristigen Angebot. Aufgrund des Endberichts wird deutlich, daß der größte Teil der Klientel nur eine einmalige Beratung erfährt (685 von 959), der zweitgrößte Teil es auf 2 Kontakte

bringt (118 von 959) und mehr als 7 Kontakte hat nur ein verschwindend geringer Anteil der Klienten (27 von 959) (Bergold u. Zaumseil, 1989, S.16). Diese mehrmaligen Kontakte über 7 hinausgehend, nehmen auch im Laufe der ersten Jahre ab (ebd., S.17). Auch bei der Beschreibung der Tätigkeiten in einem Fragebogen verneinen sie, daß sie z.B. eine langfristige Betreuung von chronischen Patienten durchführen (was sicher auch nicht ihre Aufgabe wäre) (ebd. S.55). Die Orientierung auf begrenzte Kontakte begünstigt natürlich einen situationsspezifischen Ansatz. Nicht die biographischen Bezüge und damit die Attribuierung in diesem Kontext, nicht die sich entwickelnde und so der Bearbeitung zugängliche therapeutische Beziehung ist Gegenstand, noch Persönlichkeitsveränderungen ausgedrückt in der Formulierung von weitgesteckten Zielen, sondern das Hier und Jetzt, der Anlaß der Inanspruchnahme und die damit verbundenen Bearbeitungskonsequenzen, die Klärung und Sturkturierung der Situation sind Gegenstand der Intervention.

c. Keine Schulenfestlegung
Therapeutische Orientierungen sind per se situationsunabhängiger gedacht. In einigen Kriseninterventionseinrichtungen prägen sie den Umgang mit den Klienten insbesondere durch die Hereinnahme des Störungsmodells und das Diagnoseinventars.

d. Lebensweltliche Orientierung
Das Ansetzen am Alltagsverständnis der Klienten begünstigt und erfordert einen situationsspezifischen Ansatz, indem das professionelle Handeln weniger vorgegeben ist, sondern mehr sich an der Situationsdefinition der Betroffenen orientiert.

6.5.4. Bewertung

Kritische Einschätzungen vom Beratungsalltag heben hervor, daß "die Ziele der Berater und das Interesse der jeweiligen Institution bei der konkreten Gestaltung der Beratungsbeziehung und des Handelns der Berater mindestens ebenso wichtig ist wie die Bedürfnisse und Probleme der Klienten"...(Flick, 1990, S.9). Zaumseil (1978) spricht davon, daß die meisten Beratungsstellen eher ablauf- denn zielorientiert sind, daß sich die Praxis an wiederkehrenden Vollzügen orientiert und weniger an den Bedürfnissen der Betroffenen. Bittner (1981, S.105) spitzt die Kritik zu, indem sie äußert, "daß Beratungsstellen nur in dem Maße die Schwierigkeiten von Menschen behandeln, wie sie sie institutionell bzw. professionell einengen, akzentuieren und umdefinieren können". Der situationsspezifische Ansatz könnte aus diesem Blickwinkel heraus als Möglichkeit angesehen werden, diesem zurechtstutzendem Einfluß einer Institution ein Stück weit Einhalt zu gebieten, indem mehr die Situation des Klienten und seine Situationsdefinition Beachtung erhält und das Handeln selbst situationsangemessener ausfällt. (Dabei darf natürlich nicht vergessen werden, daß die Krisenambulanz allein schon durch ihr zeitbegrenztes Angebot auch die Probleme der Klienten - zeitgerecht - zurichtet). Am Beispiel des Ratgebens kann nochmals deutlich gemacht werden, daß der situationsspezifische Ansatz der zu favorisierende ist. Wird z.B. der Klient als jemand gesehen, der einen Rat braucht und bei dem dieser auch hilfreich sein kann, so wird er - auch gegen die Warnung von Therapieschulen - gegeben. Hingegen kann er auch verweigert werden, wenn er als inadäquat erkannt wird. Somit erscheint situationsspezifisches Handeln gerade für eine Institution wie die Krisenambulanz mit unterschiedlicher Anforderungsstruktur unabdingbar, um der Zurichtung des Klienten Einhalt zu gebieten.

Ein situationsbezogener Ansatz birgt in sich die Gefahr zu stark eklektisch zu werden, damit wenig kommunizierbar und auch nicht überprüfbar zu sein. Hingegen liegt die Stärke des Ansatzes in der Ermöglichung einer Offenheit neuen klinischen Erfahrungen gegenüber. Ob dieser Ansatz eine Entwicklungschance hat, hängt davon ab, ob die beraterischen Vorstellungen und Erfahrungen in einem die Grenzen der eigenen Gruppe überschreitenden Diskurs erörtert werden. Die vorliegende Untersuchung könnte einen Stellenwert bei einem derartigen Diskurs haben. Die Fruchtbarkeit eines derartigen Diskurses wurde in dem mit den Krisenberatern geführten Interview deutlich, wo die ersten Ergebnisse der vorliegenden Untersuchung (die Rekonstruktion der Bearbeitungstypen) zur Diskussion gestellt wurden. Die Einschätzung der Lektüre und des folgenden Gesprächs wurde als erhellend und für die eigene Arbeit strukturierend bewertet.

6.6. Einbindung in die regionale Versorgung über Klienten

6.6.1. Charakterisierung

Kriseninterventionseinrichtungen sind in besonderer Weise auf Kooperationsbeziehungen/Vernetzung mit anderen Einrichtungen angewiesen, da sie selber kein komplettes Versorgungsangebot haben und auch ein Teil ihrer Klientel über Zuweisungen erhalten. Sie sind häufig an verschiedenen Nahtstellen des gesamten Versorgungssystems, vor allem zwischen dem psychosozialen und psychiatrischen Bereich, angesiedelt.

Die Krisenambulanz ist zum Zeitpunkt der Untersuchung eine eigenständige Einrichtung mit Vereinsstatus, die sich über Modellgelder des Bundes finanziert. Konzeptuell war eine enge Kooperation mit dem regionalen Sozialpsychiatrischen Dienst gedacht, als komplementäres Angebot während der Schließungszeiten dieser Einrichtung, ohne daß dies organisatorisch vorab festgelegt wurde.

Tatsächlich aber hat die Krisenambulanz seit ihrem Bestehen bis Ende 1989 mit 150 verschiedenen Institutionen in irgendeiner Form Kontakt gehabt (Bergold u. Zaumseil, 1989, S.29). Etwa die Hälfte der Kontakte (aufgeführt im Übergabebuch) entfallen aber auf vier bezirkliche Institutionen: auf das Jüdische Krankenhaus, auf den Sozialpsychiatrischen Dienst Wedding, auf die Krisenstation im Krankenhaus Moabit und auf die Polizei. Im subjektiven Bewußtsein der Mitarbeiter gibt es aber eine andere Reihenfolge der Wichtigkeit der Kontakte (Möller u. Schürmann, 1989). Da steht an erster Stelle das Jüdische Krankenhaus, weil die Krisenambulanz von dort die meisten Klienten bekommt. Dann folgt die Kontakt- und Begegnungstätte M32, begründet durch deren enges persönliches Verhältnis. An dritter Stelle rangiert die stationäre Krise Moabit, weil "mit denen die angenehmste Zusammenarbeit läuft". Erst dann kommt der Sozialpsychiatrische Dienst. Die Zusammenarbeit wird als "schwierig" bezeichnet.

Einrichtungen können nun auf unterschiedliche Weisen in eine Region eingebunden sein (ebd.). Dies kann über die Zuweisung von Klienten, ohne daß es zu einem direkten Kontakt kommt, über den Informationsaustausch bezüglich gemeinsamer Klienten, über gemeinsame Durchführung von praktischen und gesundheitspolitischen Aufgaben und über interinstitutioneller Verflechtungen z.B. im Rahmen einer Vernetzung erfolgen. Diese Einbindungsweisen sind nicht als sich ausschließende Alternativen mißzuverstehen. Die Krisenambulanz ist zum Untersuchungszeitpunkt primär über Klienten in den Bezirk eingebunden.

Im folgenden sollen diese Einbindungsweisen konkretisiert werden. Vom Jüdischen Krankenhaus erhalten sie von wechselnden Ärzten den Auftrag, abzuklären, ob und welche Behandlung indiziert ist, ob derjenige nach Hause geschickt werden kann oder nicht, oder sie werden gerufen, weil sie meinen, daß der Patient ein Gespräch braucht. Nach der Durchführung des Auftrages erfolgt ein kurzes Gespräch oder eine schriftliche Mitteilung über die Einschätzung des Krisenberaters über den Patienten und eine Empfehlung über das weitere Vorgehen. Mit der Kontakt- und Begegnungsstätte M32 haben sie viele gemeinsame Klienten und deshalb erfolgen häufig auch Gespräche über die unterschiedliche Zuständigkeit, deren Klärung als schwierig bezeichnet wird. Sowohl die Klienten treten mit Wünschen an die Krisenberater heran, als auch die Mitarbeiter, die z.B. die Krisenberater um Gespräche für einen bestimmten Besucher bitten, da sie im Moment dem selbst nicht entsprechen können. Der Informationsaustausch ist eher informell. Bei der stationären Krise Moabit können sie jederzeit ein Bett in deren Einrichtung beanspruchen. Wenn sie jemand hinschicken, so wird die Entscheidung auch nicht in Frage gestellt. Umgekehrt übernehmen die Krisenberater die Nachbetreuung von Klienten der Krise Moabit. Der Informationsaustausch ist auch durch vierteljährliche Treffen institutionalisiert. Dazwischen erfolgen noch viele gegenseitige telefonische Anfragen. Beim Sozialpsychiatrische Dienst läuft der hauptsächliche Kontakt über einen Arzt, der auch in der Funktion des ärztlichen Hintergrunddienstes eingebunden ist. Die extra täglich eingerichtete Überschneidungszeit der beiden Dienste wird zum Zeitpunkt der Untersuchung nach Aussage einer Krisenmitarbeiterin nicht genutzt. Die Polizei ruft die Krisenambulanz zu sich auf die Wache oder ruft sie zu Notfällen in deren Wohnung, oder "fahren diese vorbei". Eine Nachbesprechung erfolgt in der Regel nicht. Zur zuständigen Nervenklinik schicken die Krisenberater zwar Menschen mit schweren Störungen, oder bringen sie auch persönlich vorbei, es ist aber nicht zu einem kontinuierlichen Austausch gekommen. Mit vielen anderen Stellen laufen die Kontakte nur über Klientenzuweisungen- und empfehlungen.

Wie aus den bisherigen Daten deutlich wird, ist die Einbindung in den Bezirk gelungen. Sie ist weder gesetzlich geregelt noch formal institutionalisiert (z.B. mittels eines bindenden Kooperationsvertrages) und läuft primär über die Klienten. Dadurch sind die Kontakte besonders störanfällig. Ihr Fortbestehen bedarf ständiger Aktivität. Daß dies so ist, merken die Krisenberater z.B. daran, daß sie von einer Institution weniger Aufträge bekommen, wenn sie dort eine Weile nicht präsent waren (z.B.bei der Polizei).

6.6.2. Bedingungen

Als Bedingungen für die Kooperationskontakte der Krisenambulanz zu anderen Institutionen können vier Gründe genannt werden: die Angewiesenheit der Krisenambulanz auf andere Einrichtungen, die Zuständigkeit der Krisenambulanz für Krisen-und Notfallintervention, die Verflochtenheit vor allem der chronisch psychisch Kranken im Netz der Einrichtungen und nicht zuletzt die Erwartung des Modellprogramms, daß die Krisenambulanz zu einer Koordination der Krisenbearbeitung in der Region beitragen soll.

a. Angewiesenheit in bezug auf Zuweisungen und Weiterverweisungen
Wie bereits eingangs erwähnt, sind insbesondere Kriseneinrichtungen auf die Kontakte zu anderen Institutionen angewiesen. Diese Angewiesenheit betrifft sowohl den Klientenzugang als auch die Weitervermittlung. Wie bereits an anderer Stelle ausgeführt, bekommt die Krisenambulanz ein Großteil ihrer Klientel über andere Einrichtungen. Da sie nur ein kurzfristiges Angebot hat, ist sie darauf angewiesen, daß andere Institutionen ihre Klienten weiterbehandeln- oder betreuen.

Die Krisenambulanz hat den offiziellen Auftrag, für Krisen- und Notfallklienten zur Verfügung zu stehen. Sie kann und will auch in Übereinstimmung mit dieser Funktion von anderen Einrichtungen herangezogen werden. Diese Inanspruchnahme führt natürlich dazu, daß sie sich mit diesen Institutionen bezüglich der überwiesenen Klienten abstimmen muß.

b. Vernetzung der Klienten
Die vielfache und gleichzeitige Nutzung von unterschiedlichen Einrichtungen seitens der Klienten - insbesondere der chronisch psychisch Kranken -führt auch zu Kooperationskontakte unter den Mitarbeiter dieser Einrichtungen. Unterstützend wirkt hier auch die örtliche Nähe und die konzeptuelle Übereinstimmung. Wesentlich ist aber, daß hier enge Kooperationskontakte von beiden als notwendig erachtet werden, um nicht die Klienten mit widersprüchlichen Orientierungen zusätzlich zu belasten.

c. Koordinationsauftrag für eine regionale Krisenversorgung
Das Modellprogramm hat an die Krisenambulanz die Erwartung gerichtet, zu einer koordinierten regionalen Krisenversorgung beizutragen. Sie soll die Institutionen,

die ebenfalls mit Krisenarbeit zu tun haben, in Kontakt bringen, um diese regionale Aufgabe abzustimmen. Zu diesem Zweck (aber nicht nur dazu) tagt auch eine Untergruppe der Psychosozialen Arbeitsgemeinschaft.

6.6.3. Bewertung

Die Kooperationskontakte zum Untersuchungszeitpunkt ließen auch nach Meinung der Krisenambulanz einiges noch zu wünschen übrig. Als Gründe dafür können gelten (Möller u. Schürmann, 1989):

- Mangelnde regelmäßige Treffen zum Informationsaustausch (z.b. zwischen dem Sozialpsychiatrischen Dienst und der Krisenambulanz).
- Diskrepante Vorstellungen über die Tätigkeiten des anderen. (Die Polizei schickt der Krisenambulanz nur "unklare" Fälle bzw. die zuständige Nervenklinik nutzt sie nicht in ihrer präventiven Funktion).
- Vorbehalte gegen eine behördliche Institution mit Kontrollfunktion (der Krisenambulanz gegenüber dem Sozialpsychiatrischen Dienst).
- Angst vor Abhängigkeit (der Krisenambulanz vor dem Sozialpsychiatrischen Dienst als etablierte und als mächtig empfundene Institution).
- Institutionen, die sich als Ende einer Versorgungskette verstehen (Evang.Beratungsstelle und Therapieeinrichtungen).
- Mangelnde personelle Kontinuität (wie sie in der zuständigen Nervenklinik gegeben ist).
- Unterschiedliche Behandlungsvorstellungen (anzunehmen zwischen niedergelassenen Nervenärzten und der Krisenambulanz).

Die eben aufgezählten Gründe sind einige der wichtigsten, wenngleich die Aufzählung nicht vollständig ist.

Die Pflege von Kooperationskontakten ist zeitlich sehr aufwendig. Hinzu kommt noch, daß die Krisenambulanz zu Zeiten geöffnet hat, zu denen in der Regel die anderen Einrichtungen nicht präsent sind. Krisenarbeit ist aber wesentlich Kooperationsarbeit. Deshalb sind gute Kooperationskontakte essentiell für die Qualität der Arbeit. Eine Absicherung der Krisenarbeit würde auch eine Absicherung der Kooperationskontakte erfordern. In dieser Hinsicht sind auch die - nach Abschluß der Modellphase - in Gang gekommenen Vernetzungsbemühungen der Krisenambulanz ein wesentlicher Entwicklungsschritt, sofern sie zur Konsolidierung dieses Teils der Krisenarbeit beitragen und nicht nur ein ständiges Mehr an Interaktionsaufwand bedeuten.

Die Krisenambulanz steht im Schnittpunkt dreier Versorgungsnetze. Daraus ergibt sich aufgrund einer Einschätzung der Begleitforschung folgendes: "Dies bedeutet einen erheblichen Koordinations- und Informationsaufwand für die Mitarbeiter, gleichzeitig aber auch eine Chance für den Bezirk, die Zusammenarbeit allgemein zu verbessern. Sollte die Intensivierung dieser Funktion gewünscht werden, so würde auch dies eine Erhöhung der Personalkapazität der Krisenambulanz verlangen, da die Unterschiedlichkeit der drei Netze einen erheblichen Zeitaufwand für die Kontakte verlangt."(S.65)

Die regionale Krisenarbeit ist nicht nur eine Aufgabe der Krisenambulanz und auch von ihr nicht alleine zu leisten. Bevor die Krisenambulanz im Bezirk eingerichtet wurde, machten bereits unterschiedliche Institutionen Krisenarbeit. Seit ihrem Bestehen ist sie auch nur an einem Teil der Fälle beteiligt. Um für die unterschiedlichen Klientengruppen ein angemessenes und flächendeckendes Angebot bereitstellen zu können, bedürfte es der Anstrengungen aller an der Krisenarbeit Beteiligten hier einen Entwicklungsplan für ein adäquates Angebot zu entwickeln, über den erst die Krisenambulanz ihren speziellen Stellenwert erhielte und es möglich wäre, die Art der notwendigen Kooperationskontakte und deren verbindliche Formen zu vereinbaren. Dies erfordert sicher einen langwierigen und schwierigen Aushandlungsprozeß, den die Krisenambulanz nur dann durchstehen kann, wenn sie sich in ihrer Existenz nicht bedroht fühlt.

6.7. Entwicklung von Hypothesen über die Folgen der Änderung eines Merkmals des Handlungskonzeptes

Im folgenden Abschnitt sollen einige Überlegungen angestellt werden, was mit dem gesamten Handlungskonzept passiert, wenn ein konzeptuelles Merkmal verändert wird.

Die Entwicklung von Hypothesen soll mit einem Gedankenexperiment beginnen: Es soll davon ausgegangen werden, daß die Krisenambulanz sich selber verändern möchte oder andere gesundheitspolitische Kräfte (z.B. die Psychosoziale Arbeitsgemeinschaft) diese auffordern, sich in eine bestimmte Richtung zu verändern. Dabei soll davon ausgegangen werden, daß nur e i n Merkmal des Konzeptes verändert wird. Diese Veränderung soll aus nachvollziehbaren, hier aber nicht weiter zu erläuternden Gründen den Protagonisten notwendig erscheinen. Tatsächlich bestehen derzeit auch unterschiedliche Veränderungswünsche, so daß diese Überlegungen demnach auch eine reale Basis haben.

Da Merkmale Bedingungen haben, soll gefragt werden,

- welche Bedingungen sich verändern müßten, damit sich das entsprechende Merkmal verändert,
- was mit den anderen Merkmalen passieren wird, da die Merkmale nicht unabhängig voneinander sind.

Über diese Veränderungsnotwendigkeiten und Folgen sollen Hypothesen anhand des Bedingungsgefüge des Handlungskonzeptes aufgestellt werden. Bevor jedoch die Hypothesen dargelegt werden können, müssen einige Voraussetzungen geklärt werden und zwar:

a. Welche Entwicklungsrichtungen wären möglich?
b. Wie sehen die Wechselwirkungen zwischen den Merkmalen und Bedingungen aus, die ja die dynamischen Elemente bei einer Veränderung wären?

Zu a:
Die Krisenambulanz hat verschiedene Versorgungsfunktionen: Sie fungiert

- als Anlaufstelle (mit Einschränkungen) für Klienten, die Rat, Information und Gesprächspartner suchen;
- als Institution mit zeitlich begrenztem Interventionsauftrag für Menschen, die im ambulanten Setting zu behandeln sind;
- als psychiatrischer Notfalldienst;
- als Weitervermittlungsstelle.

Denkbar wären mehrere Richtungen der Veränderungen. Es sollen aber nur für zwei Richtungen der Veränderung exemplarisch Hypothesen entwickelt werden.

Die Krisenambulanz könnte einerseits den Auftrag erhalten/sich geben, primär für eine psychiatrische Notfallklientel zur Verfügung zu stehen. (Damit würden Wünsche aus dem psychiatrischen Versorgungssektor aufgegriffen werden).

Die andere Möglichkeit wäre, stärker den Behandlungsauftrag wahrzunehmen und die Zahl der Weitervermittlungen zu reduzieren. Die Logik eines solchen Auftrags könnte darin liegen, daß die Zahl derjenigen, die einen neuerlichen Institutionswechsel nicht "verkraften", zu umfangreich ist. Im ersten Fall muß das Merkmal "weitgefaßte Zuständigkeit" und im zweiten Fall das Merkmal "zeitlich begrenztes Angebot" verändert werden.

Zu b:
Die Darstellung des Konzeptes macht deutlich, daß die Verwirklichung der Merkmale von Bedingungen abhängt. Wenn ein Merkmal geändert werden soll, so müssen sich also die Bedingungen ändern. Ändert sich das Merkmal, so werden sich die Bedingungen eines anderen Merkmals verändern, was wiederum zu einer weiteren Merkmalsänderung führt usw. So ist z.b. das zeitlich begrenzte Angebot eine Bedingung für die lebensweltliche Orientierung, die ja wiederum ein Merkmal des Gesamtkonzepts ist. So bestehen vielfache Interaktionen zwischen Merkmalen und Bedingungen.

Nun zum ersten Gedankenexperiment: der Forderung/das Vorhaben, den psychiatrischen Notfalldienst auszubauen. Vorausgesetzt wird dabei, daß die personellen Ressourcen sich nicht ändern. Andernfalls würde sich keine wesentliche Veränderung oder zu mindestens nicht in dem dargestellten Ausmaß ergeben. Das Vorhaben könnte hauptsächlich über einen Ausbau der Institution realisiert werden.

Die Betonung der Notfallaufgabe der Krisenambulanz würde bedeuten, die weitgefaßte Zuständigkeit in Richtung auf eine spezifische flächendeckende Zuständigkeit zu konzeptualisieren. Um dies zu erreichen, müßten sich Bedingungen etablieren, die die Umsetzung einer spezifischen flächendeckenden Zuständigkeit ermöglichen. Wie das zu bewirken ist, geht allerdings nicht aus dem Schema hervor, sondern kann nur in Rückgriff auf anderes Wissen entwickelt werden.

Primär müßte eine Niedrigschwelligkeit für die entsprechende psychiatrische Klientel hergestellt werden, die bisher ja nur eingeschränkt besteht. Folgende Bedingungen müßten etabliert werden:

- veränderte interinstitutionelle Kontakte: stärkere Kooperation mit den psychiatrischen Versorgungseinrichtungen, vor allem mit dem Sozialpsychiatrischen Dienst, der zuständigen Nervenklinik, den niedergelassenen Ärzten und weiteren Polizeibereichen.
- Einschränkung der anderen "nicht-psychiatrischen" Kontakte.
- Beleihung der Krisenambulanz mit Hoheitsrechten (um ihre Aufgabe reibungsloser vollziehen zu können).
- Erweiterung der Öffnungszeiten über Mitternacht hinaus.
- Einschränkung des Selbstbestimmungsrechts der Inanspruchnahme (da die Betonung des Notfallaspektes mit der Abweisung von Menschen mit Alltagsproblemen verbunden ist).

Welche Konsequenzen für die weiteren Konzeptmerkmale würden sich aus dieser Neubestimmung der Zuständigkeit ergeben?

Durch die sich einstellende Psychiatrienähe der Institution, durch die Einschränkung des Selbstbestimmungsrechts der Inanspruchnahme und durch veränderte interinstitutionelle Kontakte würden allmählich auch Klienten aus dem Vorfeld ausbleiben bzw. abgewiesen werden.

Die Vielfalt der Klientele war eine der Bedingungen für die lebensweltliche Orientierung, das als Integrationskonzept fungierte. Es ist aber zu vermuten, daß diese Orientierung deshalb nicht gleich aufgegeben wird, da sie noch andere Bedingungen hat. Entscheidendere Auswirkungen dürften sich für die Situationsbezogenheit des Ansatzes ergeben. Diese steht in Beziehung zu den sehr unterschiedlichen Klienten. Anstelle einer Vielzahl unterschiedlicher Umgangsweisen würde ein stärker auf diese Notfallklientel ausgerichtetes Angebot entwickelt werden. Vermutlich würde sich damit auch ein zweites, mehr an den psychiatrischen Störungen orientiertes Verständnis entwickeln. Erst darüber könnte die lebensweltliche Orientierung bedeutungsloser werden.

Die Krisenambulanz würde sich langfristig zu einer spezialisierten Institution mit eingeschränktem Angebot wandeln. Es würde sich ein neuer Institutionstyp herausbilden, der weitere Veränderungen nach sich ziehen müßte, um funktionell arbeiten zu können.

Zweites Gedankenexperiment: Die Krisenambulanz versteht sich stärker als eine Einrichtung, die selbst mehr Zeit in Beratungen investiert. Das Merkmal "zeitlich begrenztes Angebot" würde sich verändern. Um dies zu erreichen, müßten "nur" die Vereinbarungen mit dem Geldgeber verändert werden.

Als kurzfristige Folge würde sich ein "Überlaufen" der Krisenambulanz mit Fällen einstellen. Dies würde zu einer Selektion führen, zwischen "in der Institution zu behandelnden" und "nicht in der Institution zu behandelnden" Fällen, die dann sehr schnell abgewiesen würden.

Die Aufrechterhaltung von Institutionskontakten zur Weitervermittlung und zur Gewährleistung einer zahlreichen Inanspruchnahme der Krisenambulanz durch Klienten würde nicht mehr notwendig sein. Damit würden sie eingeschränkt werden, zumal immer mehr Zeit für langfristige Behandlungen erforderlich wäre.

Die lebensweltliche Orientierung würde als nicht mehr ausreichend empfunden und ein mehr therapeutisch orientiertes Verständnis würde statt dessen favorisiert werden, da das lebensweltliche Konzept mit keinem Behandlungskonzept verknüpft ist.

Die Situationsbezogenheit des Ansatzes würde sich ebenfalls ändern. Diese steht ja in Abhängigkeit von der unterschiedlichen Klientel und dem zeitlich begrenzten Angebot sowie der lebensweltlichen Orientierung.

Die Zahl der Einbindungen in den Bezirk über Klienten würde sich reduzieren, da immer weniger Klienten die Krisenambulanz durchlaufen würden. Die Krisenambulanz würde sich zu einer weniger hoch vernetzten Institution wandeln.

Auch hier wäre eine Institution mit neuem Gesicht entstanden, die mehr einer traditionellen Beratungsstelle entspricht. Ein wesentlicher Unterschied würde nur in den Öffnungszeiten bestehen, die schließlich auch verändert werden würden - vielleicht als letzte Konsequenz.

Wieweit die Hypothesen zutreffend sind, kann man daran messen, welche Merkmale vergleichbare Einrichtungen haben und wie diese in Wechselbeziehungen zueinander stehen.

Die eben angestellten Überlegungen machen eines nochmal sehr deutlich: Die Krisenambulanz ist eine Einrichtung, die sowohl für Menschen zuständig ist, die "psychiatrische" Störungen als auch psychosoziale/psychosomatische Probleme haben und die einschränkend auch als Ansprechpartner für Menschen mit Abhängigkeitsproblemen und Alltagsproblemen fungiert. Eine Veränderung des Konzepts in die eine oder andere Richtung würde dazu führen, daß ein Teil der Klientel und die damit verbundenen interinstitutionellen Kontakte entfallen würden. Ob dies gewünscht wird, das ist eine Frage der gesundheitspolitischen Entscheidung.

7. Resümee

Diese Arbeit beruht auf einem Theorie-Praxis-Verständnis, das die Praxis als etwas Eigenständiges sieht und nicht als bloße mehr oder weniger gelungene Umsetzung theoretischen Wissens. Daher wurde die Arbeit der Krisenambulanz als Forschungsgegenstand betrachtet, den es sich lohnt zu beschreiben und in seinen Bedingungen aufzuzeigen. Somit soll am Schluß dieser Untersuchung der Frage nachgegangen werden, was diese Erforschung der Praxis an Erkenntnissen "gebracht" hat und welche Impulse sie für weitere Forschung geben kann.

Im ersten Teil der Untersuchung sind Bearbeitungstypen rekonstruiert worden. Es wurde dabei deutlich, daß die Krisenambulanz Krisenintervention macht, aber auch mehr und anderes tut, als der Name der Einrichtung vermuten läßt. Dies dürfte auch für andere Einrichtungen zutreffen, und deshalb erscheint es mir sinnvoll, den in dieser Untersuchung eingeschlagenen Weg auch in anderen institutionellen Zusammenhängen zu gehen und Bearbeitungstypen zu rekonstruieren. Erst nach einer detaillierten Beschreibung der Arbeit können eine adäquate Bewertung der institutionellen Tätigkeit und weitere Entwicklungsschritte folgen. In den Interviews, die im Rahmen der Begleitforschung durchgeführt wurden, berichtete z.B. ein Interviewter des Sozialpsychiatrischen Dienstes, daß seinen Kollegen und ihm selbst erst nach Einrichtung der Krisenambulanz deutlich wurde, daß sie auch Krisenarbeit machen. Es setzte danach in ihrer Institution eine Neubewertung und Reflexion dieses Bearbeitungstyps ein.

Nestmann (1988 S.124) kommt in einem Übersichtsartikel über Krisenintervention zu folgendem Schluß: "Die Befundlage unterstreicht die Notwendigkeit einer differenzierenden Analyse und Bewertung der individuellen Krisenanlässe sowie die Entwicklung differentieller Versorgungsangebote." Die vorliegende Arbeit hat diesen Weg eingeschlagen und konnte zeigen, daß die Krisenberater differentielle Angebote entwickelt und sich nur z.T. an traditionellen Kategorisierungen ihrer Klienten angelehnt haben. Größtenteils benutzten sie aber eigene Kategorien, die an den Handlungsmöglichkeiten der Krisenberater und ihrer Einrichtung orientiert waren. Erinnert sei z.B. an die "Informationssuchenden" oder an die "im ambulanten Setting (nicht)behandelbaren gefährdeten Klienten". Es kann angenommen werden, daß auch andere Einrichtungen ähnlich verfahren. Dies wurde z.B. in der Kategorisierung der Klienten bei Donker (1983, siehe Kapitel 4) und die daran anknüpfendenden Beratungsangebote deutlich.

Die derzeit gängigen Begriffe von Beratung und Betreuung usw. scheinen mir zu umfassend, als daß sie differenziert genug die tatsächlichen Arbeitsweisen beschreiben. In Bereichen, wo treffendere Begrifflichkeiten gefunden wurden, setzte auch eine Theorieentwicklung ein. Hier sei die Bearbeitung eines Auftrages genannt, die unter dem Stichwort Konsiliartätigkeit diskutiert wird. Erst ein Vergleich über die verschiedenen Einrichtungen, die diese Aufgabe durchführen, machte es möglich, die verschiedenen Formen dieser Arbeit als Ausdruck unterschiedlicher Rahmenbedingungen und Orientierungen zu begreifen und das Gemeinsame herauszuarbeiten. Eine ähnliche Bekanntheit besteht hingegen noch nicht für die Bearbeitung eines Anliegens und die Bearbeitung der Inanspruchnahme professioneller Hilfe, der Vermittlungs- und Motivierungsarbeit, auch als "Vortherapie" in der Literatur erwähnt. Mir scheint hier ein fruchtbarer Ansatz für weitere Forschungstätigkeit zu liegen, und zwar unter Einbezug unterschiedlicher Institutionen. So ist mir aus meiner Supervisionstätigkeit im Bereich der psychosozialen Beratung von Krebskranken deutlich geworden, daß ähnliche Probleme wie in der Krisenambulanz im Umgang mit Ratsuchenden auftreten, wenn nicht wahrgenommmen wird, daß einige Krebskranke Information haben wollen und nicht mehr, andere in einer akuten Krise sind und hier die Bearbeitung einer Gefährdung relevant ist, sie aber keine langfristigen Angebote brauchen, und wiederum andere Hilfe für ein komplexes und vage definiertes Problem suchen und nicht nur einen Rat haben wollen usw. Hier könnte m.E. eine begriffliche und theoretische Klärung zu einer befriedigeren Praxis beitragen.

Ein weiteres Ziel der Untersuchung beinhaltete die Herausarbeitung von handlungsrelevanten Prinzipien. Wie im Literaturteil deutlich wurde, definieren sich einige Kriseninterventionseinrichtungen vor allem über die angewendeten Prinzipien der Intervention. Erinnert sei hier an das Prinzip der Kontinuität der Beratung, die Zentrierung auf die Dringlichkeit der Inanspruchnahme, die Kurzfristigkeit der Angebote, begründet durch unterschiedliche theoretische Bezüge usw. Deutlich wurde, daß das interventive Vorgehen der Krisenmitarbeiter durch ein breites Spektrum solcher Prinzipien zu beschreiben ist, die unterschiedlich bedeutsam sind und sich auf unterschiedliche Aspekte der Tätigkeit beziehen: auf den Zugang, auf den Verbleib, das Ausscheiden in/aus der Institution, auf den

Zugriff und Umgang mit dem dargestellten Problemsachverhalt, auf den Umgang mit den Klienten, auf die Kontakte mit anderen Institutionen, auf den Umgang der Berater mit sich selbst, auf den Umgang mit Angehörigen, auf den Umgang mit Medikamenten usw. Dabei wird deutlich, daß einige beim Umgang mit allen Klienten gelten (z.b. keine medikamentöse Behandlung, Selbstbestimmungsrecht der Inanspruchnahme), andere nur für bestimmte Klienten (z.B. Mehrfachbetreuung).

Wirft man einen Blick zurück auf die im Literaturteil genannten Prinzipien, so scheint mir, daß die hier rekonstruierten Prinzipien keinen Neuigkeitswert haben, ihre Kombination aber etwas Idiosynkratisches darstellt, das eine eigene Gesamtwirkung hat. Im Einleitungsteil dieser Arbeit wird aus einem Protokoll einer Krisenberaterin zitiert. Dieses Zitat "drängte" sich mir als treffender Ausdruck für die sich mir vermittelnde Gesamtwirkung der Arbeit der Krisenambulanz auf. Es macht eine Haltung bzw. ein Prinzip ihrer Arbeit deutlich: das des hohen Engagements. Dies dürfte Ausdruck der Arbeit selbst sein in dem Sinne, daß Krisenarbeit nur engagiert zu leisten ist, oder aber das Engagement kann als Ausdruck eines bestimmten Entwicklungsabschnittes dieser Institution gelten, als Merkmal einer Aufbauzeit. Modellvorhaben sind ja in der Regel von großem Engagement getragen.

Durch das Vorgehen dieser Untersuchung, handlungsrelevante Prinzipien herauszuarbeiten, konnte festgestellt werden, daß das Wissen um die eigenen Prinzipien es ermöglicht, ihre Widerspruchsfreiheit untereinander und ihre Angemessenheit zur Zielerreichung zu überprüfen. Die Kenntnis der eigenen Prinzipien ist Voraussetzung für die Frage, ob die institutionellen Bedingungen zu ihrer Umsetzung gegeben sind. So ist beispielsweise die personelle Ausstattung der Krisenambulanz sicher nicht geeignet, um das Prinzip der Kontinuität zu sichern.

Eine Bewertung der handlungsrelevanten Prinzipien war nicht Gegenstand der Untersuchung. Ihre Herausarbeitung war Teil des gesamten Erkenntnisprozesses, die im Handlungskonzept als Situationsbezogenheit der Intervention Eingang fand und dort diskutiert wurde.

Das Handlungskonzept kann als Beispiel dafür gelten, nach welchen Aspekten die Arbeit einer psychosozialen/psychiatrischen Institution beschrieben werden könnte. Wesentliche Aspekte der Konstruktion sind der Umgang der Institution mit dem Zugang zu ihr, ihr Angebot, ihr Problem/Krankheitsverständnis, ihre Interventionsprinzipien und ihre regionale Verankerung. Dabei wird deutlich, daß als strukturelle Bedingungen folgende angesehen werden können: der Auftrag der

Institution, ihre institutionellen Rahmenbedingungen, die den Zugang bestimmen, ihre regionale Einbindung und die zeitlichen Perspektiven der Bearbeitung. Nachgeordnet scheinen mir die anderen Bedingungen zu sein. Diese Einschäzung bedarf natürlich weiterer Überprüfung.

Die Krisenambulanz kann als ein Beispiel für den Versuch gelten, zwei sowohl in der Praxis als auch in der Literatur getrennte Bereiche, die psychiatrische und die psychosoziale/psychosomatische Versorgung, zu integrieren. Wie anfangs ausgeführt, ist das ein Ergebnis der Aushandlungsgeschichte. Das Handlungskonzept der Krisenambulanz soll im folgenden unter diesem Aspekt näher betrachtet werden. Die weitgefaßte Zuständigkeit ist ein Ausdruck dieses Anspruches, der, wie gezeigt, ein hohes Maß an interinstitutioneller Zusammenarbeit erfordert. Die Vielfalt der unterschiedlichen Angebote ist wiederum ein Ausdruck der Anforderungssituation. Die lebensweltliche Orientierung kann auch als Vermittlungskonzept angesehen werden, ein Verständnis für beide Klientengruppen zu haben. Die hohe Situationsbezogenheit der Intervention steht u.a. in Zusammenhang mit den unterschiedlichen Anforderungen. Die Einbindung in die Region, die recht weit gediehen ist, ist auch eine Voraussetzung der Versorgung der "psychiatrischen" Klientel. Das Handlungskonzept kann also als Ausdruck dieses Auftrages angesehen werden. Es zeigt auch, wieweit eine solche Verbindung möglich ist und welche Voraussetzungen zu ihrer Umsetzung geschaffen werden müssen. Eine Verbindung zwischen diesen beiden "Welten" zu schaffen, dürfte per se wertvoll und innovativ sein und schließt an die Pioniere der Krisenintervention und ihre grundlegenden Ideen an.

Anhang

Kategoriensystem

1. Arbeitstitel
Der Titel dient der besseren Kennzeichnung des Fallberichtes. Aus jedem vorliegenden Protokoll wird ein Satz ausgewählt, der etwas Charakterisierendes über das gesamte Protokoll aussagen soll.
Beispiel: Sie wollte keine Hilfe.

2. Orientierung
In diesem Teil wird der Leser (Kollege) auf die Problemschilderung vorbereitet durch Angaben z.B. zur Charakterisierung der Person bzw. Institution, des Zuganges zur Krisenambulanz.
Beispiel: Ein leicht alkoholisierter Mann...
    Hilferuf des Nachtdienstes eines Seniorenheims ...
    Anruf von ...

3. Problemschilderung
Unter diese Leitkategorie fallen alle Textteile, die eine Schilderung aus Sicht des Beraters zu dem "Problem" des Klienten enthalten. In der Regel ist die Wiedergabe des "Problems" so abgefaßt, daß der Leser den Eindruck gewinnt, daß Berater und Klient in der Problemsicht übereinstimmen und beide bei der Hervorbringung beteiligt sind. Es gibt aber auch eine distanzierende Darstellung, wodurch erkenntlich wird, daß der Berater die Sichtweise des Klienten wiedergibt, er sie aber für nicht akzeptabel hält.

3.1. Richtung
Der Berater orientiert den Leser auf das noch weiter zu bestimmende "Problem".

Er gibt eine typisierende Bestimmung des "Problems" oder des Kontextes. Das Stück "Richtung" steht immer am Anfang der Problemschilderung, da es den Leser in seinen Erwartungen begrenzen soll.
Beispiel: Sie hat eine Beziehungskrise.

3.2. Ereignis
Mit dem Stück "Ereignis" weist der Berater auf eine für den Klienten problematische Situation hin, die von diesem als problemauslösend gesehen wird.
Beispiel: Seine Freundin hat sich von ihm getrennt.

3.3. Suizidale Handlung
Mit diesem Stück wird die suzidale Handlung beschrieben.
Beispiel: Er hat versucht, sich vor's Auto zu werden.

3.4. Krisensignal
Mit diesem Stück informiert der Berater den Leser über mögliche suizidale Absichten des Klienten sowie über Suizidgedanken und äußere nonverbale Krisensignale.
Beispiel: Sie ist verzweifelt, weint und hat Suizidgedanken.

3.5. Problembewertung
Der Berater gibt mit diesem Stück die Wertung des Klienten wieder, wie beeinträchtigend dieser sein "Problem" empfindet. Dieses Stück soll die Haltung des Klienten zu seinem "Problem" wiederspiegeln. Zugleich wird damit auch die Relevanz des dargestellten "Problems" oder Leidens deutlich und bestimmt den Berater in seiner Intervention.
Beispiel: Sie will so nicht mehr leben.

3.6. Begründung einer suizidalen Handlung
Dieses Stück ist eng mit dem Stück "suizidale Handlung" verbunden. Der Berater teilt dem Leser mit, was wohl die suizidale Handlung begründet (Klienten und/oder Beratersicht)
Beispiel: Sie ist durch's Abi gefallen, ist seitdem isoliert.

3.7. Beschwerde
Mit diesem Stück teilt der Berater dem Leser mit, unter welchen körperlichen

Beschwerden/Symptomen der Klient leidet. Die Beschwerden enthalten noch keine Definition des "Problems", weisen bestenfalls auf eins hin.
Beispiel: Er hat einen Druck im Kopf.

3.8. Problem
Mit diesem Stück teilt der Berater dem Leser mit, welches der "eigentliche" Gegenstand der Beratung ist. Auch wenn mit den Stücken "Ereignis", "Beschwerde", "suizidale Handlung" und "Krisensignal" schon ein Problemrahmen abgesteckt ist, so ist das "Problem" noch nicht ausreichend bestimmt. Aus den vielen darin enthaltenden Möglichkeiten muß noch der Aspekt herausgefunden werden, der für diesen Klienten relevant ist.
Beispiel: Sie hat Angst vor dem Entzug.

3.9. Attribution
Mit diesem Stück teilt der Berater dem Leser mit, welche Anteile der Klient bei sich selbst für problemauslösend ansieht. Erst mit Bezug auf Persönlichkeitszüge, Wertungen und Einstellungen usw. wird verständlich, wieso ein bestimmtes Ereignis ein Problem ausgelöst hat.
Beispiel: Er sei von dieser Frau abhängig.

3.10. Anliegen
Mit diesem Stück teilt der Berater dem Leser mit, worauf hin der Berater nach Meinung des Klienten seine Beratungstätigkeit richten soll. Das Stück "Anliegen" ist mit dem Stück "Problem" verbunden, da dieses eine Konkretion darstellt, nämlich in welcher Weise das Problem zu bearbeiten und ggf. zu lösen ist.
Beispiel: Er möchte einen Rat haben.

3.11. Auflage
Mit diesem Stück teilt der Berater dem Leser mit, welche Gesichtspunkte der Klient bei der Problemlösung beachtet haben möchte. Sie stellen Orientierungshilfen dar, bedeuten aber auch zugleich Einschränkungen.
Beispiel: Der Klient will Hilfe aber nicht in die Klinik.

3.12. Aktueller Hintergrund
Mit diesem Stück teilt der Berater dem Leser mit, wie die Lebenssituation des Klienten aussieht und zwar in relevanten Ausschnitten für das zugrundeliegende

Problem.
Beispiel: Er hat keine Freunde.

3.13. Biographischer Hintergrund
In diesem Stück teilt der Berater dem Leser mit, welche Teile der Lebensgeschichte etwas zum Verständnis des Problems beiträgt, ohne daß hier Zusammenhangsannahmen explizit erfolgen müssen.
Beispiel: Er ist im Heim aufgewachsen.

3.14. Behandlungsstationen
Mit diesem Stück teilt der Berater dem Leser mit, wo überall der Klient schon mit seiner Beschwerde/seinem Problem in Behandlung gewesen ist. Sie geben dem Berater Information, was er zukünftig bei seiner Empfehlungen zu beachten hat und welche institutionellen Möglichkeiten noch event. ausschöpfbar sind.
Beispiel: Er war erst in der Nervenklinik, dann beim Niedergelassenen Neurologen.

3.15. Wahl der Krisenambulanz
Mit diesem Stück teilt der Berater dem Leser mit, warum der Klient die Krisenambulanz aufgesucht hat.
Beispiel: Er wollte eigentlich zum Sozialamt, das hatte aber zu. Ein Polizist schickt ihn her.

3.16. Problemwissen
Es handelt sich hierbei nicht um Erfahrungswissen des Klienten, sondern um Wissensbestände, die er in anderen Institutionen oder im öffentlichen Diskurs erworben hat.
Beispiel: Der Klient berichtet, ihm ist gesagt worden, daß er eine Depression habe.

3.17. Motiv
Mit diesem Stück teilt der Berater dem Leser mit, welche Ursachen der Klient für sein Problem verantwortlich hält und zu welchem Zeitpunkt sie entstanden sind. Diese beziehen sich auf Ereignisse in Abgrenzung von Wertungen u.ä. (siehe Stück "Attribution").
Beispiel: Seine Frau liebt ihn nicht mehr.

3.18. Lösungsvorstellungen
Im Unterschied zu dem Stück "Anliegen" sind hier Lösungsvorstellungen eingeschlossen, die sich nicht auf den Berater richten in dem Sinne, daß er etwas tun oder veranlassen soll. Die Lösungsvorstellungen richten sich hier auf den Klienten selbst, daß er bei sich etwas ändern möchte oder auf signifikant Andere, die etwas tun sollen.
Beispiel: Er will überlegen, wie er sich in der Zwischenzeit entlasten kann.

3.19. Unterstützung
Mit diesem Stück teilt der Berater dem Leser mit, wer nach Meinung des Klienten ihn in seiner schwierigen Situation unterstützt. Diese Information hat für die Entwicklung einer Bearbeitungsvorstellung Bedeutung, da z.B. ausreichende Unterstützung von Freunden den Klienten vor einer stationären Einweisung durch die damit gegebene Gefährdungsbegrenzung bewahren kann.
Beispiel: Er kann bei seinem Freund wohnen.

4.0 Kommentare
Zu dieser Leitkategorie zählen alle Textteile, die einen Kommentar des Beraters zu dem Problem des Klienten oder seiner Person enthalten. Sie enthüllen die Sichtweise des Beraters. Sie stellen eine Reflektion dar und sind damit Bestandteil der inneren Bearbeitung "des Problems". Sie sollen die weiteren Bearbeitungshandlungen/Entscheidungen des Beraters erklären. Diese Textteile sind in Ichform abgefaßt.

4.1. Kommentar zur Problemschilderung
Hier legt der Berater seine Einschätzung zum vorgestellten Problem nieder.
Beispiel: Er hat Hilfe genug

4.2. Kommentar zur Person des Klienten
Hierzu zählen alle schriftlichen Äußerungen, die sich auf den Eindruck beziehen, den der Berater vom Klienten gewonnen hat. Es betrifft das Aussehen, sein Verhalten, seine Bereitschaft Hilfe anzunehmen, seine Einstellungen und Erklärungsansätze usw.
Beispiele: Er wirkte chaotisch.

4.3. Betroffenheit

Hierzu zählen alle Äußerungen zur Befindlichkeit des Beraters. Sie sollen dem Leser implizit erklären, warum eine Bearbeitung in einer bestimmten Weise erfolgte, wieso der Klient in einer bestimmten Weise eingeschätzt wurde oder sie stellt einen Hinweis auf die Belastung des Beraters durch die Beratungssituation dar.
Beispiel: Der Klient hat mich genervt.

4.4. Diagnose

Hierzu zählen alle Äußerungen, in denen professionelle Kategorisierungen zum Problem des Klienten getroffen wurden.
Beispiel: Sie hat eine Altersdemenz.

5. Handlungsschilderungen

Hierzu zählen alle Textteile, in denen der Berater darüber Auskunft gibt, welche beraterischen Handlungen und Entscheidungen er durchgeführt hat.

5.1 Information geben

Hierzu zählen alle Textstellen, in denen der Berater mitteilt, über welchen Sachverhalt er Auskunft gegeben hat.
Beispiel: Ich habe sie über die verschiedenen Psychotherapieformen aufgeklärt.

5.2. Suizidalität abklären

In diese Kategorie fallen alle Handlungen des Beraters, die dazu dienen, die suizidale Gefährdung des Klienten abzuschätzen.
Beispiel: Ich fragte sie, wie sie sich umbringen wollte.

5.3. Professionelles Wissen vermitteln

In diesen Textstellen führt der Berater aus, was er zum Problem des Klienten gesagt hat.
Beispiel: Ich habe ihm erklärt, woher seine Lernschwierigkeiten kommen.

5.4. Motivieren

In diesen Textstellen führt der Berater aus, wie er den Klienten versucht hat zu motivieren.
Beispiel: Ich habe ihm Mut gemacht, dies in Angriff zu nehmen.

5.5. Ratschlag/Aufgabe geben
Darunter fallen alle Textstellen, in denen der Berater mitteilt, daß er dem Klienten bestimmte Aufgaben gegeben hat bzw. direkte Anweisungen erteilt hat.
Beispiel: Sie soll über das Thema mit dem Ehemann sprechen.

5.6. Erarbeitung eines Lösungsvorschlags
Darunter fallen alle mitgeteilten Aktivitäten, die im Rahmen der Lösungsfindung stattgefunden haben. Sprachlich äußert es sich in Formen wie "wir kamen überein" oder "ich machte den Vorschlag".
Beispiel: Wir kamen überein, daß sie den Vater bei der Schwester unterbringen soll.

5.7. Praktische Handlungen
Diese Kategorie bezieht sich auf jene Mitteilungen, in denen der Berater von konkreten Handlungen berichtet, die sich auf die Umsetzung einer Lösung oder auf das weitere Vorgehen beziehen.
Beispiel: Wir fuhren sie ins Krankenhaus.

5.8. Konfrontieren
Darunter falle alle Textstellen, in denen der Berater mitteilt, was er zum Klienten gesagt hat, um ihn herauszufordern.
Beispiel: Wir sagten ihr, sie wirke viel zu vernünftig für ihr Alter.

5.9. Ziel setzen
Damit sind nicht die impliziten Ziele gemeint, sondern die Ziele, die dem Klienten vom Berater explizit (laut Protokoll) mitgeteilt wurden.
Beispiel: Ich sagte ihm, ein Ziel könnte sein, Klarheit herzustellen.

5.10. Unterstützen
Hierunter fallen alle Textstellen, in denen der Berater von unterstützenden Handlungen berichtet.
Beispiel: Ich unterstützte sie, einen Entzug zu machen.

5.11. Institutionelle Empfehlungen
Diese Kategorie bezieht sich auf alle institutionellen Empfehlungen, die der Berater im Protokoll mitteilt.
Beispiel: Ich habe ihr ein Paargespräch empfohlen.

5.12. Angehörige beraten
Hierunter fallen alle Mitteilungn, die die Einbeziehung von Angehörigen umfassen.
Beispiel: Ich habe dann noch die Mutter beraten.

5.13. Hinzuziehung von anderen Institutionen
Hierunter fällt die Mitteilung, daß der Berater noch andere Institutionen und Personen hinzugezogen hat.
Beispiel: Ich habe den Hintergrundarzt A. hinzugezogen.

5.14. Raum schaffen
Der Berater bezieht sich hier auf Interventionen mittels der er beim Klienten etwas verändert hat.
Beispiel: Durch die zunehmende Gesprächsdauer ermöglichte ich es, daß sie immer mehr über ihre Mutter erzählen konnte.

5.15. Versprechen abnehmen
Unter diese Kategorie fallen alle Textteile, in denen der Berater mitteilt, daß er dem Klienten ein Versprechen abgenommen hat.
Beispiel: Er verspricht, sich nicht anzutun.

5.16. Begründen der Empfehlungen
Hierunter fallen alle Textteile, in denen der Berater seine Empfehlungen/Entscheidungen begründet hat.
Beispiel: Er soll Therapie machen, um sich von der Beziehung zu lösen.

5.17. Prognose stellen
Der Berater teilt dem Leser mit, was für eine Prognose er dem Klienten gestellt hat.
Beispiel: Sicherlich sei es nicht einfach, dies zu ändern.

5.18. Verständnis äußern
Der Berater teilt dem Leser mit, daß er dem Klienten sein Verständnis über dessen Lage/Problem usw. ausgedrückt hat.
Beispiel: Ich sagte ihm, daß ich seine Ungeduld verstehe könnte.

6. Fokus
Der Berater berichtet zusammenfassend, worum es thematisch in der Beratung ging.
Beispiel: Wir haben über seine Kränkung gesprochen.

7. Wirkung
Unter diese Kategorie fallen alle Mitteilungen des Beraters darüber, welche Wirkung seine Intervention auf den Klienten hatte. Einbezogen sind auch die Aussagen, die der Klient selbst gemacht hat und die der Berater dem Leser mitteilt als impliziten Hinweis auf seine Wirksamkeit.
Beispiel: Ich konnnte sie im Gespräch entlasten.

Literaturverzeichnis

Abels H., Heinze Th., Horstkemper M., Klusemann H.-W.: Lebensweltanalyse von Fernstudenten. Qualitative Inhaltsanalyse. Theoretische und methodologische Überlegungen. Werkstattbericht November 1977. Hagen: Zentrales Institut für Fernstudienforschung (ZIFF) Arbeitsbereich: Erwachsenenstudium, 1977.

Aguilera D.C. u. Messick J.M.: Grundlagen der Krisenintervention. Freiburg i.Breisgau: Lambertus, 1977.

Argyris D.C.: Reasoning, Learning, and Action. Individual and Organization. San Francisco, Washington, London: Jossey-Bass Publishers, 1982.

Argyris Ch., Schön D.A.: Theory in Practice. Increasing Professional Effectiveness. San Francisco, Washington, London: Jossey-Bass Publishers, 1974.

Autorengruppe Bochum: Krisenintervention. Helfen, wenn es am nötigsten ist. Psychologie Heute, Februar 1986, 62-69.

Baldwin B.A.: Styles of Crisis Intervention: Toward a convergent Modell. Professional Pschology, 2, 1980, 113-120.

Balint M., Ornstein P.H., Balint E.: Fokaltherapie. Frankfurt a.M.: Suhrkamp, 1972.

Ballstaedt S.P.: Dokumentenanalyse. In: Huber G.L. u. Mandl H. (Hrsg): Verbale Daten. Eine Einführung in die Grundlagen und Methoden der Erhebung und Auswertung. Weinheim: Beltz, 1982.

Ballstaedt S.P.: Die Dokumentenanalyse in der biographischen Forschung. In: Jüttemann G. u. Thomae H.: Biographie und Psychologie. Weinheim u. München: Verlagsunion, 1986.

Balzer B. u. Rolli S.: Sozialpädagogik und Krisenintervention. Argumente für ein psychosoziales Versorgungssystem. Neuwied u. Darmstadt: Luchterhand, 1981.

Bärsch M., Herl J., Röhrle B., Willershäuser H.: Skizzen zur ambulanten psychosozialen Versorgung. Forum für Verhaltenstherapie und psychosoziale Praxis 3. Tübingen: DGVT, 1982.

Barton A.H. u. Lazarsfeld P.F.: Einige Funktionen von qualitativer Analyse in der Sozialforschung. In: Hopf C. u. Weingarten E. (Hrsg): Qualitative Sozialforschung. Stuttgart: Klett, 1984.

Bateson G.: Ökologie des Geistes. Frankfurt: Suhrkamp,1983.

Batterman R.: A comprehensive approach to treating infertility. Health & Social Work, 1985, Win Vol 10(1), 46-54.

Bauriedl T.: Psychoanalyse ohne Couch. München, Wien, Baltimore: Urban & Schwarzenberg, 1985.

Beenackers A.A.J.M.: Das Krisenzentrum Utrecht. In: Fliegel St. u.a.: Gemeindepsychologische Perspektiven Bd.2. Interventionsprinzipien. Tübingen: DGVT, 1983.

Beck U. u. Bonß W.: Weder Sozialtechnologie noch Aufklärung? Frankfurt a.Main: Suhrkamp, 1989.

Bellak L. u. Small L.: Kurzpsychotherapie und Notfallpsychotherapie. Frankfurt: Suhrkamp, 1965.

Ben-Zvi R. u. Horsfall E.: Adolescent rape: The role of rape crisis counselling. International Journal of Adolescent Medicine & Health. 1985, Jul-Dec, Vol 1(3-4), 343-356.

Berger J.M.: Crisis intervention: A drop-in support group for cancer patients and their families. Social Work in Health care. 1984, Win Vol 10(2), 81-92.

Berger P.L. u. Luckmann Th.: Die gesellschaftliche Konstruktion der Wirklichkeit. Eine Theorie der Wissenssoziologie. Frankfurt a.Main: Fischer, 5.Aufl., 1987.

Bergold J.B. u. Breuer F.: Methodologische und methodische Probleme bei der Erforschung der Sicht des Subjekts. In: Bergold J. u. Flick U. (Hrsg): EIN-SICHTEN. Zugänge zur Sicht des Subjekts mittels qualitativer Forschung. Tübingen: DGVT, 1987, 20-52.

Bergold J.B. u. Breuer F.: Zum Verhältnis von Gegenstand und Forschungsmethoden in der Psychologie. Unver.Manuskript, Kongreß Neue Psychologie, Berlin, Febr.1991.

Bergold J.B., Filsinger D., Zaumseil M.: Forschungsprojektschwerpunkt. Gemeindepsychologische Forschung im Großstadtbezirk. Zwischenbericht und Antrag auf Verlängerung vom August 1990. Unver.Manuskript, Berlin, 1989.

Bergold J.B., Leferink K., Seyfried E. u. Zaumseil M.: Gemeindepsychologische Forschung im Großstadtbezirk. Antrag auf Anerkennung eines Forschungsprojektschwerpunktes an der Freien Universität Berlin, Unver.Manuskript, Berlin, 1988.

Bergold J.B. u. Zaumseil M.: Endbericht über die Arbeit der Krisenambulanz Berlin-Wedding. Berlin: Unver.Manuskript, 1989.

Berzweski H.: Der psychiatr. Notfall. Notfall Medizin. Bd.7. Erlangen: perimed Fachbuch-Verlagsgesellschaft mbH, 1983.

Bilitza K.: Vom Objekt zum Subjekt in der Psychotherapieforschung. Vorüberlegungen für einen Aktionsforschungsansatz. Integrative Therapie, 4, 1981.

Bittner U.: Ein Klient wird gemacht. In: Kardoff von E. u. Koenen E.(Hg): Psyche in schlechter Gesellschaft. Zur Krise klin.-psychol. Tätigkeit. München, Wien, Baltimore: Urban u. Schwarzenberg, 1981.

Böhme K. u. Mundt Ch.: Ein integrierter psychiatrischer Kriseninterventionsdienst für Patienten nach Suizidversuch an einer internistischen Universitätsklinik. In: Katschnig H., Kulenkampff C. u. Aktion Psychisch Kranke. Köln: Rheinland-Verlag, 1987, 131-140.

Bonß W., Kardoff v.E. u. Riedmüller B.: Modernisierung statt Reform. Gemeindepsychiatrie in der Krise des Sozialstaats. Frankfurt/New York: Campus, 1985.

Breuer F.: Handlungstheoretisch angeleitete Analyse psychologischer Beratungs- und Therapiegespräche. Unver.Manuskript, 1983.

Breuer F.: Interviews zur Berufsbiografie: Gespräche mit psychologischen Beratern/Therapeuten zur Entwicklung professioneller Kompetenzen. Unver.Manuskript, Münster, 1989.

Breuer F., Franke Ch., Seeger F.: Die Untersuchung beraterisch-therapeutischer und pädagogischer Tätigkeit. In: Volpert (Hrsg): Beiträge zur Handlungstheorie. Bern, 1980.

Breuer F. u. Quekelberghe R. (Hrsg): Studien zur Handlungstheorie u. Psychotherapie 1 - Grundlagen. Landau: Erziehungswiss. Hochschule Rheinland-Pfalz, 1984.

Büchi R. u. Wirth E.: Die psychoanalytisch orientierte Krisenberatungsstelle. In: Leuzinger-Bohleber (Hrg): Psychoanalytische Kurztherapien. Zur Psychoanalyse in Institutionen. Opladen: Westdeutscher Verlag, 1985, 188-204.

Bühler K.: Sprachtheorie - Die Darstellungsfunktion der Sprache. Frankfurt a.Main: Ullstein, 1978.

Bundesverband der Angehörigen psychisch Kranker E.V. (Hrsg): Ambulante Notfalldienste entlasten Familien u. psychisch Kranke. Konzepte, Erfahrungen, Forderungen. Ergebnisse der Tagung Bonn 1988. Bonn: Psychiatrie-Verlag, 1989.

Bussmann H.: Arbeitsbelastungen und Lebenssituation von Krisenambulanzmitarbeitern. Diplomarbeit (unveröff.): FU Berlin, 1989.

Canova R., Scazza C., De Marco F., Lupo C.: Der systemische Ansatz in Krisenfällen. Z.system.Ther. 8(4): 1990, 257-263.

Caplan G.: Bevölkerungsorientierte Familienpsychiatrie. Stuttgart: Enke, 1989.

Caplan G.: Principles of preventive psychiatry. New York, London: Basic Books, 1964.

Caplan G: The Theory and practice of mental health consultation. New York u. London: Basic Books, 1970.

Caplan G. u. Grunebaum H.: Perspektiven Primärer Prävention. In: Sommer G. u. Ernst H.(Hrsg): Fortschritte der Klinischen Psychologie 11. Gemeindepsychologie. München, Wien, Baltimore: Urban & Schwarzenberg, 1977 (51-69).

Counts R.M. u. Sacks A.: The need for crisis intervention during marital separation. Social Work, 1985 Mar-Apr, Vol 30(2), 146-150.

Cramer M.: Psychosoziale Arbeit. Stuttgart, Berlin, Köln, Mainz: Kohlhammer, 1982.

Daansen, P.J.: Individuelle Hilfe und öffentlicher Schutz. Referat der ärztl. Fortbildungstagung der Nervenärztlichen Ges. Düsseldorf v. 24.4.1987.

Der große Brockhaus. In 12 Bänden. Wiesbaden: F.A. Brockhaus, 1980.

Denzin N.: The research Act. New York: McGraw-Hill, 1978.

Denzin N.: Interpretive Interactionism. Applied Social Research Methods Series Volume 16. Newbury Park, London, New Delhi: Sage Publications, 1989.

Dewe B. u. Radtke F-O.: Klinische Soziologie - eine Leitfigur der Verwendung sozialwissenschaftlichen Wissens. In: Beck U. u. Bonß W.: Weder Sozialtechnologie noch Aufklärung? Frankfurt a.M.: suhrkamp taschenbuch wissenschaft, 1989.

Die Arche. Selbstmordverhütung und Hilfe in Lebenskrisen e.V. (Hrg) 20 Jahre Suizid-Prophylaxe. Entwicklung und Arbeitsweise. München: Profil Verlag, 1989.

Dixon K.: Personal Crisis And Psychiatric Emergency: Commentary On Case Mismanagement In Crisis Clinics. Crisis Intervention. 1982, Vol 12, 24-35.

Dörner K.: Vom Psychiater zum Ökiater. Der Beitrag ökologischen Denkens zum Verständnis psychischer Erkrankungen und psychosozialen Handelns. Zeitschrift im Gesundheitswesen (Frankf./M.), Nr. 68, Okt/Nov. 1990.

Dörner K. u. Plog U.: Irren ist menschlich. Loccum-Rehburg: Psychiatrie-Verlag, 1982.

Donker M.C.H.: Krisenintervention in den Niederlanden. In: Fliegel St.u.a.: Gemeindepsychologische Perspektiven Bd.2.: Interventionsprinzipien. Tübingen: DGVT, 1983.

Duggan H.: Crisis Intervention. Massachusetts u. Toronto: Lexington Books, 1984.

Faltermaier T.: Lebensereignisse und Alltag: Konzeption einer lebensweltlichen Forschungsperspektive u. eine qualitative Studie über Belastungen u. Bewältigungsstile von jungen Krankenschwestern. München: Profil, 1987.

Faltermaier T.: Verallgemeinerung und lebensweltliche Spezifität: Auf dem Weg zu Qualitätskriterien für die qualitative Forschung. Beitrag zum Workshop "Probleme der Generalisierung in der qualitativen Forschung" am Sonderforschungsbereich 333 der Universität München, Dezember 1988.

Ferrannini L. u. Neri V.: Krisenintervention und Chronifizierung: Eine Auswertung der Erfahrungen eines territorialen psychiatrischen Dienstes. In: Cramer M. (Hrsg): Orientierungshilfen zu einem beruflichen Selbstverständnis. Gemeindepsychologische Perspektiven. Bd. 14., München: DGVT, 1983, 179-188.

Finzen A.: Psychiatrische Behandlung und Suizid. Kann psychiatrische Behandlung den Patienten-Suizid verhindern? Psychiat.Prax. 11(1984), 1-5.

Finzen A.: Psychiatrische Behandlung und Suizid. Methodenprobleme bei der Untersuchung des Suizids unter psychiatrischer Behandlung. Psychiat.Prax. 10 (1983), 103-108.

Flader D. u. Giesecke M.: Erzählen im psychoanalytischen Erstinterview - eine Fallstudie. In: Ehlich K.(Hrsg): Erzählen im Alltag. Frankfurt a.M.: Suhrkamp, 1980.

Fleischer Th.: "Psychologische Beratung" versus "Psychotherapie"- Definitions- und Abgrenzungsversuche - GwG-info, 1982, 13-43.

Flick U.: Methodenangemessene Gütekriterien in der qualitativ-interpretativen Forschung. In: Bergold J.B. u. Flick U.: Ein-Sichten. Zugänge zur Sicht des Subjekts mittels qualitativer Forschung. Tübingen: Dt. Ges. für Verhaltenstherapie e.V., 1987, 247-262.

Flick U.: Beratung - Aufhebung erlernter Hiflosigkeit? psychosozial, 2/90.

Fraser J.S.: The Crisis Interview: Strategic Rapid Intervention. Journal of Strategic and Systemic Therapies, Vol.5, 71-87.

Fürmaier A.M.: Therapeutisches Konzept stationärer Krisenintervention. Pschother.med.Psychol. 34 (1984) 70-75.

Gräßer H.: Das Risiko in der Beratung. Beratung als Hilfe - oder als Begegnung. Unsere Jugend 1979, Pg 31/6, 253-260.

Gastager H. (Hrsg): Hilfe in Krisen. Wege und Chancen einer personalen Krisenintervention. Göttingen: Vandenhoeck & Ruprecht, 1982.

Gerhardt U.: Patientenkarrieren. Frankfurt a.M.: Suhrkamp, 1986.

Gerstenmaier J.: Alltagstheorien von Beratung. Opladen: Westdeutscher Verlag, 1984

Glaser B.G.: Theoretical Sensitivity. Mill Valey C.A.: Sociology Press, 1978.

Glaser B.G. u. Strauss A.L.: The discovery of grounded theory: Strategies for qualitative research. New York: De Gryter, 1967.

Glaser B.G. u. Strauss A.L.: Interaktion mit Sterbenden. Göttingen: Vandenhoeck & Ruprecht, 1974.

Glaser B.G. u. Strauss A.L.: Die Entdeckung gegenstandsbezogener Theorie: Eine Grundstrategie qualitativer Sozialforschung. In: Hopf C. u. Weingarten E. (Hrsg): Qualitative Sozialforschung. Stuttgart: Klett-Cotta, 1984.

Glick R.A. u. Meyerson A.T.: The Use of Psychoanalytic Concepts in Crisis Intervention. Internat.Journal of Psychoanalytic Psychotherapy, 1986/81 Vol.8, 171-188.

Gmür, W., Buchholz W., Höfer R. u. Straus F.: Zu den Zugangproblemen von Unterschichtfamilien. Der Beratungszugang als Entscheidungsprozeß. Forum f. Verhaltenstherapie u. psychosoziale Praxis, Bd.6, S.137-159, 1984.

Golan, N.: Krisenintervention. Strategien psychosozialer Hilfen. Freiburg i.Breisgau: Lambertus, 1983.

Groeben N., Wahl D., Schlee J., Scheele B.: Forschungsprogramm subjektive Theorien. Tübingen: Francke Verlag, 1988.

Häfner H.: Krisenintervention und Notfallversorgung in der Psychiatrie. Prax.Psychother.Psychosom. (1986) 31, 308-319.

Häfner H. u. Rössler W.: Die Begriffe des psychiatrischen Notfalls und der Krise. In: Katschnig H. u. Kulenkampff C., Aktion psychisch Kranke (Hrsg): Notfallpsychiatrie und Krisenintervention. Köln: Rheinland-Verlag, 1987.

Häfner-Ranabauer W. u. Günzler G.: Entwicklung und Funktion des psychiatrischen Krisen- und Notfalldienstes in Mannheim. Fortschr.Neurol.Psychiat. 52 (1984), 83-90.

Hage R. u. Sieland B.: Konsens und Handlung als Determinanten psychologischer Konsultation. Z.f.Klin.Psychopath.Psychother. 32 (1984) Heft 1, 62-70.

Handrack A.: Die Geschichte der Krisenambulanz Wedding. Unveröff. Diplomarbeit an der FU Berlin, 1988.

Heiner M. (Hrsg): Selbstevaluation in der sozialen Arbeit. Freiburg i.Breisgau: Lambertus, 1988.

Heiner M. (Hrsg): Praxisforschung. Freiburg i.B.: Lambertus, 1988.

Heinze Th.: Qualitative Sozialforschung. Erfahrungen, Probleme und Perspektiven. Opladen: Westdeutscher Verlag, 1987.

Hobbs M.: Crisis intervention in theory & practice: A selective review. British Journal of medial Psychol., 1984, 57, 23-34.

Hörmann G.: Beratung zwischen Fürsorge und Therapie. Zeitschr.f. Pädagogik. (31), 1985, 805-820.

Hörmann G. u. Nestmann F (Hrsg): Handbuch der psychosozialen Intervention. Opladen: Westdeutscher Verlag, 1988.

Holz M.: Interinstitutionelle Kontakte bei der professionellen Bearbeitung individueller Krisen in einem Großstadtbezirk. Unveröff.Diplomarbeit an der Universität Heidelberg und der FU Berlin, 1990.

Hopf C. u. Weingarten E. (Hrsg): Qualitative Sozialforschung. Stuttgart: Klett-Cotta, 1979, 91-111.

Hülsmeier H., Ciompi L.: Stationäre sozialpsychiatrische Krisenintervention am Beispiel der Kriseninterventionsstation der sozialpsychiatrischen Universitätsklinik Bern. Psychiat.Prax. 11 (1984) 67-68.

Jodelet D.: Soziale Repräsentationen psychischer Krankheit in einem ländlichen Milieu in Frankreich: Entstehung, Struktur, Funktionen. In: Flick U.(Hrsg): Alltagswissen über Gesundheit & Krankheit. Heidelberg: Asanger, 1991.

Johnson E.: Obesity - A Heavy Load: Can Crisis Intervention Help? Emotional First Aid, Vol.2, No.3, 1985, 23-19.

Kämmerer A.: Die therapeutische Strategie "Problemlösen". Theoretische und empirische Perspektiven ihrer Anwendung in der Kognitiven Psychotherapie. Arbeiten zur sozialwissenschaftlichen Psychologie, Heft 13, 1984.

Kamm R.L.: Gestaltther. Krisenintervention in der gemeindenahen Psychiatrie. partnerberatung 4, 1977, 181-185.

Katschnig H., Kulenkampff C., Aktion Psychisch Kranke (Hrsg): Notfallpsychiatrie und Krisenintervention. Tagungsberichte Band 14. Köln: Rheinland-Verlag, 1987.

Keller Th.: Einleitende Bemerkungen des Gast-Herausgebers. Z.system.Ther. 8(4): 204-206, 1990.

Keupp H., Straus F. u. Gmür W.: Verwissenschaftlichung und Professionalisierung. Zum Verhältnis von technokratischer und reflexiver Verwendung am Beispiel psychosozialer Praxis. In: Beck U. u. Bonß W.: Weder Sozialtechnologie noch Aufklärung? Frankfurt a.M.: suhrkamp taschenbuch wissenschaft, 1989.

Kleining G.: Umrisse zu einer Methodologie Qualitativer Sozialforschung. Kölner Zeitschrift f.Soziologie u. Sozialpsychologie, Jg.34, 1982, 224-253.

Kleiter G.D., Leibetseder M., Kammerer M.W.: Der Einsatz von Entscheidungshilfen im Prozeß der psychologischen Beratung. Verhaltensmodifikation und Verhaltensmedizin, 8.Jg. (1987), 142-171.

Klockmann M.: Der "Lotse" in Wilhelmsburg. Evaluation und Überprüfung von Krisenintervention in einer Psychosozialen Kontaktstelle. Rehburg-Loccum: Psychiatrie Verlag, 1982.

Klüwer R.: Über die Orientierungsfunktion eines Fokus bei der psychoanalytischen Kurztherapie. Psyche 10, 739-755, 1970.

Kovacs A.L.: Survival in the 1980s: On the theory an practice of brief psychotherapy. Psychotherapy: Theory, Research and Practice. Vol 19, summer, 1982.

Koch U. u. Wittmann, W.W. (Hrsg): Evaluationsforschung. Berlin, Heidelberg, New York, London, Paris, Tokyo, Hong Kong: Springer, 1990.

Kommissionszwischenbericht der Bezirke Reinickendorf und Wedding. Konzeption für einen Notfall- bzw. Kriseninterventionsdienst in Reinickendorf u. Wedding. Unveröff. Manuskript, Berlin, den 1.6. 1988.
Krause Jacob M.: Die Krisenambulanz Wedding. Unveröff.Referat. Berlin, 1988.
Krause Jacob M.: Nutzen und Einfluß von prof.Hilfsangeboten in individuellen biographischen Verläufen. Unveröff. Vortrag auf dem Kongreß f. Klin. Psychologie u. Psychother., Berlin, 1990.
Krause Jacob M.: "Ich glaube inzwischen schon, daß ich eine Neurose habe." Veränderung von Subjektiven Theorien durch professionelle Hilfe. In: Flick U.(Hrsg): Alltagswissen über Gesundheit und Krankheit. Heidelberg: Asanger, 1991.
Krisenambulanz Wedding. Brennpunkt e.V.: Selbstdarstellung. Unveröff. Manuskript: Berlin, 1988.
Kurz A. u. Möller H.J.: Ergebnisse der epidemiologischen Evaluation von suizidprophylaktischen Versorgungsprogrammen. Psychiat. Prax. 9 (1982) 12 - 19.
Kutter P.: Psychoanalytische Behandlung- und Beratungsmethoden. Psychother.med.Psychol. 28 (1978) 73-83.
Lamnek S.: Qualitative Sozialforschung. Bd 1 Methodologie u. Bd 2 Auswertung u. Analyse. München u. Weinheim: Psychologie Verlag Union, 1988.
Langsley D.G. u. Kaplan D.M.: The treatment of families in crisis. New York, London: Grune & Stratton, 1968.
Lämmert E.: Bauformen des Erzählens. Stuttgart: Metzlersche Verlagsbuchhandlung, 1955/80.
Laplanche J. u. Pontalis J.B.: Das Vokabular der Psychoanalyse. Frankfurt a.M., Suhrkamp Taschenbuch, 4.A., 1980.
Leuzinger-Bohleber (Hrsg): Psychoanalytische Kurztherapien. Zur Psychoanalyse in Institutionen. Opladen. Westdeutscher Verlag, 1985.
Lindemann E. (Hrsg. Kutter P.): Jenseits von Trauer. Beiträge zur Krisenbewältigung und Krankheitsvorbeugung. Göttingen: Verlag f. Medizinische Psychologie im Verlag Vandenhoeck & Ruprecht, 1985.
Lukas H.: Aktenanalyse als Methode der Sozialforschung. Archiv f. Wiss. u. Praxis der Sozialen Arbeit, 1978, 268-289.
McCarthy P.R. u. Knapp S.L.: Helping Styles of Crisis Interveners, Psychotherapists, and Untrained Individuals. American Journal of Community Psychology, Vol.12, No 5, 1984.
McCaughey B.G: U.S. Navy Special Psychiatric Rapid Intervention Team (SPRINT). US Naval Health Research Center Report 1985 Oct Rpt No 85-41 8 p.
Möller H.J., Torhorst A., Wächtler C.: Versorgung von Patienten nach Selbstmordversuchen. Aufgaben, Probleme und Verbesserungsmöglichkeiten. Psychiat. Prax. 9 (1982) 106-112.
Möller H. u. Schürmann I.: Interinstitutionelle Kooperation bei der Krisenintervention in einem Großstadtbezirk. Unveröff. Vortrag auf dem Konkreß f.klin. Psychol.u.Psychother. in Berlin, 1990.
Möllhoff G.: Suizid und Recht. Psychiat. Prax. 9 (1982) 1-11.
Mosher L.R. u. Burti L.: Community Mental Health. New York, London: W.W. Norton & Company, 1989.
Müller S.: Aktenanalyse als Methode der Sozialforschung. Weinheim u.Basel: Beltz, 1980.
Murgatroyd St.: "Coping" and the Crisis Counsellor. British Journal of Guidance an Counselling. Vol.10 (2), 1982.
Murgatroyd St.: Reversal Theory a New Perspective von Crisis Counselling. British Journal of Guidance and Counselling. Vol.9, NO.2, July 1981.

Nestmann F.: Beratung. In: Hörmann G. u. Nestmann F.: Handbuch der psychosozialen Intervention. Opladen: Westdeutscher Verlag, 1988.

Nothdurft W.: "...äh folgendes problem äh...". Die interaktive Ausarbeitung "des Problems" in Beratungsgesprächen. Tübingen: Gunter Narr Verlag, 1984.

Novertne' K.: Bausteine einer Notfallhilfe für psychisch Kranke. In: Bundesverband der Angehörigen psychisch Kranker e.V.: Ambulante Notfalldienste entlasten Familien und ihre psychisch Kranken. Tagung in Bonn, 1988. Rehburg-Loccum: Psychiatrie Verlag, 1989.

Payk Th.R. u. Trenckmann U.: Kommunale Psychiatrie. Bestandsaufnahme und Ausblick. Stuttgart, New York: Schattauer, 1986.

Piliavin J.A., Dovidio J.F., Gaertner S.L., Clark R.D.: Emergency Intervention. New York, London, Toronto, Sydney, San Francisco: Academic press, 1981.

Pfeffer, R.: Konzepte psychoanalytisch orientierter Beratung. Psyche 80/34, 1-23.

Reimer Ch.: Risiken im Umgang mit suizidalen Krisen-Patienten. Prax Psychother Psychosom. (1986) 31, 320-331.

Reiter L.u. Steiner E.: Werte und Ziele in der Psychologie. Psychologie Heute, Nov. 76.

Richter H.E.: Familienberatung. In: Richter H.E., Strotzka H. u. Willi J.(Hrsg): Familie und seelische Krankheit. Reinbeck: Rowohlt, 1970.

Ringel E. (Hrsg): Selbstmordverhütung. Bern: Huber, 1969.

Rogawski A.S.: Current Status of Brief Psychotherapy. Bulletin of the Menninger Clinic, Vol 46 (4), 331-351, 1982.

Schmitz I. u. Lukas H.(Hrsg): Familienfürsorge im Stadtteil. Konzepte kommunaler Jugendhilfe im Vergleich. Berlin: Hofgarten Verlag, 1981.

Schneider U.: Sozialwissenschaftliche Methodenkrise und Handlungsforschung. Methodische Grundlagen der Kritischen Psychologie 2. Frankfurt/Main, New York: Campus-Verlag, 1980.

Schwemmer O.: Handlung und Struktur. Zur Wissenschaftstheorie der Kulturwissenschaften. Frankfurt a.Main: Suhrkamp, 1987.

Serra P. u. Culicchia: Therapeutische Kontinuität und soziale Anteilnahme: Zwei unverzichtbare Grundpfeiler zur Verwirklichung gemeindenaher Psychiatrie als Alternative zum Irrenhaus. In: Payk Th.R. u. Trenckmann U.: Kommunale Psychiatrie. Bestandsaufnahme und Ausblick. Bochumer Psychiatr.Symposium, Sept.1985, Stuttgart, New York: Schattauer, 1986.

Shazer de St.: Wege der erfolgreichen Kurztherapie. Stuttgart: Klett-Cotta, 1989.

Slaby A.E.: Crisis-Oriented Therapy. Psychoth. & Psychotherapeutic Counselling, 1987, 21-34.

Smit J.H.: Zur Prävention der Folgen von Terroraktionen. Jahrbuch der Psychoanalyse, Bd 16, Jhrg. 84, 239-260.

Sonneck G.(Hrsg): Krisenintervention und Suizidverhütung. Wien: Faculta, 1985.

Sonneck G.: Zur Technik der Krisenintervention. In: Gastager H.(Hrg): Hilfe in Krisen. Wege und Chancen einer personalen Krisenintervention. Wien, Freiburg, Basel: Vandenhoeck & Ruprecht in Göttingen, 1982.

Sonneck G.: Krisenintervention und Suizidverhütung. Psychiatria Clinica, Vol. 15, No. 1-2, 1982.

Sonneck G.: Telefonische und ambulante Krisenintervention am Kriseninterventionszentrum in Wien. In: Katschnig H., Kuhlenkampf C., Aktion Psychisch Kranke (Hrsg): Notfallpsychiatrie und Krisenintervention. Köln: Rheinland-Verlag, 1987.

Sonneck G.: Krisenintervention. In: Bastine R., Fiedler P.A., Grawe K., Schmidtchen St., Sommer G.(Hrsg): Grundbegriffe der Psychotherapie. Weinheim, Darfild Beach, Basel: edit.psychologie, 1982, 228-231.

Sonneck G.: Lebenskrisen - Lebenschancen. In: Mohr F.: Individualpsychologie in der Bewältigung von Lebenskrisen. München: Reinhardt, 1985, 99-105.

Steinhardt I.: Zur Forderung nach Kontinuität in psychiatrischen Versorgungsstrukturen. Ein empirischer Beitrag am Beispiel einer sozialpsychiatrischen Modelleinrichtung. Unveröff.Diss., Berlin: 1989.

Strauss A.L.: Qualitative analysis for social scientists. Cambridge: Cambridge University Press, 1987.

Streeck S.: Die Fokussierung in Kurzzeittherapien: eine konversationsanalytische Studie. Opladen: Westdt.Verlag, 1989.

Strotzka H.(Hrsg): Psychotherapie: Grundlagen, Verfahren, Indikationen. München: Urban & Schwarzenberg, 1978.

Südmersen I.M.: Hilfe, ich ersticke in Texten! - Eine Anleitung zur Aufarbeitung narrativer Interviews. Neue Praxis, 1983, 294-306.

Sullivan Everstine D., Everstine L.: Krisentherapie. Stuttgart: Klett - Cotta, 1985.

Talbott J.A.: Crisis intervention and psychoanalysis: compatible or antagonistic? International Journal of Psychoanalytic Psychother., 1980-81 Vol 8, 189-201.

Thommen B., Ammann R., Cranach M.v.: Handlungsorganisation durch soziale Repräsentationen. Welchen Einfluß haben therapeutische Schulen auf das Handeln ihrer Mitglieder? Bern, Stuttgart,Toronto: Verlag Hans Huber, 1988.

Ulich D.: Psychologie der Krisenbewältigung. Weinheim u. Basel: Beltz, 1985.

Wahl K., Honig M-S., Gravenhorst L.: Zur Herstellung subjektivitätsorientierter Sozialforschung. Frankfurt/Main: Suhrkamp Taschenbuch Verlag, 1982.

Wächtler C., Torhorst A., Lauter H., Möller H.J.: Die Behandlung von Patienten nach einem Suizidversuch im Rahmen eines Liaisondienstes. Psychiat. Prax. 13 (1986) 72 - 75.

Webb E.J., Campbell D.T., Schwartz R.D., Sechrest L.: Nichtreaktive Meßverfahren. Weinheim u. Basel: Beltz Monographie,1975.

Wedler H-L.: Der Suizidpatient im Allgemeinkrankenhaus. Stuttgart: Ferdinand Enke Verlag, 1984.

Wiedemann P.: Erzählte Wirklichkeit. Weinheim u. München: Psychologie Verlagsunion, 1986.

Wiedemann P.: Theoretisches Kodieren: Die Auswertung von offenen Interviews. Unver.Manuskript: Berlin, 1987.

Wilke St. u. Jochens B.: Die Eröffnung von Erstgesprächen in der psychosomatischen Medizin. Osnabrücker Beiträge zur Sprachtheorie 37 (1987) 107-130.

Winter H., Shivakumar R.J., Brown M., Roitt W.J., Drysdale J., Jones S.: Explorations of a Crisis Intervention Service. British Journal of Psychiatry, 1987, 151, 232-239.

Wirsching M.: Unmöglicher Auftrag - Psychosomatische Konsiliararbeit aus analytisch-systemischer Sicht. Familiendynamik 1/83, 3-16.

Wyss E.: Psychosoziale Beratung in Zürich. Angebot, Struktur und Organisation der psychosozialen Versorgung im Vorfeld der Psychiatrie. Mindelbank: campus-verlag, 1982.

Zaumseil M.: Institutionelle Aspekte klinisch-psychologischer Arbeit. In: Keupp H. u. Zaumseil M. (Hrg): Die gesellschaftliche Organisierung psychischen Leidens. Zum Arbeitsfeld klinischer Psychologen. Frankfurt a.M.: Suhrkamp, 1978.

Zintl-Wiegand A., Cooper B. & Krumm B.: Psychisch Kranke in der ärztlichen Allgemeinpraxis. Weinheim, Basel: Beltz, 1980.

Zwischenbericht der Kommission "Krisen- und Notfalldienst f. die Bezirke Wedding und Reinickendorf. Unveröff.Manuskript vom Juni 1988.